TRAITÉ COMPLET

DES

SACCHAROLÉS

LIQUIDES,

CONNUS

SOUS LES NOMS DE SIROPS DE SUCRE, DE MELLITES

ET D'OXYMELLITES;

PAR

Emile Mouchon,

PHARMACIEN,

MEMBRE TITULAIRE DES SOCIÉTÉS DE MÉDECINE ET DE PHARMACIE DE LYON; MEMBRE CORRESPONDANT DES SOCIÉTÉS DE PHARMACIE, DE CHIMIE MÉDICALE, DES SCIENCES PHYSIQUES, CHIMIQUES ET ARTS AGRICOLES DE FRANCE, A PARIS; MEMBRE HONORAIRE DE L'ACADÉMIE DE L'INDUSTRIE, AGRICOLE, MANUFACTURIÈRE ET COMMERCIALE; CORRESPONDANT DE L'INSTITUT HISTORIQUE; ASSOCIÉ DU CERCLE PHARMACEUTIQUE DE MONTPELLIER; SECRÉTAIRE GÉNÉRAL DE LA SOCIÉTÉ DE PHARMACIE DE LYON, ETC., ETC., ETC.

PRIX : 6 FRANCS.

PARIS,

CHEZ J.-B. BAILLIÈRE,

LIBRAIRE DE L'ACADÉMIE ROYALE DE MÉDECINE, RUE DE L'ÉCOLE DE MÉDECINE, 13 BIS;

A LONDRES, MÊME MAISON, 219, RÉGENT-STRETT.

LYON, CHEZ SAVY, LIBRAIRE,

QUAI DES CÉLESTINS, 49.

1839.

TRAITÉ COMPLET

DES SACCHAROLÉS

LIQUIDES,

CONNUS SOUS LES NOMS DE SIROPS DE SUCRE, DE MELLITES

ET D'OXYMELLITES.

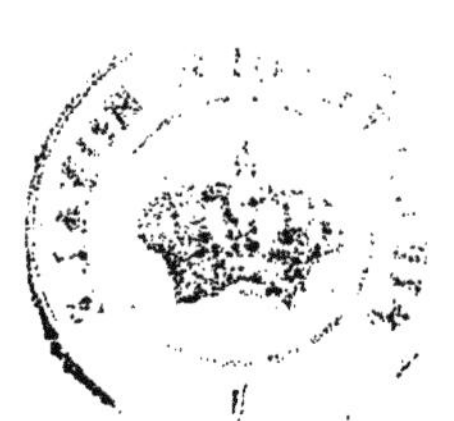

IMPRIMERIE DE LÉON BOITEL,
QUAI ST-ANTOINE, 36.

TRAITÉ COMPLET

DES

SACCHAROLÉS

LIQUIDES,

CONNUS

SOUS LES NOMS DE SIROPS DE SUCRE, DE MELLITES ET D'OXYMELLITES;

PAR

Emile Mouchon,

PHARMACIEN,

MEMBRE TITULAIRE DES SOCIÉTÉS DE MÉDECINE ET DE PHARMACIE DE LYON; MEMBRE CORRESPONDANT DES SOCIÉTÉS DE PHARMACIE, DE CHIMIE MÉDICALE, DES SCIENCES PHYSIQUES, CHIMIQUES ET ARTS AGRICOLES DE FRANCE, A PARIS; MEMBRE HONORAIRE DE L'ACADÉMIE DE L'INDUSTRIE, AGRICOLE, MANUFACTURIÈRE ET COMMERCIALE; CORRESPONDANT DE L'INSTITUT HISTORIQUE; ASSOCIÉ DU CERCLE PHARMACEUTIQUE DE MONTPELLIER; SECRÉTAIRE GÉNÉRAL DE LA SOCIÉTÉ DE PHARMACIE DE LYON, ETC., ETC., ETC.

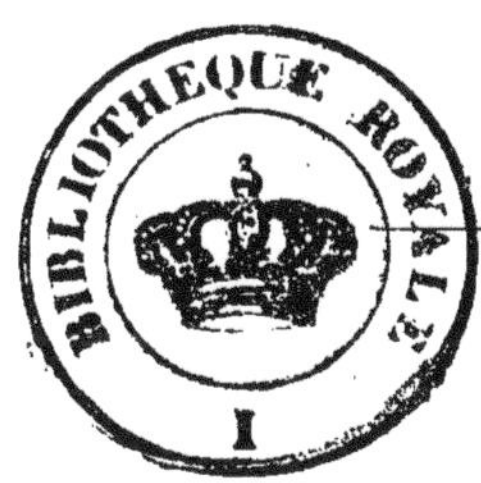

PARIS,

CHEZ J.-B. BAILLIÈRE,

LIBRAIRE DE L'ACADÉMIE ROYALE DE MÉDECINE, RUE DE L'ÉCOLE DE MÉDECINE, 13 BIS,

A LONDRES, MÊME MAISON, 219, RÉGENT-STRETT.

LYON, CHEZ SAVY, LIBRAIRE,

QUAI DES CÉLESTINS, 49.

1839.

PRÉFACE.

S'il est une partie de l'art pharmaceutique qui intéresse plus particulièrement que toutes les autres les hommes qui se consacrent à l'étude et à l'exercice de la pharmacie, c'est, on ne saurait le nier, celle qui a pour objet la préparation des saccharolés liquides ou sirops. Journellement et incessamment appelés à s'occuper de cette branche si importante des connaissances pratiques que doit acquérir le pharmacien, les praticiens qui honorent la profession, sentent d'autant plus vivement l'utilité d'une instruction bien acquise sur cette matière, qu'ils ont et plus d'expérience et plus de savoir.

C'est ainsi, qu'après avoir longuement réfléchi sur l'importance du sujet et en avoir fait l'objet d'une étude toute particulière, j'ai pu croire à l'utilité de l'ouvrage que je publie, utilité fondée non seulement sur les lacunes que j'ai cru devoir être comblées, mais encore sur les modifications que tels ou tels procédés m'ont paru réclamer. C'est ainsi d'ailleurs qu'il m'a semblé que la chose en elle-même comportait assez d'étendue pour fournir matière à un traité spécial, dont les excellentes pharmacopées, publiées de nos jours, ne sauraient tenir lieu, quelque soit le mérite particulier de chacune d'elles, le cadre dans lequel sont forcés de se renfermer les pharmacologistes, leur imposant l'obligation de refuser une place à un nombre assez considérable de formules qu'il importe pourtant de ne pas laisser tomber dans l'oubli.

Le moment de cette publication me paraît d'autant plus opportun que la méthode de déplacement a dû apporter des changements notables à une foule de procédés opératoires, notamment pour ce qui concerne les sirops, ce moyen, aidé de la dilution, lorsque les circonstances le requièrent, étant souvent applicable à la préparation de ces produits.

Parmi les modifications les plus essentielles que j'ai fait subir à ces procédés figurent d'abord les traitements par *lixiviation*, les seuls vraiment bien rationnels dans un nombre de cas assez considérable; la *dilution*, que je considère comme un auxiliaire utile, indispensable même dans ceux de ces cas qui réclament la méthode de déplacement tout en se montrant rebelles à ses moyens d'exécution ; la substitution de cette même méthode à la *distillation*, comme moyen de s'affranchir des obligations qu'impose cette dernière, obligations que l'on peut considérer comme purement gratuites, depuis que le déplacement nous en a démontré la complète inutilité, en nous prêtant un secours salutaire, autant que facile et peu couteux ; et enfin l'introduction d'une proportion de vin sagement combinée dans la préparation de quelques sirops de fruits rouges, tels que ceux de framboises, de fraises, de mûres, etc, etc.

En voilà certainement plus qu'il n'en faut pour encourir le blâme et la critique des hommes qui veulent, en dépit de toutes les considérations, suivre les vieux errements ; aussi dois-je m'attendre à plus d'un reproche de leur part. Toutefois, comme je crois être entré dans de bonnes voies, sans cependant avoir la sotte prétention d'un homme qui se croit infaillible, je livre avec confiance mon travail au jugement de mes confrères, parceque j'ai la conviction que ceux-là même qui rejeteront et mes principes et leurs conséquences me rendront assez de justice pour croire que je n'ai pris pour guide que ma conscience, et que je n'ai eu pour moteur que le désir bien ardent de me rendre utile.

Une autre considération non moins puissante, et qui ressort du mérite même des hommes justement celèbres qui ont traité la matière avant moi, c'est que me trouvant par fois en opposition avec leur manière de voir, je dois craindre que l'autorité de leurs opinions ne soit un écueil contre lequel pourront se briser les miennes, quelque légitimes et quelque bien fondées quelles puissent me paraître. Mais, je le répète, je compte trop sur l'indulgence et sur le bon esprit de mes juges pour ne pas risquer cette publication, en dépit de tous les éléments d'insuccès quelle peut porter avec elle, éléments parmi lesquels je puis comprendre encore l'incorrection du style, plus l'indication à peu près précise et assez circonstanciée des propriétés médicales de chaque sirop en particulier.

On a reproché à quelques auteurs, à Baumé surtout, d'empiéter un peu trop sur le domaine thérapeutique, et l'on a étayé ces reproches des abus qui pouvaient résulter de ces prétendus empiètements. Je ne sais si je me trompe, mais il me semble que des vues mesquines d'intérêt personnel ont seules présidé à ce jugement, qui, selon moi, n'a rien de philosophique, rien de conforme aux saines doctrines. Or je crois qu'en envisageant la question sous son véritable point de vue, sous le point de vue scientifique, on doit considérer comme choses plutôt utiles que nuisibles les indications thérapeutiques les plus essentielles relatives aux médicaments, quels qu'ils soient, les pharmaciens instruits ne devant pas les ignorer ou les oublier, et les élèves ayant besoin qu'on les leur apprenne ou qu'on les leur rappelle souvent, non que les uns et les autres doivent jamais usurper des droits qui ne sont nullement du ressort de leur profession, mais parce que celle-ci se lie étroitement à la médecine, et d'ailleurs parce qu'il est diverses considérations majeures qui découlent de cette première, et qui ne permettent pas aux pharmaciens d'ignorer les propriétés et les usages des préparations officinales, pas plus qu'il n'est permis aux médecins de rester étrangers à la chimie ou même à l'art pharmaceutique lui-même.

Si la théorie semble nous permettre de généraliser certains procédés, la pratique nous le défend d'une manière à peu près absolue, sinon toujours, au moins dans la très grande majorité des cas. Ainsi, pour prendre quelques exemples entre cent, l'expérience nous apprend qu'il est contraire aux bons principes de se renfermer dans les mêmes conditions pour la préparation des sirops de violettes et de nénuphar, l'un réclamant une quantité d'eau qui ne saurait convenir à l'autre, et d'ailleurs le nénuphar sec pouvant se prêter à la confection du sirop, tandis qu'il serait peu convenable d'avoir recours à la violette sèche. Il en est de même des sirops de guimauve et de consoude, de ceux de pointes d'asperges et de fleurs de pêcher, etc., etc., chacun de ces produits pouvant s'accommoder en son particulier de tel ou tel mode peu applicable à plusieurs, et chacun d'eux, au surplus, fournissant matière à des observations spéciales qui ne peuvent être passées sous silence sans laisser beaucoup à désirer pour l'instruction des jeunes adeptes, et j'oserai même dire pour celle des praticiens instruits, tant il est vrai que nous avons besoin de nous éclairer mutuellement, d'ajouter sans-cesse à la somme des connaissances que nous avons acquise. Il serait facile de joindre de nombreuses citations à celles que je viens de faire ; mais on comprendra qu'il est d'autant plus inutile de multiplier les exemples qu'ils se présentent d'eux-mêmes dans le cours de cet ouvrage. Il en est même de tellement saillants qu'ils ne sauraient échapper aux esprits les moins observateurs, les moins réfléchis. Or, j'ai dû croire qu'il était important de traiter chaque sirop en particulier, au lieu de me renfermer dans les généralités adoptées par les pharmacologistes, et j'ai obéi à cette nécessité.

J'avais d'abord eu l'intention de coordonner mon travail d'après un système de classification basé sur celui de MM. Henry et Guibourt; mais de plus mûres réflexions m'ont conduit à donner la préférence à l'ordre alphabétique, celui de tous qui se prête le mieux aux recherches que nous sommes appelés à faire. J'ai même pensé que pour satisfaire complètement à ce besoin il était convenable de n'établir aucun signe de démarcation entre les sirops simples et les sirops composés et de faire figurer chaque produit à la place que lui assigne cet ordre. Quant aux mellites et aux oximellites, qui trouvent naturellement leur place à la suite des sirops, ils ont dû nécessairement être séparés les uns des autres et former la matière de deux divisions distinctes, la différence de leur dénomination générique ne permettant pas de les confondre sous un même cadre, bien qu'ils aient tous le miel pour condiment. Au surplus une table alphabétique, placée à la fin de l'ouvrage, facilitera d'autant plus les recherches quelle a pour complément une synonymie aussi étendue que le comporte la diversité des appellations anciennes et modernes.

En terminant cet avant-propos, j'éprouve l'impérieux besoin de faire encore un appel à l'indulgence de mes confrères. Je n'ignore pas qu'un travail de la nature de celui-ci peut laisser beaucoup à désirer, quelque soin que l'auteur ait pu y apporter, la pharmacie galénique étant en ce moment sous l'empire d'une espèce de révolution qui divise les opinions et qui ne permet pas encore d'établir certains procédés opératoires sur des bases fixes et invariables, susceptibles de leur donner tout le degré de perfection désirable. Néanmoins j'ai dû penser qu'au milieu de ce cataclysme de pensées si diverses il pouvait être utile de livrer à la publicité un travail à la composition et à la rédaction duquel ont présidé quelques-unes des idées nouvelles qui occupent les esprits, et dès lors je me suis senti assez de courage pour le publier. Puissent mes intentions être comprises de tous; puissent les moyens répondre aux besoins du sujet, et je me trouverai amplement dédommagé des sacrifices qu'a dû m'imposer ce modeste traité! j'ai d'autant plus besoin d'ailleurs de recevoir des encouragements, que j'ai posé les bases et rassemblé les matériaux d'un ouvrage dont la publication dépend en quelque sorte du succès de celui-ci.

DES

SIROPS EN GÉNÉRAL.

DÉFINITION DES SIROPS.

On fait dériver le mot sirop de l'arabe *sirab*, *siraph* ou *scharab*, dont la signification est synonyme de potion. Cette étymologie est d'autant plus vraisemblable que les sirops ont pris naissance chez les Arabes; aussi est-il peu probable que les auteurs qui la font venir du grec συρω tirer, et de υπος suc, soient bien informés.

Les sirops se définissent des médicaments ou espèces de conserves liquides, qui tiennent en solution, dans un menstrue aqueux, vineux, alcoolique même, etc., à titre de corps condimentaire ou conservateur, une forte proportion de sucre, qui leur donne une consistance épaisse et visqueuse, et à titre d'agents médicamenteux, des substances solubles plus ou moins actives, prises dans les trois règnes, mais plus particulièrement, et dans la très grande majorité des cas, parmi les végétaux.

On pourrait ajouter à cette définition que le sucre figure aussi dans les sirops, soit pour atténuer ou modifier les propriétés médicales des substances solubles qui en forment la base, soit pour masquer leur saveur et leur donner une forme à la fois plus commode et plus agréable, soit encore pour agir lui-même comme agent thérapeutique, concurremment avec l'excipient, que celui-ci soit d'origine végétale, comme un suc de plante, de fruit, etc.; d'origine animale, comme le lait, ou bien qu'il tienne en solution des corps étrangers à sa nature, comme dans un décocté, un infusé, un macéré, un soluté, un œnolé, etc., etc.

DES DIFFÉRENTES DENSITÉS DES SIROPS ET DES MOYENS PROPRES A LES FAIRE RECONNAÎTRE.

La densité d'un sirop doit varier en raison de la nature de l'excipient, de celle des corps solubles qui en constituent les propriétés, de la quantité plus ou moins forte de ces mêmes corps, et, pour certains d'entr'eux, en raison de la saison, tel sirop marquant trente degrés dans la saison d'hiver qui doit en marquer trente-un pendant les fortes chaleurs de l'été. Pour le sirop de sucre bouillant, le degré de concentration doit être invariablement le trentième de l'aréomètre de Cartier. On dit généralement que son poids spécifique doit être de 1261 comparé à 1000 d'eau distillée. Pour le sirop froid, le terme aréométrique s'élève à trente cinq degrés, le poids spécifique fournit 1221, et telle mesure de capacité contenant trente deux grammes d'eau distillée en contient quarante-deux. Du reste les sirops simples doivent marquer plus ou moins exactement 105° au thermomètre centigrade dès le moment qu'ils entrent en ébullition. (1)

Cet état physique est, dit-on, réalisé lorsque ces produits contiennent à peu près une partie d'excipient

(1) D'après M. Béral, et d'ailleurs d'après ma propre observation, un sirop froid, ayant marqué trente degrés à chaud, ne doit en marquer que trente-quatre. Or, s'il est vrai que sa densité s'élève à trente-cinq, il faut en accuser l'évaporation qui a lieu durant son refroidissement à l'air libre.

Le tableau suivant, dû au même pharmacien (*loco citato*), établit entre les proportions de sucre, les degrés aréométriques et les pesanteurs spécifiques, des rapports qui ne sont nullement en harmonie avec les observations des auteurs sur ce sujet. Bien que je ne puisse douter de l'exactitude des faits observés par notre honorable confrère, je regrette vivement que le temps ne m'ait pas permis jusqu'à présent de les vérifier, attendu qu'ils sont de nature à piquer la curiosité des hommes de l'art, et la mienne en particulier.

TABLEAU PRÉSENTANT LA DENSITÉ DU SIROP SIMPLE ET DU SIROP DE CERISES.

Sirop Simple à	28 onc. de sucre	30 1/4 à chaud	34 1/4 à froid	1312 p. s.
	30 onc. de sucre	31	35	1321.
	32 onc. de sucre	31 3/4	35 3/4	1330.
Sirop de Cerises	28 onc. de sucre	33 1/4	38 1/4	1349.
	30 onc. de sucre	34	38	1359.
	32 onc. de sucre	34 3/4	38 3/4	1367.

et deux parties de sucre; c'est-à-dire lorsque le véhicule est dans un état de saturation tel qu'il ne soit guère possible de s'écarter de ce terme moyen sans exposer les sirops à des chances d'altération plus ou moins fortes, plus ou moins probables pour la grande majorité. Pour d'autres sirops, dont le nombre est peu considérable, la densité doit être au dessus de ce même terme et s'élever jusqu'a trente deux degrès, quelle que soit d'ailleurs la saison. On comprend dans cette série les sirops aqueux fortement chargés de matiéres extractives, et par conséquent plus facilement altérables que les autres : ce sont ceux de salsepareille, de cuisinier, le rob de Laffecteur et autres à peu près analogues. Pour d'autres enfin le degré de saturation doit être moindre et ne comporter que de vingt à trente onces de véhicule. Témoins les sirops vineux, acides, tels que ceux de safran, de quinquina, de vin, de vinaigre, de groseilles, de limons, d'orangers, de coings, etc. La raison en est non seulement dans la nature acide ou vineuse des dissolvants, mais aussi dans leur densité de beaucoup supérieure à celle de l'eau, ou même d'un liquide aqueux assez faiblement chargé de matière extractive. Cette densité est telle que les sirops de fruits, par exemple, dans lesquels les dissolvants figurent dans la proportion de 28 pour 16, marquent de 32° à 22° à l'aréomètre, ainsi que l'a fait observer tout récemment M. Béral.

Indépendamment des moyens indiqués plus haut, il en est plusieurs qui peuvent être utilisés pour reconnaître les différentes cuites des sirops, notamment celui qui consiste à plonger dans ces produits en ébullition des ampoules de verre ou de métal, d'une pesanteur spécifique un peu au dessous de 1261, pesanteur qui ne permet plus aux ampoules de rester au dessous du niveau des liquides, dès qu'ils atteignent le degré de concentration voulu, soit 30 degrés de l'aréomètre. Ce moyen est facilement praticable et d'une exactitude aussi rigoureuse que ceux qui le précèdent. Il n'en est pas de même des suivants, attendu qu'ils ne sont fondés que sur une grande habitude, et non sur des principes physiques invariables.

Du lissé ou filet. On reconnaît que le sirop est au lissé ou au filet lorsqu'après l'avoir allongé en un filet de deux à trois lignes, entre le pouce et l'index, il se rompt pour former sur chaque doigt une gouttelette peu perceptible.

De la perle. Elle se caractérise lorsqu'après avoir balancé un peu de sirop dans un cuiller, et le laissant tomber d'un peu haut, on lui voit former une espèce de perle que soutient une petite queue. Cet effet est produit par chaque goutte qui s'échappe, et dû d'ailleurs à une pellicule légère qui enveloppe le sirop.

De la nappe. Le sirop forme la nappe lorsqu'il se sépare de l'écumoire aprés avoir été balancé très peu de temps au dessus de la bassine. Il se produit dans ce cas une prompte évaporation qui donne lieu à cet effet instantané.

De la pellicule. Il y a formation de pellicule à la surface du sirop, cuit comme précédemment à 30 degrés, lorsqu'on exerce une insufflation horizontale sur cette surface. L'effet doit cesser presqu'aussitôt que la cause qui l'a produit, pour que le degré de concentration voulu soit réalisé ; car, dans le cas où il persisterait, le sirop serait trop concentré.

De tous ces moyens, c'est incontestablement l'aréomètre qu'il faut préférer, et c'est celui du reste que l'on emploie presque partout aujourd'hui, vu qu'il est d'une exécution aussi prompte que facile. Il doit en être de même lorsqu'on veut amener les sirops à une plus grande concentration, bien que les moyens suivants soient mis à profit par quelques fabricants amis de la routine.

SOUFFLÉ OU PLUME. Le sirop est cuit à la petite plume ou au petit soufflé, lorsqu'il laisse échapper des bulles dans l'air, par l'effet d'une forte insufflation, exercée sur la surface d'une écumoire qui en est chargée. S'il s'échappe une quantité de bulles un peu considérable, le produit est au *moyen-soufflé*, et enfin, si ces bulles sont très grosses et se retirent sur elles-mêmes, il est au *grand soufflé*.

Ces divers caractères indiquent que le sirop est cuit du 37e au 38e degré de l'aréomètre, et correspondent à la *petite* et à la *grande plume*, de même qu'au *grand* et au *petit boulé*,

DU BOULÉ. On a amené le sirop au *petit boulé*, lorsque son immersion dans l'eau froide donne lieu à la formation d'une boule mollasse ; on la réduit au *grand boulé*, lorsque cette boule présente plus de consistance.

DE LA TRANSPARENCE DES SIROPS.

Abstraction faite des caractéres qui témoignent de la réalisation des conditions voulues pour constituer un sirop doué de toute la force médicatrice qu'il doit avoir, la densité seule ne saurait suffire à sa bonne constitution : il faut pour complément une transparence parfaite, à tous ceux dont les éléments constitutifs peuvent se prêter à la clarification, sans dommage pour leurs propriétés médicales. Cette condition fondamentale, cachet ou témoignage irrécusable d'une bonne préparation, est une garantie de plus en faveur de leur conservation, en même temps qu'elle affaiblit la répugnance que peuvent inspirer certains d'entr'eux.

DU CHOIX DES SUCRES.

Mais pour atteindre plus surement et plus facilement ce but, il importe de faire choix d'un sucre bien raffiné, ou au moins de bonne qualité. Ce choix est d'autant plus important qu'il en résulte pour le manipulateur économie de temps, de combustible et quantité plus considérable de produit. En effet, il est bien reconnu, et MM. Henry et Guibourt et autres ont signalé le fait, que 40 livres de cassonade, surtout de celle de l'Inde, ne produisent pas 25 livres de sirop à 30°, tandis qu'une même quantité de sucre raffiné en fournit assez exactement 60. Ajoutez à cela que les sirops sont plus beaux et plus blancs, non seulement parceque le sucre est plus pur et plus blanc lui-même, mais encore parcequ'ils n'ont pas eu à subir la longue influence du feu, en raison de la moindre quantité de dissolvant voulue. C'est d'ailleurs un motif bien peu valable que celui que l'on étaie de la non-cristallisation des sirops qui résultent de l'emploi des sucres bruts ou cassonades, la formation des cristaux n'ayant jamais lieu dans ceux de ces produits dont la densité est telle quelle doit être, si l'on en excepte quelques cas dus à la nature de certains constituants, et en particulier de certaines qualités de sucre.

Parmi les sucres raffinés, on doit faire choix, autant que possible de ceux dont le grain est petit et serré, de préférence aux sucres à gros grains, cristallins, blancs d'ailleurs, mais très poreux et très légers, ces derniers contenant, sous un même poids, moins de matière sucrée que les autres, par rapport à la plus grande quantité d'eau de cristallisation qu'ils recèlent, et la tendance à la cristallisation, qui les rend plus propre à la préparation du sucre candi, étant d'ailleurs plus prononcée chez eux.

On a, pendant de longues années, accordé la préférence aux cassonades, pour la confection des sirops, par cela seul qu'elles laissent une impression plus durable sur les organes du goût ; mais cette erreur grossière s'est dissipée lorsque l'observation est venue nous apprendre que la matière muqueuse ou mucoso-sucrée des sucres bruts était pour beaucoup dans cette impression que l'on explique du reste par la solubilité moins grande, moins prompte de ce corps, dont la présence dans les sirops est une puissante cause d'altération, si elle est un obstacle à la cristallisation de ces produits. Il serait absurde en effet d'accréditer aujourd'hui cette croyance qui attribue aux cassonnades la propriété de sucrer davantage que les sucres raffinés, lorsqu'il est évidemment prouvé qu'il ne faut que deux livres environ de ces derniers pour saturer une livre d'eau, tandis qu'une semblable quantité de sucre brut ne peut guères en saturer que douze onces, ainsi que j'ai eu occasion de le dire.

Il serait d'autant plus abusif de faire usage de sucres bruts, que l'on donnerait la préférence aux cassonnades de l'Inde, la quantité considérable de mucoso-sucré qu'elles fournissent les rendant peu propres à constituer des sirops de garde, à moins que ceux-ci ne fussent amenés à un degré de cuisson plus élevé que ne le comporte l'usage, ce qui serait encore en pure perte pour l'opérateur, dont les intérêts, devraient être déjà suffisamment froissés par les déchets assez considérables qui résulteraient de l'emploi de cette matière première, laquelle a encore contre elle de se charger d'une certaine quantité d'humidité, au détriment de nos principes d'économie. En général, les praticiens qui ont une longue habitude de l'usage des cassonnades savent très bien porter leur choix sur celles dites de la Martinique, qui déchètent beaucoup moins et fournissent de très bons produits, que ceux-ci soient ou non chargés de principes fermentescibles, ce qu'on ne peut pas dire des sucres bruts de l'Inde, toujours disposés à fermenter en présence de la quantité majeure de principes médicamenteux qui charge certains sirops, tels que ceux de mou de veau, de tortues, de pommes composé, etc.

DES CONDITIONS A REMPLIR POUR LA CONSERVATION DES SIROPS.

Cette fermentation, qu'on redoute tant dans les sirops, tient à plusieurs causes qu'il faut savoir éviter. Ainsi, non seulement on doit faire choix de sucres raffinés, de ceux surtout qui ont le moins de tendance à cristalliser, mais encore procéder à la clarification de manière à recueillir des sirops aussi translucides que possible, lesquels doivent être conservés dans des vases bien pleins, hermétiquement bouchés et dans de bonnes caves, à l'abri de l'humidité. Ces conditions bien remplies, les sirops en général peuvent se conserver très longtemps sans subir aucune espèce d'altération, pourvu toutefois encore que les vases n'aient été bouchés qu'après refroidissement complet des produits, qu'il importe assez peu du reste de mettre en bouteilles chauds ou froids. On ne peut se permettre de boucher les sirops chauds qu'en suivant dans toute leur rigueur les indications fournies par M. Mialhe, dans sa thèse inaugurale. (Voir le Journal de Pharm. de Paris, T. 22e, F° 577). Il faut alors, comme l'indique cet habile praticien, introduire les sirops bouillants dans des bouteilles préalablement chauffées, boucher et goudronner aussitôt, attendre l'entier refroidissement et agiter les vases, pour mêler avec les sirops la faible quantité d'eau produite à la partie supérieure des goulots par la condensation des vapeurs. C'est un moyen qui remplit assez bien le but, mais qui ne me paraît nullement préférable à l'embouteillage à froid, le seul que j'aie presque toujours mis en pratique, et le seul au surplus qui me paraisse exempt d'inconvénients, car c'en est un que cette obligation d'agiter les bouteilles une à une après refroidissement des liquides, comme le veut le mode de M. Mialhe.

S'il arrivait qu'en dépit des soins apportés à leur conservation, ou que par négligence certains sirops très fermentescibles se fussent un peu détériorés, par l'effet de la fermentation, on pourrait les ramener, jusqu'à un certain point pourtant, à leur état primitif, sinon toujours, au moins dans un assez grand nombre de cas, en les étendant d'une petite quantité d'eau et les soumettant à une concentration convenable. On éliminerait par là le gaz acide carbonique formé, tout en détruisant la cause de sa formation, et les sirops se trouveraient alors dans des conditions passables. On sait de plus que ce traitement plusieurs fois réitéré rend ces produits stationnaires, témoin la citation faite par Baumé de sirops qui auraient vieilli quatre-vingts ans sans présenter des caractères sensibles de détérioration; mais il est cependant à peu près certain que l'on n'arrive à les rendre tels qu'après que les réactions élementaires ont fortement modifié les propriétés de leurs constituants; aussi doit-on user de tous les moyens qui peuvent affranchir de ces graves inconvénients. Ce qu'il y a de certain, c'est que les pharmaciens qui s'acquittent avec soin des obligations qu'ils ont à remplir se trouvent rarement, très rarement, dans le cas d'user de cette manœuvre, qui est d'autant plus nuisible, qu'elle peut s'exercer sur des sirops chargés de principes aromatiques ou volatils. Il est d'ailleurs des sirops qui, mal préparés ou négligés, peuvent éprouver une espèce de putréfaction ou de corruption, tels que ceux de tortues, de mou de veau, de vipères, etc., et, pour eux comme pour les sirops chargés d'aromates, il n'est aucun remède possible, lorsqu'ils ont atteint un degré de détérioration trop avancé : mieux vaut en faire le sacrifice.

Les sirops qui ont la tendance la plus prononcée à la fermentation sont ceux qui contiennent en abondance des matières extracto-muqueuses, des gommes, des corps émulsifs, des substances animales, etc. Ceux que l'on a préparés à froid peuvent, à plus forte raison, se trouver dans le même cas, s'ils ont, comme les précédents, un véhicule purement aqueux, et s'ils tiennent en solution des substances de même nature. Ceux, au contraire, qui ne sont que faiblement chargés de matières solubles peu fermentescibles sont toujours très peu disposés à la fermentation. A plus juste titre, on peut en dire autant de ceux qui ont pour excipients des sucs acides. Puis viennent les sirops œnolisés, alcoolisés, que l'on peut considérer comme les moins fermentescibles de tous les saccharolés liquides, et dont on n'a pas même à craindre, pour un certain nombre, la plus légère altération; aussi suffirait-il d'une faible addition d'alcool dans les sirops en fermentation pour arrêter instantanément ce travail de décomposition, addition qui ne pourrait être permise du reste que dans un petit nombre de cas, eu égard à la nature du correctif.

DES DIVERS MOYENS MIS EN USAGE POUR LA PRÉPARATION DES SIROPS DE SUCRE.

—

(**Syrops hydroliques de M. Béral**).

On peut procéder à la préparation des sirops en usant de divers moyens de clarification, dont le choix doit être appropriée à la nature de chaque produit. Ces moyens, que nous allons passer successivement en revue, sont tous applicables, avec plus ou moins de succès, à la confection du sirop simple.

SOLUTION ET FILTRATION.

Dans l'application de ce moyen, on se sert ordinairement de beau sucre, que l'on peut se borner à casser par morceaux, ou que l'on peut même se dispenser de diviser, bien que beaucoup de praticiens préfèrent le réduire en poudre. On verse sur ce sucre la moitié de son poids d'eau froide; on facilite la solution par des agitations réitérées, et lorsqu'elle est complète, on filtre le sirop au papier, dans un entonnoir de verre muni d'un couvercle.

On peut, lorsque le sucre n'est ni assez blanc, ni assez pur pour qu'on puisse obtenir par ce simple procédé un sirop de sucre tout-à-fait incolore, procéder au clairçage proposé par M. Buisson, pharmacien distingué de notre ville. Il s'agit alors de plonger dans du sirop de sucre incolore telle quantité de sucre entier que l'on jugera à propos ; d'attendre que le sirop ait pénétré toutes les parties de ce sucre ; de placer les pains ainsi imbibés sur des claies d'osier, placées elles-mêmes au dessus d'un nombre égal de terrines, dans un lieu à l'abri de la poussière, et de les laisser égoutter jusqu'à ce qu'il ne reste plus sur les claies qu'un sucre cristallin, en tout semblable au plus beau sucre candi.

Ce procédé de clairçage, modification assez ingénieuse de celui dont se servent les colons pour la purification, dans des cônes, de certaines cassonades qui n'ont pas atteint le degré de blancheur et de pureté désirable, et qu'ils transforment ainsi en sucre cristallin, presque aussi beau que le sucre terré blanc ; ce procédé, dis-je, présente des avantages assez majeurs, en ce qu'il produit en peu de temps, et sans aucun frais, une espèce de sucre candi que l'on peut appliquer avec beaucoup de succès à la préparation des plus beaux sirops. Quant au sirop qui a servi à sa purification, il peut recevoir une application ultérieure dans la confection des sirops colorés, attendu qu'il a pris une couleur foncée, en s'emparant de la matière colorante mucoso-sucrée qui souillait les pains ainsi traités.

A défaut de ce moyen, il est assez convenable, quelle que soit la pureté du sucre, d'user d'une certaine quantité de charbon animal, lorsqu'on tient à obtenir un produit tout-à-fait incolore, ainsi que le prétend M. Guibourt ; mais, dans ce cas, il serait superflu d'employer plus de 16 grammes de ce corps décolorant, par livre de sucre, d'autant plus qu'il est alors plutôt destiné à faciliter la filtration qu'à décolorer le sirop, qui du reste n'en est que plus pur et plus beau.

M. Durosier a proposé un procédé qui n'est pas à dédaigner lorsqu'il s'agit d'opérer sur des masses un peu considérables. Ce praticien prend :

Sucre en pains, dit 4 cassons	20 livres.
Eau pure	11 »
Charbon animal	1 »

Il dispose les pains de sucre dans un vase de cuivre étamé, cylindrique et profond ; il laisse le vase fermé jusqu'au lendemain, temps nécessaire pour la désaggrégation du sucre ; puis il agite de temps à autre pour achever la fonte de ce corps : c'est seulement alors qu'il ajoute le noir animal, qu'il laisse en contact durant 24 heures, au bout desquelles il filtre au papier.

COCTION ET CLARIFICATION AVEC LE SECOURS DE L'ALBUMINE.

Lorsqu'on ne tient pas à recueillir des sirops incolores, on a recours à la clarification par l'albumine, sans attacher une importance aussi grande dans le choix des sucres, dont les qualités peuvent être variées, pourvu toutefois qu'elles ne soient pas telles qu'elles puissent faire craindre d'arriver à des résultats peu satisfaisants. Du reste, quelque soit l'usage ou la destination que doive recevoir un sirop de sucre, il faut toujours, et toujours, donner la préférence aux sucres en pains sur les cassonnades, pour en revenir à la recommandation que j'ai faite précédemment, parce qu'il n'y a rien à gagner, dans aucun cas, à se servir de ces dernières.

Ce genre d'opération se fait de la manière suivante :

Sucre en pains	40 livres.
Eau pure	25 »
Blancs-d'œufs	Nbre. 2

On place le sucre dans une bassine de cuivre ; on l'arrose doucement avec l'eau, dans laquelle se trouvent incorporés les blancs d'œufs ; on cesse les affusions lorsqu'il ne reste plus que deux livres environ d'eau albumineuse, que l'on tient en réserve ; on porte le sirop à l'ébullition, à l'aide d'un feu ménagé, afin de donner le temps aux particules albumineuses d'envelopper les matières étrangères qu'elles doivent entraîner en se coagulant : on projette de haut et brusquement environ un quart du liquide réservé ; on attend que le sirop ait jeté un nouveau bouillon pour faire une seconde affusion ; lorsque l'ébullition s'est manifestée de nouveau, on l'arrête un moment en modérant l'action du feu, puis on enlève avec une écumoire l'écume raréfiée. Cette première clarification achevée, on procède à une nouvelle avec l'autre moitié d'eau albumineuse, en opérant de la même manière, et lorsque les écumes sont complètement enlevées, on termine les affusions par l'addition d'un demi-litre d'eau froide. Le sirop doit être assez transparent alors pour que l'œil puisse apercevoir facilement le fond de la bassine, et assez concentré pour fournir trente degrés au pèse-sirops.

En opérant sur des sucres bruts, on doit avoir recours à une plus grande quantité d'eau et d'albumine ; c'est-à-dire qu'il faut alors environ 24 livres de véhicule et au moins quatre blancs-d'œufs. Il faut en outre recourir à un plus grand nombre d'affusions, user à cet effet d'une quantité plus grande de liquide, et mêler de prime-abord une partie de l'albumine au sirop. On pourrait même, dans ce cas, ne point réserver d'albumine, surtout lorsqu'on aurait à clarifier des sirops pour lesquels on emploierait des cassonnades impures et colorées, ou fortement muqueuses, comme les vergeoises ou celles de l'Inde. Cet agent de clarification enlève mieux ainsi les impuretés des cassonnades que s'il était ajouté aux sirops dès le moment où ils entrent en ébullition, et d'autant mieux d'ailleurs que cette ébullition a été tardive, aussi faut-il toujours ménager la chaleur dans de telles circonstances.

CLARIFICATION ET DÉCOLORATION A L'AIDE DE LA CHALEUR ET DU NOIR ANIMAL.

Sucre en pains	60 livres.
Eau pure	25 »
Noir animal	60 onces.
Blancs-d'œufs	Nbre. 6

On forme d'abord, dans une grande bassine de cuivre, une pâte liquide avec le charbon et de l'eau ; on ajoute à ce magma l'eau et le sucre réduit en poudre grossière, plus l'albumine, dont on réserve une partie, étendue de deux litres de la même eau. Alors on place la bassine sur un feu ardent, de manière à accélérer le travail; on fait jeter quelques bouillons au sirop, tandis qu'on l'additionne à deux ou trois reprises de l'eau albumineuse mise à part ; on retire la bassine du feu ; après un moment de repos, on écume, et l'on verse le sirop dans une chausse de laine. Ces premiers produits ayant entraîné une certaine quantité de noir animal extrêmement divisé, on les verse de nouveau dans la chausse, lorsque le sirop passe sans mélange, et l'on change le récipient.

Il importe assez, eu égard à la promptitude que l'on met dans l'opération, de réduire le sucre en poudre grossière, afin que le noir animal ait le temps de réagir sur toutes ses parties. On pourrait l'employer entier, en procédant d'abord à la solution du sucre à froid, comme dans le procédé de M. Durozier, ajoutant ensuite le noir animal au sirop et clarifiant à chaud, comme il a été dit. Il serait encore mieux de laisser agir le noir animal pendant 24 heures avant de recourir à l'action du feu : le sirop n'en serait que plus blanc.

Ce procédé est celui de M. Blondeau. Il réussit très bien, pourvu que le noir animal, qu'il faut bien se garder d'employer tel que nous le fournit le commerce, ait été dépouillé des sulfures de calcium et de fer, et de la matière animale qui le souillent, ces différents corps nuisant à la transparence des produits, en même temps qu'ils leur communiquent une saveur désagréable.

On prendra donc, avec M. Blondeau, huit parties de noir animal, assez d'eau pour en former une pâte molle; on ajoutera à ce mélange une partie d'acide chlorhydrique, et, après une heure de réaction, temps pendant lequel il y aura dégagement de calorique et élimination de gaze hydrosulfurique et carbonique, on lavera le noir à plusieurs reprises, avec une grande quantité d'eau bouillante.

M. Blondeau recommande de faire ces lotions dans un vase et de décanter chaque fois après une heure de repos. On abrège de beaucoup cette opération en plaçant dans un sac conique, garni d'un double fond en papier, le noir traité par l'acide muriatique, et arrosant sans cesse la masse avec de l'eau bouillante, jusqu'à insipidité. Il y aura non seulement économie de temps et de combustible, puisque le travail aura beaucoup moins de durée, et que la quantité d'eau voulue sera beaucoup moins considérable, mais encore la dépuration sera plus parfaite, attendu que le liquide restant aura chassé complètement l'eau destinée aux lavages. On trouvera encore cet avantage aux lotions par déplacement, que le noir n'aura pas besoin d'être préparé longtemps à l'avance, pour les besoins à venir, comme cela se pratique dans les grands laboratoires, et que les produits sur lesquels on les fait agir ne pourront contracter l'odeur et la saveur désagréables que peut leur communiquer cet agent incomplètement ou mal séché : car on sait que dans ce cas le noir animal, qui est très hygrométrique du reste, exhale ordinairement une odeur de moisi plus ou moins prononcée ; aussi est-il très important, après l'avoir séché avec soin et le plus promptement possible, de le tenir dans un lieu très sec.

Le rôle que joue l'albumine dans les clarifications par coction est connu de tous. On sait que ce corps, par une action purement mécanique, se contracte sur lui-même et vient surnager les liquides, à la chaleur de l'ébullition, en entraînant avec lui les corps insolubles qui en troublaient la transparence. Son emploi doit donc être considéré comme chose indispensable, lorsqu'on n'agit pas sur des sucres de premières qualités, pour ce qui concerne les sirops simples ou de sucre, et lorsqu'on a à dépurer des sucres dans lesquels figurent des liqueurs chargées de substances solubles susceptibles de troubler les produits. Il doit être d'ailleurs proportionné à la nature et à la quantité plus ou moins forte de ces mêmes substances. Mais lorsqu'il est question de préparer des sirops de sucre, il faut en limiter autant que possible la quantité, attendu qu'il contient quelques sels, notamment du sous-carbonate de soude, qui peuvent et doivent même nuire à certains produits, en réagissant sur tels ou tels principes élémentaires, témoins les observations judicieuses faites par notre estimable confrère M. Guéranger, du Mans, sur le sirop de Diacode, dans le *Journal de chimie-médicale*, au F°. 641 du tome 6me.

L'albumine, en se coagulant, s'empare non seulement

de tous les corps étrangers au sucre, mais elle tient enchaînée une certaine quantité de sirop qui constituerait une perte assez considérable pour les pharmaciens, s'ils n'avaient le soin de l'étendre d'eau, de porter le liquide à l'ébullition et de l'en séparer au moyen d'une étoffe de laine, pour le faire concentrer et lui donner telle destination ultérieure qu'ils peuvent juger convenable. Je me sers à cet effet de la chausse qui a fait office de filtre dans la préparation du sirop décoloré à chaud par le noir animal. J'y trouve cet avantage que le sirop d'écumes se dépouille en grande partie de la matière colorante qu'il tient en solution, et qu'il devient par là et plus transparent et plus susceptible de conservation, quelle que soit d'ailleurs l'origine de ces écumes.

Ces divers sirops de sucre sont de nos jours d'une importance très grande pour les pharmaciens. Ils servent à préparer une multitude de sirops simples ou composés, et sont surtout d'une utilité bien reconnue toutes les fois que les principes médicamenteux de certains constituants doivent être soustraits à l'influence plus que nuisible de la chaleur ; aussi convient-il d'en tenir constamment nos officines approvisionnées, avec l'attention rigoureuse de les placer dans toutes les conditions favorables à leur bonne conservation, c'est-à-dire dans des vases bien pleins et soigneusement bouchés, et à une basse température.

DES DIVERS MODES DE FILTRATION QUI PEUVENT ÊTRE EMPLOYÉS DANS LA PRÉPARATION DES SIROPS.

De tous les moyens mis en usage pour opérer la filtration des sirops, celui qu'on emploie le plus ordinairement est l'étamine de molleton, dont le tissu doit être plus ou moins serré, c'est-à-dire proportionné à la nature du produit que l'on a à filtrer. L'étamine est particulièrement utilisée dans les cas où les praticiens opèrent sur des masses peu considérables, notamment lorsqu'il s'agit de sirops colorés par des matières extractives. On lui substitue dans quelques circonstances les linges de lessive, lorsqu'on a à filtrer, par exemple, des sirops émulsifs, tels que ceux d'orgeat, de lait, des sirops gommeux, comme celui de gomme adraganthe; du sirop de violettes, etc.

L'emploi du *papier Joseph* est particulièrement applicable à la filtration des sirops blancs faits par simple solution, nommément à celle du sirop simple ainsi préparé, des sirops de Tolu, de fleurs d'orangers, de menthe poivrée, etc., ces produits réclamant tous une transparence parfaite. C'est, sans contredit, le mode de filtration qui convient le mieux à la conservation des sirops ; aussi en userait-on plus souvent, s'il ne réclamait un temps fort long dont il n'est pas toujours permis de disposer. Au surplus il n'est vraiment praticable que sur les sirops dont on prépare de petites quantités à la fois.

La *chausse d'Hippocrate*, au contraire, sert ordinairement de passage aux sirops dont on confectionne de grandes masses, à ceux surtout sur lesquels on a fait agir du noir animal. Elle présente ce grand avantage, qu'elle permet aux sirops de se maintenir plus long temps chauds, et qu'elle offre une étendue de surface considérable, surface qui du reste peut être renouvelée, au moyen de l'ascension qu'il est permis de réaliser, en soulevant la partie inférieure du cône, à l'aide de la ficelle qui prend son point de départ à l'anneau de rubans fixé au fond de ce même cône. Il faut considérer d'ailleurs que la chaleur se maintient d'autant plus long temps que la chausse est ordinairement emprisonnée dans un panier d'osier recouvert d'une étoffe, ou qu'elle est placée dans un milieu chaud, comme une bonne étuve. Quelques praticiens lui substituent un sac de molleton, qu'ils recouvrent aussi d'un panier également enveloppé.

Le *filtre de Taylor* est encore plus avantageux, en ce sens qu'il permet de multiplier les surfaces dans un espace circonscrit. Cet appareil est une espèce de sac en étoffe de coton très duveteuse, qui comporte six pieds de longueur, snr une largeur d'un pied. A son extrémité inférieure est attaché un cordon qui vient dépasser la partie supérieure, et à l'aide duquel on double le sac, en forçant la partie la plus basse à monter jusqu'à la sommité. Un tuyau en cuivre reçoit ce système de filtre, et le ferme hermétiquement par un couvercle en forme d'entonnoir; de telle sorte que toute évaporation devient impossible et que la chaleur ne peut se perdre que très lentement. On voit donc qu'ici tout concourt à favoriser la filtration, en mettant obstacle à la sortie de la vapeur et maintenant par conséquent dans toute sa rigueur la densité voulue des produits, ce que ne permet malheureusement aucun des moyens précédents.

Il est un autre système de filtre que les pharmaciens pourraient utiliser avec un grand succès, toutes les fois qu'ils ont à préparer des quantités majeures de sirops de sucre : je veux parler du *filtre-Dumont*, de tous les appareils destinés à ce genre d'opération, celui qui fonctionne le mieux, tout en donnant les résultats les plus satisfaisants. C'est une caisse en bois, dont la surface est doublée de cuivre étamé, et dont la forme ressemble à celle d'une pyramide quadrangulaire tronquée. A quelques pouces de son fond, repose, sur quatre pieds, un diaphragme percé de petits trous et recouvert d'une toile claire. Au dessous de ce diaphragme prend naissance un tuyau de cuivre, qui s'élève le long de la paroi interne, pour arriver à la sommité de l'appareil, où peut être placé un couvercle doublé de cuivre étamé. On destine ce tuyau à livrer passage à l'air, à mesure que le liquide filtré envahit la capacité vide comprise entre le fond de la caisse et le diaphragme, et ce liquide, à son tour, prend son issue par un robinet latéral placé au niveau du fond. A partir du diaphragme, on remplit l'encaissement de charbon animal en grain, dont on a humecté la masse avec un sixième de son poids d'eau commune, pour faciliter le passage du sirop ; puis on recouvre d'un second diaphragme percé la surface aplanie de ce corps décolorant, pour compléter ce système de filtre.

Ainsi disposé, l'appareil reçoit à sa partie supérieure le sirop qui doit en parcourir toute l'étendue, en chassant devant lui l'eau dont on a humecté le noir animal. On laisse d'abord toute l'eau s'écouler, jusqu'au moment où le sirop se présente exempt de mélange. Alors on change de récipient pour recevoir le produit, qui coule assez rapidement et sans interruption, pourvu que l'opérateur ait l'attention d'alimenter la surface du filtre.

Arrivé à ce terme, ce produit est complètement décoloré, comme doit bien le faire présumer la théorie. On conçoit effectivement que la décoloration commençant dans les couches supérieures doit se complèter dans la partie inférieure, chaque couche de charbon enlevant à son tour une partie de la matière colorante, et cela avec d'autant plus de facilité que chacune d'elles exerce son action séparément, c'est-à-dire avec une force nouvelle et d'une manière successive.

On doit cet autre avantage au *filtre-Dumont* qu'il affranchit les sirops de l'action du feu, et ne leur permet pas de contracter la saveur désagréable que leur communique parfois le noir animal, sous l'influence de cette action, surtout lorsque, pris à l'état de siccité, il a contracté lui-même, par l'effet d'une dessication mal soignée, un certain goût de moisi qui en rend l'emploi très nuisible, et qui, dans aucun cas d'ailleurs, ne peut produire des effets fâcheux dans le *filtre-Dumont*, puisque l'eau qui précède le sirop fait subir à cet agent une espèce de lavage.

Bien que le noir animal ait perdu en grande partie

sa propriété décolorante, il peut être encore utilisé à la décoloration incomplète des sirops qui ne réclament pas aussi impérieusement que d'autres le complément de cette action. Ainsi, par exemple, les sirops d'écumes, que l'on destine ordinairement à la confection de certains sirops composés, se trouvent très bien de l'emploi de ce dernier moyen, auquel doit succéder le passage d'une quantité d'eau suffisante pour enlever au noir tout le sirop resté dans sa masse.

Il me reste à parler du *procédé de clarification de M. Desmarets*, procédé très simple qui consiste à diviser dans un pot d'eau chaude, à l'aide d'un balai d'osier, une quantité de papier blanc non collé proportionnée à celle du sirop que l'on se propose de clarifier; à laver sur un tamis de crin, à mailles serrées, l'espèce de bouillie claire qui résulte de ce travail et à la délayer dans le sirop bouillant, que l'on filtre au même instant, au moyen d'une chausse ou d'un blanchet, et que l'on passe une seconde fois, avec la précaution de le verser doucement sur l'étoffe de laine.

L'utilité de ce filtre s'explique ainsi : par son extrême division, le papier finit par former une espèce de réseau, en tapissant toute la surface filtrante, lorsque le sirop cesse de passer : de sorte qu'en procédant à une seconde filtration, on met le produit dans l'obligation de traverser ce réseau, plus le tissu de molleton, conditions très favorables à la clarification. Cette utilité s'explique aussi par une autre raison assez majeure, c'est qu'elle peut dispenser de l'emploi de l'albumine, dont la coagulation se fait toujours au détriment d'une certaine quantité de matière active, lorsqu'on opère sur des liquides qui tiennent en solution des substances végétales. Et puis il faut considérer encore que les sirops eux-mêmes qui résultent de la clarification au blanc-d'œufs contiennent des sels, de la soude surtout, qui peuvent exercer des réactions nuisibles, ainsi que je l'ai rappelé précédemment. Mais, pour tout dire, j'ajouterai que le filtre Desmarets a contre lui de débiter peu, en raison de la seconde filtration qu'il faut faire subir aux sirops, surtout lorsque ces saccharolés sont chargés de matières extractives ou autres, et de n'être, pour ce motif, facilement applicable qu'à des quantités peu considérables de produits, dans le cas où ceux-ci ne contiennent aucune substance susceptible de retarder la filtration, ou ne sont que faiblement saturés de corps extracto-muqueux, extracto-résineux, etc.; aussi son auteur a-t-il le soin de faire observer qu'il s'applique de préférence à la préparation des sirops par solution qui ne recèlent pas trop d'impuretés. Il a reconnu, du reste, son utilité dans les circonstances qui nécessitent l'emploi du noir animal, en ce qu'il s'oppose au passage de ce corps à travers l'étoffe de laine. Il le signale de plus comme très propre à favoriser la clarification du sirop de gomme, et il a raison; mais il ne nous dit pas que la filtration est tellement longue qu'il faut renoncer à ce moyen, pour peu que l'on ait à opérer sur des masses un peu fortes.

DE LA CLASSIFICATION DES SIROPS.

On ne saurait considérer la classification des sirops comme une chose de haute importance ; cependant elle a dû être plus d'une fois l'objet des méditations de quelques hommes éclairés. C'est ainsi que dans le principe on a cru devoir distinguer ces produits en *simples* et *composés*, pour faire comprendre qu'ils tiennent en solution les principes d'une ou de plusieurs substances médicamenteuses, et que chacune de ces deux sections a eu ses sirops *altérants* et ses sirops *purgatifs*. C'est ainsi que, plus tard, prenant pour point de départ leur mode de préparation, on a distingué des sirops par *infusion*, par *décoction*, par *distillation*, etc., et qu'à une époque plus rapprochée de la nôtre, on a divisé ces médicaments en sirops par *solution*, par *réduction*, par *solution et réduction*.

Plus heureux que leurs devanciers, MM. Henry et Guibourt, amplifiant sur M. Chéreau, qui reconnait des sirops *monoïamiques* et des sirops *polyamiques*, ont divisé ces saccharolés en trois ordres distincts, dont le premier ne comprend que les sirops de sucre proprement dit, tandis que les deux autres se subdivisent, l'un en six, l'autre en deux sections.

Ainsi dans les sirops *monoïamiques* qui se composent de sucre, ou de sirop de sucre, et d'une substance médicamenteuse, naturellement liquide, ou rendue telle par les secours de l'art, ces pharmacologistes reconnaissent :

1° Les sirops formés par l'addition directe d'une substance médicamenteuse à du sirop de sucre ;

2° Les sirops formés par l'addition d'un soluté aqueux, soit à du sirop de sucre, soit à du sucre ; dans le premier cas, le liquide excédant étant enlevé à l'aide de l'évaporation, si cette soustraction n'est pas superflue; et dans le second, la clarification étant souvent nécessaire ;

3° Les sirops préparés avec les eaux distillées de plantes aromatiques ;

4° Les sirops préparés avec les sucs végétaux;

5° Les sirops qui ont pour menstrue le vin ou le vinaigre ;

6° Enfin les sirops qui contiennent des substances animales.

Quant aux sirops *polyamiques*, dans la composition desquels entrent les principes de plusieurs substances médicamenteuses, ils appartiennent à l'une ou à l'autre des deux sections, suivant que leur préparation se complique ou non d'une distillation.

MM. Henry et Guibourt, prenant pour base cette classification, en ont adopté et suivi toutes les conséquences, dans leur excellente pharmacopée. Pour être conséquents avec eux-mêmes, ces honorables confrères ont dû nécessairement en agir ainsi, non sans doute qu'ils aient pu croire cette même classification exempte de tous reproches, mais parce qu'elle a dû leur paraître bien préférable aux autres, d'abord parce qu'elle est plus large et plus développée, ensuite parce qu'elle est plus scientifique et plus rationnelle.

Au reste cette division, utile à quelques égards dans une pharmacopée, ne saurait être d'aucun secours dans un ouvrage où règne l'ordre alphabétique, chaque préparation occupant à son tour la place que lui assigne cet ordre. Bien que je n'aie pas pu la mettre à profit, j'ai dû l'exposer ici, puisqu'elle a trait au sujet qui fait la matière de ce travail; rien de ce qui s'y rattache d'une manière générale ne devant y être omis.

TRAITÉ COMPLET

DES

SACCHAROLÉS LIQUIDES,

CONNUS SOUS LES NOMS DE

SIROPS, DE MELLITES ET D'OXIMELLITES.

TRAITÉ COMPLET

DES

SACCHAROLÉS LIQUIDES,

CONNUS SOUS LES NOMS DE

SIROPS, DE MELLITES ET D'OXIMELLITES.

TRAITÉ COMPLET

DES

SACCHAROLÉS LIQUIDES.

SIROPS DE SUCRE

SIMPLES ET COMPOSÉS:

SIROP D'ABSINTHE SIMPLE.

R. : Sommités de grande absinthe . . . . . 6 onces
Eau commune . . . . 3 liv. (1)
Sucre en pain. . . . . 4 »

Mettez l'absinthe en immersion dans l'eau bouillante, et à vase clos; après refroidissement, passez l'infusé avec forte expression; portez-le à l'ébullition, pour obtenir 2 livres de produit filtré, et terminez l'opération par la solution du sucre, dans un bain-marie fermé.

Comme le Codex et M. Soubeiran, je ne me suis arrêté à ce simple procédé qu'après avoir acquis la certitude du peu d'opportunité de la méthode de déplacement.

(1) Cette quantité est indispensable, pour qu'on puisse réaliser 2 livres d'infusé, attendu que la plante en retient un tiers.

En effet, j'ai reconnu, comme ce dernier, que ce moyen ne saurait être préféré à l'infusion, parce que, d'une part, l'absinthe en poudre permet à l'eau un passage trop rapide pour lui céder ses principes solubles, et, de l'autre, parce qu'en le diluant dans l'eau, on se met dans l'obligation de recourir à une quantité de menstrue trop considérable pour opérer rationnellement. Force est donc de s'en tenir à l'infusion, d'autant plus que le procédé, qui consiste à faire concentrer l'infusé avec le sirop, est tout-à-fait vicieux, quelque soin que l'on prenne pour rendre au produit, par une addition d'eau distillée, l'arome que lui a fait perdre l'ébullition.

Un autre procédé serait assez avantageux : c'est celui qui consiste à exprimer l'absinthe pilée, pour en extraire le suc, que l'on additionne d'un quart de son poids d'eau, et dont on fait coaguler l'albumine au feu, dans un vase clos ; puis à filtrer et à faire dissoudre le double de son poids de sucre ; mais il faut observer que ce produit serait et par trop désagréable, et peut-être par trop actif, tout aussi bien que celui qui résulterait de la distillation, et dans lequel se trouveraient réunis et l'hydrolat et la matière extractive.

Le sirop d'absinthe est digne de fixer l'attention des praticiens, par ses vertus stomachique, emménagogue et surtout vermifuge. Les enfants se soumettent plus volontiers à son usage qu'on ne le croirait généralement. On ne pourrait par en dire autant de celui qui résulterait de l'un des deux procédés que je viens d'exposer sommairement, à la suite du premier, bien qu'on ne puisse le considérer comme un médicament défectueux.

On administre le sirop d'absinthe à des doses qui varient entre une et deux onces, et presque toujours dans une potion.

SIROP D'ABSINTHE COMPOSÉ OU CYDONIÉ.

Sommités de grande absinthe.	8 onces.
Roses de Provins, mondées et séchées.	2 «
Cannelle fine	4 gros.
Vin blanc généreux.	aa 2 l. 10 on.
Suc de coings dépuré.	
Sucre en pains.	8 «

Incisez les feuilles; concassez les roses et la cannelle, et faites macérer le tout, à vase fermé, durant quatre jours, pour recueillir, par expression et filtration, 4 livres de macératum. Faites fondre dans ce produit, au bain-marie, le sucre, grossièrement pulvérisé, et coulez.

Ce sirop donne du ton aux organes gastro-intestinaux, rend plus faciles les digestions, favorise la menstruation, convient aux personnes atteintes de cachexie, de coliques venteuses, etc. On le prend depuis une demi-once jusqu'à une once et demie. Il est peu employé de nos jours, bien que doué de propriétés énergiques; aussi ne figure-t-il plus dans les pharmacopées modernes.

SIROP D'ACÉTATE DE MORPHINE.

Acétate de morphine. . . . . 16 grains.
Sirop de sucre blanc . . . . 15 onces.
Eau distillée, acidulée par l'acide acétique. . . . . 1/2 once.

Opérez la solution du sel de morphine, à l'aide de l'eau, pour l'ajouter au sirop, et filtrez.

Il est bon de rappeler que M. Orfila n'attribue pas aux sels de morphine une action plus forte qu'à l'extrait d'opium, tandis que M. Bally établit entre l'opium brut et ses dérivés salins un rapport d'action qui doit faire considérer ceux-ci comme quatre fois plus actifs que celui-là. Que l'une ou l'autre de ces opinions soit bien ou mal fondée, je crois devoir me ranger du côté des pharmacologistes qui pensent que l'acétate doit figurer dans la proportion d'un grain par once de sisop, ce rapport aidant plus à la mémoire, et le produit qui en résulte d'ailleurs étant suffisamment sanctionné par l'expérience. C'est donc à tort, selon moi, que MM. les rédacteurs du nouveau Codex n'ont pas suivi l'exemple donné par MM. Henry, Guibourt et Soubeiran, qui, plus hardis et mieux inspirés que M. Magendie, n'ont pas craint de quatrupler la proportion de la base médicamenteuse.

Le sirop d'acétate de morphine, que l'on nomme, mal à propos, sirop de morphine, est un calmant par excellence, pris de demi-once à une once, le plus ordinairement dans une potion. Il présente les mêmes avantages que l'opium, sans en avoir les inconvénients, du moins d'une manière aussi prononcée. C'est dire qu'en général il peut être supporté par les personnes qui ne peuvent se soumettre à l'usage de l'opium. Cette observation porte du reste sur tous les sels d'opium; leur emploi, malgré l'opinion de M. Sandras, ne produisant, pour ainsi dire, jamais l'empâtement de la langue, non plus que la suppression des excrétions, la constipation, la céphalée, etc.

SIROP D'ACHE SIMPLE.

Racine d'ache des marais, sèche. . . . 2 onces.
Hydralcool à 20 degrés centésimaux. . 4 »

Prenez de la racine d'ache, en poudre grossière; formez-en une bouillie claire avec l'hydralcool, et jetez-la sur un filtre. En déplaçant avec de l'eau l'alcoolé retenu, vous obtiendrez quatre onces de produit, que vous emploierez pour ramemer au degré convenable

Sirop de sucre. . . . . 4 livres,

Réduit, par ébullition, à trois livres douze onces, et que vous laisserez refroidir en grande partie dans un vase soigneusement couvert.

Vous recueillerez par ce procédé un sirop incontestablement supérieur au sirop des anciens, la nature tuméfiable de la racine d'ache exigeant une masse d'eau qui rend les infusions ou digestions abusives, en ce sens qu'il faut ensuite soumettre la liqueur aromatique à l'action d'une chaleur prolongée, au détriment de l'arome. Bien que le procédé proposé par Henry ait une supériorité marquée sur celui de nos pères, il le cède au mien sous plus d'un rapport, la simplicité qui caractérise ce dernier, aussi bien que le résultat, étant tout-à-fait à son avantage. On sait que pour procéder comme le veut cet auteur, il faut faire rapprocher au boulé trois parties de sirop simple, que l'on ramène au point voulu par une partie d'hydrolat d'ache, chargé de la matière extractive de la plante.

C'est à tort, sans doute, que les auteurs assurent que la racine d'ache perd tout son arome par la dessiccation, car rien ne prouve mieux la fausseté de cette opinion que les caractères dominants du sirop préparé à l'aide d'un excipient alcoolique.

Ce sirop a une propriété stimulante, apéritive, fondante même; il peut être utile pour combattre les obstructions viscérales, et stimuler les organes urinaires, propriétés signalées dans la racine d'ache par Hippocrate et autres hommes célèbres de l'antiquité.

SIROP D'ACIDE CITRIQUE.

Acide citrique	5 gros
Eau	10 «
Sirop simple, incolore.	2 livres.

On fait dissoudre, à froid, l'acide citrique dans l'eau; on mêle le dissoluté au sirop chaud et l'on passe le tout.

On peut, à volonté, aromatiser ce sirop, soit avec une quantité convenable d'oléo-saccharum, soit avec 2 gros de teinture de zestes récents de citron.

Ce sirop est une espèce d'imitation du sirop de limon, et pourrait le remplacer dans bien des cas ; non qu'il faille livrer l'un pour l'autre, mais parce qu'il y a à peu près identité dans ces deux produits, sous le rapport médical. C'est donc un avis qui ne peut avoir quelque valeur que pour MM. les médecins, et qui doit être complètement nul pour les pharmaciens qui se respectent, la moindre substitution devant être pour enx un cas de conscience.

SIROP D'ACIDE HYDRO-CHLORIQUE.

Acide hydro-chlorique. . . , ... 2 onces.
Sirop de sucre incolore . . . . 30 »

Opérez le mélange à froid.

On a conseillé l'emploi de ce médicament, à la dose d'une demi-cuillerée à bouche, et toujours étendu d'une quantité convenable d'eau, dans la coqueluche, même accompagnée d'inflammation. Il peut être utile contre le scorbut, les fièvres putrides et malignes, la scarlatine, les scrofules en général ; comme anti-septique, etc., pourvu toutefois que son usage soit confié à la direction d'un praticien habile.

SIROP D'ACIDE HYDROCYANIQUE.

Sirop de sucre incolore. . . . . 1 once.
Acide hydrocyanique, au huitième. . . 4 grains.

Mêlez, par agitation, et conservez le produit dans

un vase hermétiquement bouché, qu'il faut tenir à l'abri de la lumière.

Trouvant les raisons de M. Guibourt tout-à-fait péremptoires, j'ai cru devoir adopter, comme lui, les proportions ci-dessus, qui donnent 4 grains d'acide médicinal par once de sirop, tandis que la formule de M. Magendie, adoptée par le nouveau Codex et M. Soubeiran, en fournit 4 grains et demi.

Comme cet habile pharmacologiste, je suis aussi d'avis de réduire l'acide prussique au huitième, et d'user à cet effet de la balance, de préférence à la mesure, parce qu'en agissant ainsi, on obtient un médicament qui contient un huitième de son poids d'acide anhydre, ce qui établit un rapport à la fois plus simple et plus sûr.

Je pense encore comme M. Guibourt, qn'il est tout-à-fait vicieux de faire de ce médicament une préparation officinale, lorsque la prompte altérabilité de l'acide cyanhydrique nous est si bien connue. En effet, pour avoir un produit doué de la force d'action qu'il doit avoir, il faut non seulement qu'il soit préparé extemporanément, sur une prescription médicale, mais encore avec de l'acide aussi récemment obtenu que possible, et placé dans les conditions voulues pour sa bonne conservation. Au reste, en le combinant avec deux parties en poids d'alcool rectifié, M. Guibourt pense, et je suis de son avis, qu'il est possible de le conserver des années entières, sans avoir à craindre aucune altération. Alors il faut 12 grains de cet acide alcoolisé pour une once de sirop.

Le sirop cyanique est un puissant sédatif du système nerveux. C'est un anti-phlogistique très utile dans l'inflammation des bronches, le catarrhe, la phthisie ; il réussit ordinairement très bien dans le traitement des toux nerveuses et chroniques, dans l'asthme, la coqueluche, etc. Il figure ordinairement dans les potions pectorales, en remplacement d'autres sirops ; mais on ne saurait trop recommander aux médecins de l'associer, avec beauconp de prudence, à d'autres agents, vu la grande facilité avec laquelle les préparations cyaniques se décomposent. Sa dose est ordinairement limitée entre demi-once et une once, toujours étendue de quelques onces de véhicule. On l'associe assez souvent aux préparations éthéroliques et à l'éther lui-même, depuis que les expériences d'Ittner, confirmées par M. Coullon, ont eu pour résultat de nous prouver que l'éther sulfurique, loin d'affaiblir l'acide cyanhydrique, l'exhalte sensiblement, pourvu toutefois que ce premier ne prédomine pas.

SIROP D'ACIDE PHOSPHORIQUE.

Acide phosphorique médicinal, à 45 degrès, ou à 1,454 de densité. . . . 4 gros.
Sirop de sucre décoloré par le noir animal. . . . . 2 livres.

Mêlez avec soin, pour avoir un produit dont la base, à l'état anhydre, figure dans la proportion d'un gros par livre de sirop, l'acide à 45 degrés du pèse acide contenant exactement la moitié de son poids d'eau.

Ces constituants sont dans un rapport convenable, pour former un médicament agréablement acidule. Il n'en serait pas de même, si l'acide y figurait en quantité aussi considérable que le veut la pharmacopée publiées par Niemann, c'est-à-dire dans la proportion de 2 gros sur 4 onces et demie, ou même dans le rapport d'une once pour 24, selon d'autres auteurs, qui aromatisent avec quelques gouttes d'alcoolat de citron.

Du reste, cette pharmacopée et celle de M. Soubeiran, se fondant, sans doute, sur l'exemple fourni par Siemerling de Stralsund, qui administre l'acide phosphorique dans de l'eau framboisée, prescrivent le sirop de framboises et non celui de sucre. C'est un vice, selon moi, d'associer un sirop acide à l'acide phosphorique, attendu que cette association peut produire une réaction au détriment de la base; aussi ai-je cru devoir donner la préférence au sirop de sucre, suivant en cela le bon exemple donné par MM. Henry et Guibourt, et autres.

Le sirop phosphorique est un médicament agréable, dont on peut composer une espèce de limonade par son mélange avec de l'eau, à la dose de 2 onces par litre de ce véhicule, ou dont on peut former la base d'une potion, depuis une once jusqu'à deux. Comme les acidules, en général, le sirop phosphorique réussit dans les hémorrhagies passives. Il peut être utile contre la phthisie, les névroses, le rachitisme, dans certains cas de fièvre nerveuse, les sueurs symptomatiques, etc.

SIROP D'ACIDE SULFURIQUE.

Acide sulfurique marquant 66 au pèse acide, et purgé de sulfate de plomb. 2 onces.
Sirop de sucre incolore . . . . 30 »

Faites, à froid, le mélange de ces deux corps, et assez rapidement pour que l'acide pur n'ait pas le temps de réagir sur le sirop.

Sans prendre en considération les diverses formules qui nous sont fournies par des pharmacopées étrangères, j'ai cru convenable d'établir les proportions ci-dessus comme je l'ai déjà fait pour le sirop d'acide chlorydrique, parce quelles offrent un rapport multiple, et d'ailleurs par cette autre raison qu'elles constituent un médicament convenablement acide.

Le sirop de framboises, que l'on voit figurer dans diverses formules de sirops acides, notamment dans celles du sirop phosphorique de la pharmacopée publiée par Jean Frédéric Niémann ; le sirop de framboises ne me paraît pas plus rationnellement appliqué ici qu'ailleurs, bien qu'il y soit conseillé par la pharmacopée de Wurzbourg et celle de Leipsick, qui laissent du reste le choix entre ce produit et le sirop de coquelicot.

Le sirop d'acide sulfurique peut être mis en usage à titre de rafraîchissant, d'astringent, d'anti-putride ou anti-septique ; il peut convenir aussi dans quelques maladies spasmodiques, telles que le hoquet ; dans le traitement de la colique saturnine, ou même comme prophylactique de cette cruelle maladie, dont il peut être considéré comme *le spécifique*, d'après l'opinion de M. Gendrin sur l'acide sulfurique. C'est un anti-émétique plus puissant que l'opium. Sa dose est celle de tous les sirops de ce genre, c'est-à-dire de une à deux onces, soit qu'on l'administre en potion ou en limonade.

SIROP D'ACIDE TARTRIQUE.

Acide tartrique, exempt d'acide sulfurique . . . . 5 gros.
Eau . . . . 10 »
Sirop de sucre . . . . 2 livres.

Faites dissoudre l'acide dans l'eau; filtrez le soluté et additionnez-en le sirop, sans recourir au feu.

Il est assez à propos de préparer ce sirop à froid, attendu que la chaleur produit une réaction qui donne lieu au développement d'une odeur particulière désagréable, surtout lorsque l'acide sulfurique est en excès dans l'acide tartrique. Il ne suffit pas toujours de cette précaution pour éviter cet inconvénient, qui peut se reproduire du reste assez souvent, l'acide tartrique du commerce étant rarement tel qu'il doit être; c'est pourquoi je recommande aussi de l'employer exempt d'acide sulfurique.

Le sirop tartrique s'emploie à l'instar des autres sirops acidules, pour constituer une boisson tempérante, rafraîchissante, etc. Il pourrait être rendu plus agréable, par l'addition d'un peu d'oléo-saccharum ou d'alcoolat de citron : ce serait, comme je l'ai dit du sirop d'acide citrique, une imitation du sirop de limons.

SIROP D'ACONIT NAPEL.

Extrait d'aconit napel	. . . .	32 grains.
Hydralcool à 22° centésimaux	. . . .	2 gros.
Sirop de sucre	. . . .	16 onces.

Prenez de l'extrait d'aconit napel, préparé d'après le procédé du Codex de 1837, soit par concentration à l'étuve du suc brut de la plante ; faites le dissoudre dans l'alcool, et ajoutez l'alcoolé au sirop, que vous aurez élevé à un degré de chaleur moyen, c'est-à-dire, à 40 ou 60 de l'échelle centigrade.

Le produit qui résultera de cette formule fournira deux grains d'extrait par once, quantité basée sur celle que le Codex consacre pour les sirops de belladone, de jusquiame et autres.

M. Béral, à qui nous sommes redevables d'une foule de formules très rationnelles et très estimées, a publié, dans les journaux scientifiques, notamment dans celui de Chimie Médicale, au F° 228 du XIme volume, une série de sirops opoliques, en tête desquels figure un sirop d'aconit napel, dont il est opportun de reproduire ici le mode de préparation

Cet honorable confrère prépare d'abord un alcoolé avec parties égales d'alcool et de suc d'aconit napel; puis il constitue son sirop avec 2 onces de cette liqueur fondamentale, 7onces d'eau distillée et 15 onces de sucre blanc, en poudre grossière, qu'il fait dissoudre à froid pour réaliser 24 onces de produit, dont huit gros donnent une proportion de 24 grains de suc et autant d'alcool , soit un 24me de son poids de chacun de ces constituants.

Le sirop d'aconit figurant au nombre des médicaments les plus actifs, et partant des plus dangereux dans des mains inhabiles, je garderai, relativement à ses propriétés, le silence le plus absolu, laissant aux médecins seuls le soin de décider à quelles applications il peut se prêter sans aucun danger.

SIROP D'AIL.

Gousses d'ail, dépouillées de leur pellicule	1 livre.
Eau commune	2 »
Sirop de sucre, décoloré par le charbon.	8 »

Reduisez les bulbes en pulpe, sous le pilon; délayez les dans l'eau, et jetez ce magma sur un filtre de papier.

Vous obtiendrez environ une livre et demie d'hydrolé, légèrement opalescent et fortement caractéristique de l'ail. Ce produit devra servir à ramener au poids de huit livres le sirop, à moitié refroidi, que vous aurez fait réduire en conséquence.

Il existe plusieurs recettes de sirop d'ail; mais aucune ne m'a paru établie d'une manière convenable. Celle-ci me semble devoir leur être préférée, attendu quelle donne pour résultat un produit qui jouit au suprême degré des propriétés qui peuvent être recherchées dans un médicament de cette nature.

Le sirop d'ail est reconnu pour un bon vermifuge. Ce peut être de plus un diurétique assez puissant, un hydragogue même, un anti-scorbutique, un anti-glaireux, etc. La dose peut varier depuis demi-once jusqu'à deux onces.

SIROP D'AIRELLE OU DE MYRTILLE.

Suc d'airelle clarifié . . . . 16 livres.
Sucre en poudre grossière . . . . . . 28 »

Introduisez dans un vase convenable le suc et le sucre; couvrez le vase, placez-le au bain-marie et opérez, à une douce chaleur, la fonte du sucre. Coulez le sirop à travers un molleton.

On se procure le suc d'airelle en exposant à une basse température, pendant trois jours au moins, le fruit écrasé, et filtrant au papier, après forte expression. Le produit qui résulte de ce simple travail n'est nullement visqueux; il est translucide, d'un rouge violacé intense et d'une densité qui varie entre 9 et 10 degrès aréométriques, à la température ordinaire.

Nous ferons observer à cette occasion, avec M. Béral, que les sucs de fruits mucilagineux sont d'autant plus denses qu'ils approchent le plus de leur maturité parfaite, et d'autant moins qu'ils touchent de plus près au terme de la fermentation dont ils sont susceptibles.

Celui-ci abonde dans le fruit peut-être plus que tous les autres. On peut en extraire jusqu'à soixante-cinq ou soixante et dix pour cent (les deux tiers environ). Celui de cerises ne s'élève guères qu'à 50 %, bien qu'il soit un de ceux qui abondent le plus, du moins parmi les sucs de fruits rouges.

Le sirop d'airelle est un de ceux qui cristallisent le moins. Il doit marquer à l'aréomètre 33 degrés + o, lorsqu'il est bouillant, et 37 lorsqu'il est froid. Il a une pesanteur spécifique de 1346.

On utilise ce sirop dans la dyssenterie, la diarrhée, lorsqu'il s'agit de réprimer des flux immodérés, son action étant réputée astrictive. Il est de plus rafraîchissant, tempérant, anti-scorbutique. Ce sont du reste des propriétés communes à plusieurs autres espèces de *Vaccinium*, telles que le *V. vitis idœa*, (airelle ponctuée), le *V. uliginosum* (airelle veinée), le *V. oxycoccos* (Canneberge), le *V. arctostaphylos* (airelle de Cappadoce), etc. ; espèces qui ne diffèrent du *Vaccinium myrtillus* que par quelques caractères botaniques.

SIROP ALCALIN.

Sous-carbonate de potasse . . . . . . 1 once.
Eau . . . . 2 onces.
Sirop de sucre . . . . 1 livre.

On fait dissoudre dans l'eau le sel alcalin ; on filtre ; puis on combine le soluté au sirop concentré, pour obtenir une livre de saccharolé, que l'on passe à l'étamine.

Tel est le produit qui porte le nom de sirop alcalin, dans la pharmacopée de Genève.

Comme tous les alcalis, il a des propriétés fondantes,

diurétiques, anti-acides, incisives, discussives. On peut en obtenir des succès dans les engorgements internes, l'hydropisie, les affections laiteuses en général, les calculs, la gravelle, et dans une multitude d'autres cas pathologiques. Il peut faire partie constituante de la potion anti-émétique de Rivière, en remplacement du bi-carbonate de potasse. On doit l'administrer à la dose de une ou de deux onces, presque toujours associé.

Le sirop de carbonate de soude peut être préparé de la même manière et dans les mêmes proportions.

SIROP ALEXANDRIN OU DE CANNELLE.

Hydrolat de cannelle.	1	livre.
Sucre très blanc.	2	»

Faites dissoudre le sucre, à froid, dans l'eau distillée de cannelle, et filtrez au papier Joseph.

Cette formule est applicable à tous les sirops qui ont pour base une eau distillée aromatique, telle que celles d'hysope, de lierre-terrestre, de menthe, de fleurs d'oranger, etc. Elle est préférable à celle qui admet l'action de la chaleur, pour opérer la solution du sucre, bien que celle-ci soit et plus prompte et plus commode.

Le sirop alexandrin est une ancienne préparation, de même que le julep alexandrin, qui n'est autre chose que le sirop d'eau distillée de roses. L'un et l'autre produits ont été décorés du nom spécifique qui les distingue, parce qu'ils ont été jugés dignes, par leur suavité, d'être présentés à Alexandre-le-Grand.

On emploie le sirop alexandrin comme cordial, stomachique, anti-spasmodique, carminatif, etc., à la dose d'une once ou deux, dans une potion appropriée à l'une ou l'autre de ces propriétés. C'est, du reste, un médicament tombé, comme tant d'autres, en désuétude, du moins parmi nous; cependant on en voit figurer la formule dans nos pharmacopées modernes, notamment dans le nouveau Codex.

SIROP AMMONIACAL AQUEUX.

Gomme ammoniaque dépurée.	1	once.
Jaune d'œufs.	2	«
Sirop de sucre.	29	«

Formez un corps homogène, en triturant ensemble la gomme-résine et le jaune d'œufs ; ajoutez ce mélange au sirop chaud, mais non bouillant; opérez selon l'art une mixtion parfaite, et jetez le sirop sur un molleton.

Vous obtiendrez par cette manipulation un composé imitant à peu près, par son aspect, le sirop d'orgeat. Il est susceptible de se conserver assez long-temps dans un état d'intégrité parfait, s'il a été préparé avec le soin qu'il réclame.

Ce mode, fort simple, peut servir de base pour la préparation d'autres sirops émulsifs du même genre, tels que ceux d'asa-fœtida, de galbanum, de sagapenum.

Le sirop de gomme ammoniaque est employé dans les catarrhes chroniques, l'asthme, pour donner un peu de ton aux organes pulmonaires et faciliter l'expectoration; c'est aussi un anti-spasmodique, un anti-hystérique, un emménagogue. Il faut en limiter la dose à une ou deux onces.

SIROP AMMONIACAL VINEUX.

Gomme résine ammoniaque, en larmes	2	onces.
Alcool à 34°.	2	»
Vin blanc généreux.	8	»
Sucre blanc	16	»

Prenez de la gomme ammoniaque en belles larmes et purgée d'impuretés ; réduisez-la en poudre fine, par trituration; ajoutez-y peu à peu, et à l'aide d'un mouvement non interrompu de pilon, le vin et l'alcool, mêlés ensemble ; ensuite introduisez le sucre et le soluté dans un ballon de verre, que vous boucherez soigneusement, et que vous exposerez à la chaleur d'un bain-marie modérément chauffé, pour faciliter la solution du sucre. Cette solution complètement opérée, versez le sirop sur un blanchet, et favorisez-en le passage avec le secours d'une spatule d'ivoire ou de bois.

L'addition de l'alcool a pour objet de faciliter l'action dissolvante du vin, qui est ordinairement insuffisante, et de donner au produit plus de stabilité dans sa constitution, sans pourtant nuire à l'action médicatrice du composé, dont les propriétés sont à peu près les mêmes que celles du sirop ammoniacal aqueux, avec cette différence néanmoins qu'elles sont plus énergiques. C'est dire qu'il est un puissant incisif, expectorant, anti-catarrhal, anti-asthmatique, un hydragogue, un fondant, etc. On en prend de deux à huit gros.

SIROP D'ANCOLIE.

Fleurs fraîches d'ancolie. . . . . 2 livres.
Eau commune. . . . . 4 onces.
Sucre en pain. . . . . Q. S.

Pilez les fleurs, dans un mortier de marbre, par l'intermède de l'eau, pour en extraire le suc à la presse; filtrez ce suc à froid, et formez-en un sirop, au moyen de deux fois son poids de sucre, que vous ferez fondre au bain-marie, à une douce chaleur, et à l'abri du contact de l'air.

Ce mode me paraît préférable aux digestions réitérées que veut faire subir aux fleurs d'ancolie le formulaire pharmaceutique de Brunswick; préférable non seulement par sa simplicité, mais encore par son résultat. Ce résultat est tel, en effet, que le produit a une base à la fois plus fixe et plus active, en même temps qu'il présente le cachet d'un médicament bien préparé : car, si je ne me trompe, les propriétés de l'ancolie, comme celles de toutes les renonculacées, résident dans un principe volatil que la chaleur doit dissiper en totalité, lors de l'ébullition du sirop, selon le procédé sus-mentionné.

Le sirop d'ancolie, dont la couleur est une imitation

de celle du sirop de violette, doit être employé avec d'autant plus de réserve, que les propriétés très actives de cette renonculacée n'ont été étudiées que très imparfaitement. C'est un médicament qui ne doit être confié qu'à des mains exercées, et qui ne doit être délivré d'ailleurs par le pharmacien que sur une ordonnance de médecin. Aussi a-t-on de la peine à croire à la sincérité de Murray, lorsqu'il rapporte que des marchands infidèles n'ont pas craint de substituer ce sirop au sirop de violettes. Je veux bien croire qu'un tel produit, résultant d'un mauvais procédé, tel que celui dont j'ai fait mention, ne présente pas de grands dangers; mais encore suffit-il que l'ancolie elle-même ait des propriétés délétères, pour qu'une telle fraude mérite d'être marquée du sceau de la réprobation.

D'après les données insuffisantes que nous avons, le sirop d'ancolie serait un anti-scorbutique, un diurétique et un diaphorétique puissant, mais je le répète, il ne doit être employé qu'avec la plus grande circonspection et à des doses minimes, jusqu'à ce que nous ayons fait une étude plus approfondie de l'action physiologique de l'ancolie.

SIROP ANODIN.

Semences de stramoine . . . . 1 once.
Vinaigre de vin. . . . . 1 livre.
Sucre blanc. . . . . 2 livres.

Réduisez en pâte, à l'aide du pilon et d'un peu de vinaigre, les semences de pomme épineuse; ajoutez-y suffisamment de menstrue pour former un magma liquide, que vous jetterez sur un philtre de papier, dans un entonnoir de verre. A mesure que le liquide s'écoulera, chassez-le par des additions réitérées de vinaigre, jusqu'à l'emploi de la totalité de ce liquide; puis chassez encore ce qu'en aura retenu la pâte, pour complèter deux livres d'oxéolé, destinées à dissoudre le sucre, au bain-marie, et à vase clos, mais à une douce chaleur. Coulez.

Ce moyen, que j'ai proposé ailleurs, sous la dénomination d'*extraction par dilution*, trouvera de nombreuses applications dans le cours de cet ouvrage. Il supplée le déplacement pur et simple; ou plutôt il fournit à cette importante méthode un auxiliaire de plus, qui la rend applicable à une foule de cas où elle se montrait impraticable. C'est, en un mot, le complément indispensable d'une nouvelle ressource pratique qui promet les plus grands services à la pharmacie: c'est la méthode de Cadet, modifiée par une plus grande proportion d'excipient, la filtration et le déplacement à l'aide du filtre de papier. Je passe ici sous silence les avantages qu'elle présente, parce qu'ils s'offriront d'eux-mêmes au jugement de mes confrères, dans les opérations diverses qui m'ont paru en réclamer l'emploi.

Le sirop anodin, dont on trouve une recette dans la pharmacopée de Wurzbourg, et, par traduction, dans la pharmacopée universelle de M. Jourdan, peut être applicable dans les cas où le *stramonium* est reconnu efficace, les semences de cette solanée partageant toutes les propriétés des autres parties de la plante, même à un degré plus élevé. Il peut donc trouver sa place dans le traitement de l'asthme essentiel, si fréquent en Angleterre, et si souvent combattu avec succès par le végétal qui fait la base de ce produit; dans le rhumatisme chronique, les névralgies, la manie, l'épilepsie, la mélancolie et autres névroses; mais il faut se persuader que son emploi ne doit être mis à profit qu'avec la plus grande réserve, eu égard à sa puissante action. On doit, en conséquence, en limiter la dose à une once, et ne commencer son administration qu'à celle de 2 gros.

SIROP ANTI-ASTHMATIQUE.

Teinture de benjoin, au quart.	4	onces.
Acide benzoïque.	2	gros.
Eau pure	2	livres.
Sucre blanc.	2	«
Miel du Gatinais.	2	«

Exposez le tout à la chaleur d'un bain-marie, en vase clos, pour opérer une digestion de douze heures, et faites passer le sirop eucore chaud au travers d'une étoffe de laine.

L'ancien procédé consistait en une digestion ou infusion, suivie d'une distillation donnant pour résultat huit onces de produit, que l'on ajoutait au sirop concentré, dans lequel figurait la matière dissoute, ou tenue en suspension dans le résidu de la distillation. On obtenait par là un bon médicament; mais il était pourtant inférieur à celui que procure mon procédé, la concentration du sirop ne pouvant s'effectuer sans préjudice pour ses propriétés.

Ce saccharolé s'emploie dans tous les cas où le sirop de Tolu est utile, mais plus particulièrement contre les accès d'asthme, à la dose d'une cuillerée, dans une infusion d'hysope, de lierre terrestre, dans un décocté de lichen d'Islande ou tout autre boisson de ce genre. Il peut également entrer dans une potion expectorante, à la dose d'une demi-once, d'une et même de deux onces. On lui associe par fois les opiacés, l'opium lui-même ou son extrait.

SIROP ANTICATARRHAL DE MOUCHON.

Pétales de coquelicots, mondés et sechés. 8 onces.
Eau bouillante. . . . . 6 livres.

Faites infuser jusqu'à refroidissement complet; passez en exprimant avec force; portez l'infusé à ébullition et filtrez-le.

Faites concentrer cet infusé avec

Sirop simple. . . . . 16 livres.

pour obtenir quinze livres de produit, que vous additionnerez du soluté suivant, préalablement préparé :

Extrait de jusquiame. . . . . 1 once.
Hydrolat de fleurs d'oranger. . . . . . 1 livre.

Opérez la solution de l'extrait à froid, et filtrez.

Coulez le sirop à la chausse, tandis qu'il est encore chaud.

On prend ce sirop à la dose de deux à trois cuillerées à bouche par jour, pour un adulte; pour les enfants, on en proportionne la dose à l'âge : ainsi, chez ceux du premier âge, on peut en administrer de trois à quatre cuillerées à café dans la journée; chez ceux du second, de quatre à huit, etc. Il réussit assez ordinairement dans les catarrhes aigus, dans les toux nerveuses, au commencement des péripneumonies aiguës, du croup même; dans la coqueluche, etc., qu'on le prenne pur ou étendu d'une quantité convenable d'infusé. Les praticiens qui le conseillent, à Lyon, lui ont vu produire des effets surprenants dans les affections catarrhales aigues qui ont accompagné ou suivi la grippe, durant l'invasion de ce fléau.

SIROP D'ANTIMOINE DIAPHORÉTIQUE, DE GLAUBER.

Protoxide d'antimoine sublimé, ou
fleurs argentines d'antimoine. . . . 1 gros.
Eau bouillante. . . . . 16 onces.

Faites agir l'eau sur l'oxure antimonique, puis ajoutez à ce liquide

Sucre blanc, en grosse poudre. . . . . 2 livres.

Opérez la solution, en vase clos, avec l'aide d'un bain-marie, et coulez.

Ce saccharolé était vanté autre fois contre les fièvres intermittentes, quartes. On le dit un puissant fondant, un diaphorétique, un anti-scrofuleux, etc. Le minimum de sa dose est de deux gros, et le maximum de deux onces.

C'est à tort qu'on l'appelle sirop d'antimoine diaphorétique, cette dénomination spécifique étant consacrée au bi-antimoniate de potasse, et non au protoxide sublimé de ce métal.

SIROP ANTI-SCORBUTIQUE, OU DE RAIFORT COMPOSÉ.

Racine de raifort sauvage.	6	livres.
Feuilles de cochléaria	6	»
— de cresson	6	»
— de trèfle d'eau.	6	»
Oranges amères	6	»
Cannelle de Chine, pulvérisée. . . .	3	onces.
Vin blanc généreux	16	livres.

Réunissez dans un mortier de marbre les parties végétales fraîches, convenablement disposées; pilez-les suffisamment pour en extraire le suc, avec le secours d'une presse; versez ce suc dans un filtre, pour en recueillir quatre livres, dans lesquelles vous ferez fondre, d'abord à froid, en vase clos, puis au bain-marie modérément chauffé :

Sucre en pain, cassé par morceaux ou réduit en poudre grossière. . . . . . 8 livres.

Reprenez la masse végétale, ajoutez-y la cannelle, et formez du tout un magma liquide, au moyen d'une suffisante quantité de vin blanc. Portez ce mélange sur des filtres de papier; laissez couler la liqueur convenablement; ajoutez du vin à la surface du résidu végétal; continuez ainsi les affusions jusqu'à consommation totale du menstrue; puis soumettez à la presse le marc, pour en enlever autant de liquide qu'il aura pu en retenir; filtrez ce dernier produit, réunissez-le à celui que vous avez recueilli par libre écoulement, et faites fondre, avec les précautions voulues, dans seize livres de cet œnolé

Sucre blanc . . . . 28 livres.

Coulez le sirop à la chausse ou à l'étamine, et formez un tout homogène, avec ce dernier produit et le premier.

C'est ainsi, sauf les modifications réclamées par les circonstances, que j'ai préparé, depuis quelques années, les sirops pour la confection desquels on fait ordinairement un appel à la distillation. En thèse générale, je considère la distillation comme franchement abusive, en tant qu'elle est appliquée à la préparation des sirops, surtout depuis que la méthode de déplacement et celles qui en dérivent nous permettent d'attaquer un grand nombre de végétaux à froid et par de faibles quantités de véhicules. En effet, en faisant l'application de ces nouveaux moyens à la préparation de ceux de ces produits qui réclameraient, sans leur secours, la distillation, on atteint parfaitement le but qu'on doit se proposer, les principes aromatiques qu'on cherche à fixer dans ces sortes de médicaments ne pouvant échapper à ces traitements, à la fois si simples, si faciles et si économiques. Les sirops anti-scorbutique de Vélar, d'armoise composé et autres, sont autant de preuves convaincantes de l'excellence de cette pratique : ils offrent au plus haut degré les caractères dominants qui doivent distinguer ces composés. Aussi est-ce un parti bien pris pour moi que la préférence exclusive que j'accorde à cette même pratique, dans le sujet qui nous occupe.

Ce sirop est non seulement un anti-scorbutique, mais il est un excellent tonique, un apéritif, un puissant moyen à opposer aux maladies lymphatiques, à la cachexie, à la chlorose, aux affections scrophuleuses, rachitiques des enfants. C'est, de plus, un assez bon diurétique. Sa dose est de deux à douze gros.

SIROP ANTI-SYPHILITIQUE, OU ROB DE LAFFECTEUR.

Salsepareille coupée et non fendue.	4 livr.	8	onces.
Tiges de douce-amère.	»	12	»
Racine de bardane.	»	6	»
Follicules de séné mondées . .	»	6	»
Feuilles de bourrache.	»	4	»
Semences de cumin.	»	4	»
Sucre.	4		»
Miel blanc	5		»
Eau commune.	Q. S.		»

Faites deux digestions de douze heures chacune, avec une quantité d'eau suffisante pour tenir en immersion tous les ingrédients, que vous aurez disposés convenablement; jetez le liquide bouillant sur plusieurs filtres de papier, et ajoutez-le au sirop, que vous aurez préparé, par clarification, avec le sucre et le miel; faites concentrer jusqu'à 32 degrés de l'aréomètre de Cartier, et coulez à la chausse.

Cette formule, que j'ai empruntée au Traité de Pharmacie de MM. Henry et Guibourt, me paraît devoir l'emporter sur une foule d'autres du même genre que l'on trouve consignés dans différents ouvrages, et dont la meilleure ne vaut pas grand-chose, à commencer par celle de M. Giraudeau de Saint-Gervais, qu'il faut laisser exploiter au charlatanisme, comme ses dignes congénères. On pourrait pourtant citer celle du docteur Savaresi, de Naples, que l'on voit figurer dans le Traité de Pharmacie de M. Virey, dans le Formulaire de Cadet et dans celui de M. Foy. La composition en est assez bonne pour que je croie ne pas devoir la passer sous silence. La voici :

Salsepareille coupée	9	livres.	
Gayac rapé	6	»	
Squine hachée	6	»	
Sassafras hâché	6	»	
Quinquina jaune concassé	3	»	
Fleurs ou feuilles de bourrache . .	1	»	1/2
Semences d'anis écrasées	4	onces.	
Mélasse	30	livres.	

Opérez absolument comme précédemment. Il serait pourtant plus rationnel de faire infuser à part le sassafras et l'anis, comme substances très aromatiques, et de n'ajouter l'infusé au sirop que lorsqu'il serait suffisamment concentré pour être ramené à 32 degrés par cette addition.

Ces produits, qui sont une espèce d'imitation du sirop de Cuisinier, composition essentiellement bonne, que doivent préférer tous les pharmaciens, s'emploient, comme lui, par cuillerées à bouche, à la dose de trois ou quatre par jour, purs ou délayés dans une tisane appropriée. Ils sont utilement employés dans les syphilis constitutionnelles, les affections cutanées anciennes, les scrophules, la rache et tous les cas morbides qui réclament le secours des dépuratifs puissants.

SIROP D'ARMOISE SIMPLE.

Sommités sèches d'armoise . . . . . . 6 onces.
Eau de fontaine . . . . 3 livres.
Sucre en pain . . . . 4 »

Le mode à suivre doit concorder en tous points avec celui du sirop d'absinthe, attendu que le déplacement n'est pas plus possible dans l'un que dans l'autre cas. Il faut donc faire subir l'infusion à l'armoise ; filtrer l'infusé bouillant, pour en réaliser 2 livres, et le faire agir sur 4 livres de sucre en grosse poudre, à l'abri de l'atmosphère et au bain-marie.

Je ne répéterai pas du reste ce que j'ai pu dire des autres modes applicables au sirop d'absinthe, bien que je puisse trouver sa place ici. Je me contenterai d'y renvoyer mes lecteurs.

Les cas dans lesquels le sirop d'armoise peut trouver d'utiles applications sont l'aménorrhée, ceux où la menstruation est ou tardive ou imparfaitement établie; les pyréxies intermittentes, qu'il ne saurait pourtant combattre avec autant de succès que son congénère ; l'épilepsie, conformément à ce que disent de l'armoise, et surtout de sa racine, quelques médecins de notre époque, qui devraient, dans cette occurrence, donner la préférence à la feuille comme possédant des caractères plus tranchés. On l'utilise encore comme antispasmodique, dans les potions de ce nom. Il est d'usage de prendre le sirop d'armoise à la dose de une à deux onces.

SIROP D'ARMOISE COMPOSÉ.

Sommités sèches d'armoise	1	once.
» de menthe	1	»
» de pouliot	1	»
» de cataire	1	»
» de sabine	1	»
» de marjolaine	1/2	»
» d'hysope	1/2	»
» de matricaire	1/2	»
» de rue	1/2	»
» de basilic	1/2	»
Racines sèches d'aunée	1	gros.
» de livèche	1	»
» de fenouil	1	»
Semences d'anis vert	1	once.
Cannelle fine	1	»
Miel blanc	4	livres.
Sucre blanc	4	»
Eau commune	Q. S.	

Réduisez en poudre grossière tous les corps vegétaux, préalablement disposés à cet effet et mêlés; opérez un mélange plus intime de la poudre; placez cette poudre dans le cylindre de MM. Boullay ou dans un entonnoir; tassez-la bien sur une mèche de coton introduite dans la douille; arrosez-la successivement jusqu'à ce que vous ayez réalisé deux livres d'hydrolé, ce qui demandera au plus une journée.

Préparez, d'un autre côté, un sirop que vous ferez concentrer assez pour que l'hydrolé puisse le ramener au degré voulu; ajoutez-y ce liquide et coulez.

Tel est le procédé que j'ai cru devoir substituer à celui qui a été suivi jusqu'à ce jour. A mon avis, il lui est préférable sous plus d'un rapport: d'abord parcequ'il se caractérise par une grande simplicité; en second lieu, parce qu'il nous affranchit d'une distillation abusive, dont il faudrait que les pharmaciens fissent justice, ici comme ailleurs; par cette autre raison encore que le produit est doué de toute la force d'action qu'il devrait avoir; ou, pour parler plus clairement, parcequ'il est la représentation plus fidèle des parties végétales qui servent à le constituer; et enfin par la faculté qu'il nous laisse de préparer dans toutes les saisons des sirops que nous ne pouvions confectionner qu'à certaines époques déterminées.

La distillation a évidemment pour but de réaliser ce qu'on ne peut obtenir par le secours des digestions, des infusions, etc., parcequ'il n'est guères possible d'user de ces moyens, sans faire agir des masses de liquides trop considérables pour que l'arome, qu'il importe tant de conserver, puisse figurer dans les produits, la concentration indispensable qu'on leur fait subir ne pouvant s'effectuer sans qu'il en résulte la perte de la totalité ou d'une grande partie des principes aromatiques. Or il me paraît certain que les anciens n'auraient pas pensé à mettre à profit cette application, toujours longue et toujours ennuyeuse, s'ils avaient eu connaissance de la méthode de déplacement, si simple, si facile dans ses moyens et si heureuse dans ses résultats.

Je n'ignore pas qu'on peut opposer à ces raisons toutes puissantes un argument plein de force, en répétant ce qu'on a tant dit en maintes circonstances : qu'il faut savoir respecter les formules que sanctionne une vieille expérience. Certes, personne ne respecte mieux que moi ces anciennes traditions ; mais j'avoue que je ne leur porte pas une obéissance assez passive, pour les préférer aveuglément à celles qui me paraissent préférables ; et, dut-on blâmer mon opinion sur ce point, je ne saurais la sacrifier à ce blâme, parce que je la crois basée sur des raisons légitimes.

Quels que soient du reste les moyens employés pour la préparation du sirop d'armoise composé, produit dont nous devons la première formule à Fernel, il doit être considéré comme un excellent emménagogue, comme un bon anti-hystérique, un tonique et un carminatif, surtout utile contre les coliques venteuses. On en prend ordinairement de demi-once à une once.

C'est avec raison, comme le fait observer M. Virey,

que l'ancien Codex en a retranché quelques plantes inutiles, comme la garance, le glayeul, le mille-pertuis, etc.; mais il eût été peut-être convenable d'y faire toujours figurer certains ingrédients actifs, tels que l'origan, la mélisse, la pivoine, le marrube blanc, la germandrée, le calament et autres corps doués d'autant d'action. Au surplus, je ne vois pas que ce soit un grand mal de simplifier un peu toutes les compositions qui témoignent par trop du goût polypharmaque des anciens.

SIROP D'ASPERGES.

Suc d'asperges clarifié à froid. . . . . 1 livre.
Sucre blanc. . . . , ... 2 »

Coupez par tronçons la partie verte des asperges; pilez-la et recueillez-en le suc, par le moyen de la presse; filtrez ce suc à froid, puis faites-y fondre, à la chaleur d'un bain-marie, le double de son poids de sucre, en poudre grossière, et coulez.

On peut clarifier le suc par coagulation, lorsqu'on veut accélérer le travail : le résultat est à peu près le même. Cependant il me paraît plus rationnel d'opérer cette clarification par simple filtration, parce qu'il en résulte que le suc végétal conserve mieux la sapidité qui lui est particulière. Du reste, j'attache peu d'importance à cette préférence, parce que je la crois fondée sur d'assez faibles motifs.

Il ne saurait en être de même de la clarification simultanée du suc et du sucre. Les faits qui figurent dans le mémoire que j'ai publié (*Journal des sciences physiques*, tome 3, f° 425), prouvent jusqu'à l'évidence que la coagulation de l'albumine végétale entraîne une perte assez considérable de sucre, que l'on agisse sur le suc d'asperges ou tout autre, comme dans la préparation du mellite de mercuriale.

On s'est déjà évertué de plusieurs manières, dans le dessein de constituer un sirop d'asperges doué de toute la force d'action possible. De là le procédé de MM. Latour de Trie et Ronzière, la modification apportée à ce procédé par M. Gay; les moyens indiqués par M. Audouard fils, M. Coldefy, M. Simonneau et autres, que je passe sous silence.

Si j'avais un choix à faire entre tous ces procédés, je crois que je donnerais la préférence, sauf de légères observations, à celui de M. Audouard fils, de Béziers, bien que je sois loin d'improuver celui de MM. Latour et Ronzière. Quant au résultat, l'un et l'autre fournissent un médicament énergique; mais ils entraînent des longueurs, et des frais même, dont on peut s'affranchir, en grande partie, par les moyens suivants.

SIROP D'ASPERGES SÈCHES.

Turions d'asperges, secs.	4 on. (1)
Alcool hydroolisé, à 20 degrés	8 »
Eau commune.	Q. S.

On doit pulvériser les pointes d'asperges grossière-

(1) Ces quatre onces représentent quatre livres de pousses fraîches.

ment, et les introduire dans un entonnoir, ou dans tout autre appareil à déplacement, pour les épuiser d'abord par le passage de l'hydralcool, ensuite par assez d'eau pour obtenir huit onces d'hydrolé. On opère le mélange de ces deux liquides que l'on ajoute à

Sirop de sucre bouillant. . . . . 8 livres,

dont on entretient l'ébullition jusqu'à ce qu'il ne reste plus dans la bassine que huit livres de produit, que l'on passe à l'étamine.

Cette opération marche assez rapidement : en moins d'une demi-journée on peut l'effectuer. Il en serait de même, si l'on agissait sur de grandes masses, parce qu'on pourrait multiplier en conséquence les appareils à déplacement.

En pratiquant ainsi, on a pour résultat un sirop évidemment plus actif que celui qui le précède. Il recèle tous les principes médicamenteux de l'asperge, bien que j'évite l'emploi d'un alcool à un titre plus élevé.

Il est bien entendu qu'il serait loisible à l'opérateur de recueillir, par distillation, le menstrue alcoolique, dans le cas où il opérerait sur des quantités considérables.

C'est, à mon avis, la méthode la plus rationnelle, pour traiter les asperges sèches. Je ne doute pas que MM. Chevallier, Latour, Ronzière et Audouard fils ne la trouvent préférable aux moyens qu'ils ont proposés tour-à-tour, attendu qu'elle a pour elle une grande simplicité, tout en permettant d'arriver au but que se proposent ces derniers. Elle présente de plus cela d'avantageux, qu'elle laisse aux pharmaciens la faculté de reduire la proportion de la matière sucrée autant que peut le désirer le médecin qui a l'intention de recourir à un remède actif.

Les pousses d'asperges perdent plus ou moins à la dessiccation, selon qu'elles sont plus ou moins chargées d'eau de végétation; cependant on peut établir, comme un fait à peu près certain, qu'elles perdent, terme moyen, environ les quinze seizièmes, lorsqu'elles ont acquis le plus grand diamètre qu'elles peuvent atteindre. Mais il faut bien observer que j'entends parler d'une dessiccation assez complète pour qu'elles puissent être pulvérisées facilement. A cette occasion, je dirai que pour atteindre plus sûrement et plus promptement ce résultat, il convient qu'elles soient coupées par tronçons, au lieu d'être exposées entières à l'action de l'air. Par ce moyen, elles laissent un accès plus facile à ce fluide gazeux, ce qui explique cette prompte et complète dessication, qui, du reste, ne leur nuit nullement.

On peut se demander s'il y a un avantage réel à conserver du suc d'asperges par le procédé d'Appert, ou s'il est préférable de s'approvisionner d'asperges sèches, pour les besoins de l'année. Pour moi, j'avoue franchement que je n'hésite pas à donner la préférence à ce dernier moyen, non seulement parce que j'ai reconnu que le suc ne se conserve pas dans toute son intégrité, malgré toutes les précautions voulues, mais encore parce qu'il me paraît plus convenable de recourir à la plante sèche, en utilisant le procédé que j'ai exposé précédemment. Des esprits timides pourront peut-être jeter le blâme sur cette préférence, par cela seul qu'elle est en faveur d'un produit plus actif que le sirop de suc d'asperges ordinaire; mais je répèterai ici ce que j'ai dit ailleurs et ce que je dirai partout : c'est que tout procédé qui tend à accroître l'action d'un médicament, de manière à en faire la représentation à peu près fidèle des corps qui servent à le constituer, doit avoir l'approbation de tous, surtout lorsqu'il est simple dans ses moyens; or, rien de plus sinple et de plus facile que celui dont il s'agit, lorsqu'on s'affranchit de la distillation du menstrue.

Le sirop de pointes d'asperges, dont nous devons la première idée à M. Broussais, et la première préparation à M. Chevallier (*Journal de chimie médicale*, p. 432 du tom. 6, prem. série), se recommande aux praticiens par son action assez puissante sur les organes uropoïétiques, action signalée par Dioscorides, Galien et autres auteurs de l'antiquité ; il se recommande aussi, d'après M. le professeur Broussais, par une propriété sédative, qui peut le rendre très utile dans certaines affections du cœur. Pris avec quelque mesure, il ne peut irriter l'estomac, comme l'assure ce praticien, dont il importe d'autant plus d'invoquer ici le témoignage qu'il est ennemi, par système ou par conviction, de tous les irritants possibles.

SIROP DE BAUME DE TOLU.

Teinture de baume de Tolu, au 1|4. . 2 onces.
Sucre en pain, réduit en grosse poudre. 4 livres.
Eau commune. . . . . 2 »
Blancs d'œufs. . . . . N° 2.

On incorpore la teinture dans le sucre, par trituration; puis on fait dissoudre le mélange dans l'eau prescrite, rendue albumineuse. Lorsque le tout a jeté quelques bouillons, dans un vase couvert, on enlève l'écume avec soin, et on laisse refroidir le sirop, pour le couler à travers une étoffe de laine, ou pour le filtrer au papier.

Tel est le procédé que j'ai cru devoir adopter, de préférence à tous les autres. On me reprochera probablement d'avoir réduit de beaucoup la quantité de la base; mais je puis répondre à cette objection, en disant que quelque soit le mode que j'ai mis en pratique, je n'ai jamais obtenu un produit plus odorant, plus suave et plus parfait que celui-ci. C'est du reste une vérité qui ne peut être mise en doute, lorsqu'on vient à réfléchir que l'acide benzoïque, qui forme les 4|5 environ de la matière dissoute, est très peu soluble dans l'eau. J'ai préparé maintes fois du sirop de Tolu, soit par le procédé du Codex, soit par tout autre : j'ai toujours vu, quelle que fût la quantité de baume de Tolu employé, que ce corps n'abandonnait à l'eau qu'un poids à peu près égal de substance soluble, c'est-à-dire, de 70 à 75 grains. Or, c'est tout-à-fait gratuitement que les pharmacologistes emploient une proportion désordonnée de ce baume. Celle que j'ai adoptée est plus que suffisante pour saturer le sirop; et si j'insiste sur ce point, c'est que je suis intimement convaincu qu'il y a abus manifeste dans l'emploi d'une forte proportion de baume. Ce corps est assez précieux par son prix élevé, pour qu'il vaille la peine de l'économiser, lorsque le médicament dont il forme la base n'a absolument rien à perdre de cette économie.

Au surplus, la formule de l'honorable M. Planche, formule qui procure un sirop très chargé, ne s'éloigne guères de celle que je viens d'exposer, puisqu'elle n'admet que 2 onces 2 gros de teinture saturée, qui ne contient que 3 gros et demi de baume (1\|2 gros de moins que celle que j'emploie). On pourrait encore citer celle de M. Frémy, qui a à peu près la même analogie, et qui n'a pas trouvé moins de partisans. Puis on pourrait invoquer le témoignage de l'estimable M. Gay, de Montpellier, qui assure avoir trouvé parfait, chez M. Grenier, pharmacien à Pézenas, un sirop de Tolu, préparé comme je l'entends, et comme je le prépare d'ailleurs depuis plusieurs années; ce qui fait que ma formule est absolument semblable à celle que ce pharmacien a publiée dans le Journal de Pharmacie du Midi, au f° 155 du tome premier.

L'emploi du blanc d'œufs n'est pas nouveau, comme on le sait; il n'est pas non plus sans utilité, quoiqu'en disent quelques praticiens recommandables, nommément M. Soubeiran, dans son excellent Traité de

Pharmacie. Il présente cela d'avantageux, qu'il peut dispenser de recourir au filtre. En effet, le sirop qui a subi son influence est suffisamment clarifié, pour rendre à peu près inutile la filtration au papier, opération toujours très longue et assez ennuyeuse en elle-même. Le secours d'un molleton, même peu serré, donne pour résultat un sirop bien transparent, lorsque ce produit a été préalablement refroidi, au moins en grande partie.

Le *modus faciendi* du Codex, semblable, à quelque chose près, à celui des autres pharmacopées modernes, consiste à faire digérer, pendant douze heures, 250 grammes de baume, dans 1,000 grammes d'eau; à filtrer la liqueur, à y faire dissoudre le double de son poids de sucre, en vase clos, et à filtrer au papier Joseph.

C'est, sans contredit, un procédé qui donne lieu à un très bon produit, et qui peut être adopté, mais en retranchant une grande partie du baume, pour se renfermer dans les conditions d'une pratique rationnelle.

Le sirop balsamique de Tolu agit comme excitant des organes pulmonaires; aussi est-il employé dans tous les cas où il convient de faciliter l'expectoration bronchique, dans les catarrhes chroniques surtout, à la fin des rhumes, dans la phthisie pulmonaire, etc., à la dose de demi-once à deux onces, dans une potion pectorale.

SIROP DE BELET MODIFÉ, OU SIROP MERCURIEL ÉTHÉRÉE, DE HENRY, PÈRE.

Sirop de sucre incolore. . . . . 1 livre.
Deuto-chlorure de mercure. . . . . . . 4 grains.
Ether nitrique alcoolisé. . . . . 4 gros.

On fait dissoudre le sublime corrosif dans deux gros d'eau distillée, pour le mêler au sirop et à l'éther nitrique alcoolisé, sans recourir à la chaleur.

Bien que ce sirop se conserve à peu près un mois sans s'altérer, il doit être mis au rang des compositions magistrales. En effet, il est reconnu que, par suite de la réaction de l'éther nitrique alcoolisé sur le sel mercuriel, le produit perd insensiblement les propriétés qu'on lui attribue pour devenir tout-à-fait inerte. Il est donc important de ne le préparer qu'au moment du besoin, sous peine de voir le médecin déçu de ses espérances.

Quelque instabilité que présente cette composition, elle offre plus de garantie que le sirop dans lequel figure le proto-nitrate ou l'acétate de mercure, ces produits chimiques se laissant plus facilement décomposer par l'éther nitrique pur, ou l'éther nitrique alcoolisé, que le chlorure mercurique. Elle est aussi préférable au sirop de Belet proprement dit, attendu que la distillation que cet auteur faisait subir à son dissoluté mercuriel étendu d'alcool, privait ce saccharolé de tout le métal, pour en faire une nullité, malgré la présence de la squine et de la colle de poisson.

Cette défectuosité que présente la préparation du sirop de Belet, donna lieu à la création de quelques formules, dont la plus usitée est encore celle de M. Bouillon Lagrange. Cette formule, modifiée par M. Virey, l'emporte effectivement sur celle de M. Portal et autres, comme donnant lieu à un produit moins variable dans sa constitution, et d'ailleurs assez rationnellement basé pour que le sel mercuriel y soit dans des proportions convenables.

M. Virey propose de prendre du proto-nitrate de mercure en cristaux; de mêler un soluté de ce sel avec un soluté d'acétate de potasse, pour opérer une double décomposition; de séparer par concentration le nitrate de potasse de l'acétate mercuriel, et de combiner un gros de ce dernier, à l'état de cristallisation argentine, et dissous dans une faible quantité d'eau pure, à deux gros d'éther nitré, puis à une livre de sirop de gomme arabique. Il réalise à peu près par là les vues de Belet, lesquelles devaient avoir pour objet d'associer à un sirop de sucre du proto-nitrate et de l'acétate de mercure, plus une certaine quantité d'alcool.

Quant au procédé de M. Portal, on a dû en faire prompte justice, attendu qu'il ne peut donner pour résultat qu'un composé complètement nul, par l'effet de l'évaporation que ce praticien fait subir au soluté mercuriel, uni au sirop, non moins que par la réaction de l'alcool sur le sel; conditions plus que suffisantes pour ramener le mercure à son état primitif.

Il suit de ce qui précède, que je persiste, comme MM. Henry et Guibourt, à donner la préférence à la formule qui figure en tête de cet article, et que je n'hésite pas à la signaler à mes confrères, avec le désir de la leur faire adopter.

Le sirop de Belet peut produire de bons effets, comme anti-syphilitique, de même que dans quelques affections cutanées, scrofuleuses, etc. On le prend par cuillerées à bouche, sagement administrées, soit dans de l'eau, soit dans une tisane appropriée.

SIROP DE BELLADONE.

Extrait de belladone sec	32 grains.
Eau distillée	1/2 once.
Sirop simple	1 livre.

Il faut faire dissoudre l'extrait dans l'eau, ajouter le soluté au sirop bouillant, dont on doit entretenir l'ébullition, pour le ramener à une livre, et passer à l'étamine.

D'après ces proportions, on compte deux grains d'extrait de belladone par once de sirop, tandis que MM. Henry et Guibourt ne font figurer cette base qu'à la dose d'un grain.

Cette différence énorme est, sans doute, très-fâcheuse, par les erreurs graves qu'elle peut faire naître; aussi ne saurais-je trop engager mes confrères à n'adopter exclusivement que la formule du Codex, que je viens de rapporter. Cette formule me paraît la plus convenable, en ce sens que je la crois la mieux dosée.

C'est ainsi que doivent être préparés les sirops de jusquiame et de pomme épineuse ou stramoine.

Je pense que c'est avec juste raison que MM. les rédacteurs du Codex emploient ici l'extrait, de préference à l'hydrolé, chargé des principes solubles de la plante, et je les félicite de ce choix. Un médicament aussi énergique que celui-ci doit offrir la garantie d'une constitution invariable ; or cette garantie ne saurait se trouver ailleurs que dans l'emploi de l'extrait, surtout aujourd'hui qu'il est si facile de conserver dans toute leur intégrité les principes actifs d'un végétal, par l'application bien entendue de la méthode de déplacement.

Je n'élèverai qu'une seule objection contre cette pratique ; c'est qu'elle ne peut être vraiment à l'abri de tout reproche qu'autant que les pharmaciens n'auront recours qu'à des extraits pulvérulents, autrement dit secs. Je dirai même à cette occasion que tous les extraits, quels qu'ils soient, ne devraient figurer dans les officines que sous cette forme, car autrement on abandonne à l'arbitraire ce genre de produits.

On prépare le sirop opolique de belladone de M. Béral, en unissant ensemble 15 onces de sucre, 7 onces d'eau et 2 onces d'un alcoolé de belladone, (alcoolature) fait à parties égales d'alcool et de suc. Ces constituants forment un tout du poids de 24 onces, et établissent un rapport qui donne un 24e de base, ou un scrupule par once.

Le sirop de belladone ne devrait être délivré que sur ordonnance de médecin. Ce produit n'entre guères qu'à la dose d'une demi-once ou d'une once dans un composé magistral, dans une potion, par exemple. C'est un médicament héroïque qu'il faut savoir employer avec toute connaissance de cause, et dont, par cette raison, je m'abstiens d'énumérer les propriétés, dans la crainte de donner lieu à de funestes abus, d'autant plus que l'on n'est nullement familiarisé avec son emploi.

SIROP DE BOURRACHE.

Suc de bourrache clarifié	2 livres.
Sucre blanc en grosse poudre	4 »

Après avoir dépuré le suc par coagulation et filtration, faites-y dissoudre le sucre dans un vase fermé et au bain-marie ; coulez.

C'est ainsi qu'il faut opérer pour être d'accord avec le Codex ; c'est ainsi du reste que doivent être préparés tous les sirops qui ont pour excipient un suc de plante dont on veut conserver l'arome ; Cependant ce n'est pas dans ces conditions que se renferment MM. Henry et Guibourt. Ces honorables pharmacologistes préfèrent soumettre à la concentration trois livres de sirop de sucre et une livre de suc filtré, pour obtenir trois livres de produit. Sans doute le sirop qu'ils obtiennent, d'après ce mode, se caractérise par une transparence plus parfaite ; mais, par contre, il a de moins pour lui l'odeur particulière à la bourrache, et peut-être ne participe-t-il pas aussi bien des propriétés du végétal, par suite de l'évaporation qu'on lui fait subir.

Autant vaudrait, ce me semble, préparer le sirop de bourrache avec la plante sèche que d'opérer comme ces praticiens. Au surplus, comme on peut manquer de ce médicament, à certaines époques de l'année où il n'y a pas de plante fraîche, je crois devoir donner le procédé suivant :

Bourrache sèche . . . . 4 onces.
Eau bouillante . . . . 4 livres.
Sirop de sucre . . . . 8 »

Jetez l'eau sur la plante incisée et laissez refroidir ; passez l'infusé en exprimant fortement le végétal ; faites-le chauffer pour le jeter bouillant sur des filtres, au travers desquels il passera en peu d'heures ; ajoutez-le au sirop, que vous aurez pu faire concentrer préalablement, et continuez l'action du feu jusqu'au moment où vous n'aurez plus que huit livres de saccharolé. Coulez à la chausse de laine.

Le sirop qui résulte de cette manipulation peut être considéré comme un bon produit. Il présente cet avantage sur celui du Codex qu'il peut être renouvelé plusieurs fois dans le courant d'une année, et se trouver par là à l'abri des chances d'altération qui peuvent atteindre à la longue un sirop de cette nature.

On emploie le sirop de bourrache comme adoucissant, pectoral, dans le rhume, le catarrhe; comme sudorifique, dans les maladies exanthématiques, le rhumatisme, etc. La dose en est indéterminée.

SIROP DE CACHOU.

Cachou en poudre . . . . 2 onces.
Eau froide . . . . Q. S.
Sirop simple . . . . 4 livres.

Opérez une dilution, avec le cachou et environ quatre onces d'excipient, dans un mortier de marbre; recourez au filtre, et, dès que la surface de l'extrait sera mise à nu, pratiquez des affusions successives, jusqu'à l'emploi de la totalité de l'eau, ou, pour mieux dire, jusqu'à l'épuisement à peu près complet de la masse. D'autre part, faites rapprocher le sirop, que vous ramènerez au point convenable par l'addition de l'hydrolé, dont le poids devra être d'une livre. Passez ce sirop à l'étamine.

Je pense, comme M. Soubeiran, que le produit ne peut que perdre de ses propriétés, par l'ébullition que le Codex, MM. Henry, Guibourt et autres, font subir au soluté de cachou, conjointement avec le sirop. Je pense qu'il est mieux d'épuiser à froid, et par dilution, la masse extractive, que de l'exposer à l'action de l'eau bouillante. La matière soluble du cachou se dissout assez bien dans l'eau froide, pour que l'infusion soit inutile. D'ailleurs on gagne beaucoup de temps en agissant comme je le conseille, lorsqu'on opère sur du cachou non purifié.

Les proportions indiquées donnent par once de sirop la matière soluble de 18 grains de cachou, ou environ 8 grains de cette matière ; ce qui concorde bien avec les proportions du Codex. On peut du reste employer, à la dose convenable, l'extrait de cachou purifié, de préférence au cachou du commerce, pour être plus exact, et d'ailleurs pour se renfermer dans les limites de cette pharmacopée légale ; mais alors il faut réduire à moitié la quantité du dissolvant.

On reconnaît au sirop de cachou des propriétés toniques et astringentes qui permettent d'en faire l'application dans tous les cas où les astringents toniques sont indiqués. A faible dose, il est employé comme tonique; à dose plus élevée, il est plus particulièrement usité comme astringent. On n'en prend pas moins de deux gros, et pas plus d'une once à la fois.

SIROP DE CAFÉ.

Café Moka ou Bourbon, convenablement torréfié et réduit en poudre fine . . . 1 livre.
Eau commune froide . . . . Q. S.
Sirop de sucre . . . . 8 livres.

Obtenez par dilution, filtration et déplacement dans un filtre de papier Joseph, deux livres de liqueur hydrolique, qui serviront à rendre au sirop un même poids de liquide que lui aura enlevé l'évaporation ; coulez le produit et laissez-le refroidir aux 3/4 dans un vase hermétiquement fermé.

A quelque chose près, le café se trouve presque complètement épuisé de ses principes solubles dans l'eau, les produits qui viennent après les deux livres d'hydrolé que j'emploie ne fournissant qu'une faible quantité de matière extractive, ainsi que je m'en suis assuré ; cependant je me suis convaincu aussi qu'en traitant par l'alcool le marc épuisé par l'eau, on obtient un alcoolé fortement chargé et fortement aromatique. Ainsi, en supposant que l'on voulut obtenir un sirop pourvu de tous les principes actifs du café, il faudrait, après avoir traité la poudre par l'eau, faire agir sur elle une livre d'alcool du commerce, reduire le dernier produit en consistance d'extrait peu épais et le combiner simultanément avec l'hydrolé. (1) En agissant sur une masse un peu considérable, on pourrait user de la distillation pour recueillir l'alcool.

Je mets en pratique la dilution, attendu que le déplacement ne saurait s'exercer à froid, et sur le café finement pulvérisé, sans le secours de cet auxiliaire.

D'autres formules de sirop de café ont été publiées dans les journaux scientifiques, après la publication du premier mémoire de MM. Boullay sur la méthode de déplacement ; mais aucune ne m'a paru remplir parfaitement les conditions désirables. Je leur préfère

(1) En usant de ce double traitement, et combinant la matière extractive, encore un peu liquide et très chaude, à 1000 grammes de sucre en poudre grossière, on obtient un saccharure que l'on peut couler sur une feuille de fer blanc, recouverte d'une couche légère de beurre de cacao récent, et diviser en tablettes d'une once, si l'on n'aime mieux le couler en pastilles. Chaque tablette d'une once suffit pour une tasse d'eau. (Voir ma note insérée dans le journal des sciences physiques, au F° 184 du tom. 3e.

celle-ci comme fournissant un produit beaucoup plus chargé, et d'ailleurs beaucoup plus aromatique.

En délayant dans de l'eau chaude ou dans du lait une quantité suffisante de ce sirop, on réalise à peu près ce qui résulte de la préparation du café par les procédés ordinaires. Il suffit en effet de deux cuillerées à bouche de ce saccharolé dans une tasse d'eau, ou dans un bol de lait, pour constituer une boisson ou un aliment aussi agréable que peuvent le désirer les plus fins gourmets. A doses plus élevées, on pourrait faire de cet agent un médicament utile dans tous les cas pathologiques qui peuvent réclamer l'usage du café.

SIROP DE CAINÇA.

Sirop de sucre	1 livre.
Extrait alcoolique de cainça	128 grains.
Eau distillée	1 once.

L'extrait doit être dissout dans l'eau, et le soluté ajouté au sirop, dont on entretient l'ébullition jusqu'à dissipation de l'excédant d'eau.

Huit grains d'extrait de cainça figurent dans une once de sirop. C'est une proportion mixte prise entre celle que M. Soubeiran a adoptée, et celle qui forme la base du sirop de cainça de M. Béral. A mon avis, les 4 grains que M. Soubeiran fait entrer dans ce produit sont insuffisants, et les douze qui figurent dans celui de M. Béral peut-être un peu trop forts. Cependant j'avoue que je préfèrerais cette dernière proportion, parce que j'ai à peu près la conviction que les praticiens français sont trop timides dans l'administration du cainça. Je crois, en effet, qu'ils n'ont pas retiré de cet agent tous les avantages qui peuvent résulter de son emploi, parce-qu'ils en ont souvent trop restreint les doses.

M. Béral compose son sirop en combinant à 16 onces de sirop hydrolique simple 4 onces d'alcoolé d'extrait de cainça, et ramenant le saccharolé à son poids primitif. Et comme douze onces de cet alcoolé représentent une once d'extrait, ou six onces de racine, il en résulte qu'une once de son sirop contient 12 grains d'extrait, qui équivalent à un gros de racine. (Voir le Journal de Pharmacie, au F°. 779 du vol. 16.)

M. Béral prépare un sirop œnolique de Cainça, dans la proportion de 16 onces de saccharure sur 10 onces de vin de Malaga. Il fait son saccharure avec 1 once de teinture alcoolique au 1/4 et 23 onces de sucre; puis il opère la dessiccation à l'étuve. Une once de cette composition contient environ 16 grains d'extrait, qui représentent 4 scrupules de racine ; ce qui constitue une proportion double de celle que j'ai adoptée.

Le sirop de cainça est un excellent diurétique, un puissant hydragogue; il est de plus résolutif, désobstruant, sialagogue, etc. Il faut l'employer à la dose d'une once ou deux, dans les 24 heures. A plus forte dose, il pourrait être purgatif, et même émétique, surtout s'il était constitué comme ce dernier

SIROP DE CAMOMILLE.

Fleurs fraîches de camomille romaine . . . . 1 livre.
Eau bouillante . . . . 2 livres 4 onces.
Sucre blanc . . . . 4 livres.

Versez l'eau bouillante sur les fleurs, que vous foulerez avec une spatule, pour les immerger. Après 12 heures d'infusion à vase fermé, coulez l'infusé en exprimant, pour en avoir 2 livres, après décantation. Dans cet infusé froid, faites dissoudre, à froid, autant que possible, le sucre, dont vous acheverez la solution avec le secours d'un bain-marie chaud; puis coulez.

Dans le cas où les fleurs fraîches viendraient à manquer, on pourrait user du moyen suivant:

Fleurs sèches de camomille . . 2 onces.
Eau commune . . . . 2 livres 4 onces.
Sucre blanc . . . . 4 livres.

Recourez à l'infusion, que vous ne prolongerez que jusqu'au refroidissement complet; coulez pour recueillir l'infusé, que vous aurez le soin de filtrer. Dans deux livres de cet infusé, faites dissoudre les 4 livres de sucre, comme précédemment, et passez le sirop à l'étamine.

L'un et l'autre procédés procurent de bons produits, entre lesquels il serait peut-être difficile de faire un choix; aussi suis-je disposé à croire que l'on pourrait, sans nul inconvénient, user indistinctement des deux.

Cependant, comme mon opinion n'est fondée sur rien de très positif, je dois engager mes confrères à ne recourir au dernier qu'autant qu'ils n'auraient pas des fleurs récentes à leur disposition.

On a pu voir que je fais une différence entre les deux procédés, pour le temps à donner à l'infusion. C'est que je me suis convaincu, qu'en général, les végétaux secs se laissent plus facilement épuiser que ceux qui sont pourvus de leur eau de végétation. C'est donc un parti pris pour moi, de faire infuser les uns beaucoup moins longtemps que les autres, c'est-à-dire, les secs jusqu'au complet refroidissement du liquide, ainsi que j'ai eu occasion de le dire, et les autres durant une douzaine d'heures. Je ne reviendrai plus sur cette observation, quelque importante quelle soit.

Le sirop de camomille pourrait trouver de nombreuses applications dans le traitement des fièvres à type intermittent, si le quinquina n'était pas en notre possession, les Grecs et autres peuples de l'antiquité nous ayant laissé la mesure de ses propriétés anti-périodiques; mais il serait absurde aujourd'hui de le mettre à profit ailleurs que dans les cas où il faut tonifier, de même que dans certaines affections spasmodiques, l'hypocondrie, l'hystérie, la suppression menstruelle, etc. C'est, au surplus, un bon anthelmintique, qui doit être pris à la dose de demi-once à deux onces.

SIROP DE CAPILLAIRE.

Capillaire du Canada . . . . 4 onces.
Eau bouillante . . . . 4 livres.
Eau de fleurs d'oranger . . . . 4 onces.
Sirop de sucre incolore . . . . 16 livres.

Incisez le capillaire, et faites une infusion, à vase clos, jusqu'au moment où le liquide cessera d'être chaud; exprimez avec force la plante; portez à l'ébullition l'infusé, pour le filtrer au papier; ajoutez-y l'hydrolat, reconnaissez le poids du tout, et n'incorporez ce mélange dans le sirop qu'au moment où cette addition devra lui rendre le poids qu'il aura perdu par concentration; passez le produit immédiatement après.

Tel est le procédé que j'ai emprunté à MM. Henry et Guibourt, dans leur excellente pharmacopée; tel est aussi celui que je préfère, comme donnant le produit le plus agréable.

Le Codex prescrit de prendre 6 onces de capillaire, 3 livres d'eau bouillante et 4 livres de sucre; de faire infuser les deux tiers de la plante dans l'eau; d'ajouter le sucre à l'infusé, et de faire un sirop par clarification; puis il recommande de verser ce saccharolé sur le capillaire, mis en réserve dans un bain-marie; d'entretenir l'infusion pendant deux heures, et de couler.

M. Soubeiran prend 6 onces de capillaire, 6 livres d'eau et deux livres de sucre; il prépare un infusé avec les deux tiers des feuilles; il ajoute le sucre et soumet le sirop à l'action du blanc d'œuf; puis il continue l'évaporation, pour arriver au degré de concentration convenable. Enfin, il verse le sirop sur la plante qu'il a réservée; il entretient le contact pendant quelques heures, et coule.

Un peu de réflexion fera sans doute comprendre à mes confrères que ces deux modes, qui diffèrent essentiellement, quant aux proportions, ne sont pas exempts de quelques difficultés. Effectivement, ils trouveront probablement que la quantité relative de capillaire est trop considérable, surtout dans celui de M. Soubeiran; que l'eau qui figure dans le procédé du Codex est en proportion trop minime, eu égard au volume de la plante, tandis qu'elle entre en trop grande quantité dans celui de M. Soubeiran, par rapport au sucre, ce qui met l'opérateur dans l'obligation de faire concentrer le produit, en pure perte pour l'arome du capillaire. Ils comprendront également qu'il est abusif de mettre du capillaire en contact avec le sirop, vu qu'il doit en résulter une perte notable de produit, et, enfin, ils pourront penser qu'un sirop dont on fait généralement une boisson d'agrément, plutôt qu'un véritable remède, ne saurait trouver aucun débit dans nos officines, s'il inspire du dégoût aux consommateurs. Celui que fournit la première formule est, rigoureusement parlant, assez chargé de principes médicamenteux pour constituer un bon médicament, et pourtant pas assez pour qu'on lui préfère le sirop des confiseurs, qui n'a vraiment du capillaire que l'étiquette.

SIROP DE CAROTTES, OU DE DAUCUS SATIVUS.

Carottes bien développées. . . . . . . Q. V.

Prenez des carottes jaunes d'un gros volume, mais non boisées; réduisez-les en pulpe, à l'aide d'une râpe; exprimez-les fortement sous la presse; filtrez le suc, dont le poids s'élèvera, après filtration, à peu près à la moitié de celui des racines; placez-le dans un vase évaporatoire, et faites-le concentrer jusqu'à consistance convenable, c'est-à-dire jusqu'à 28 degrés de l'aréomètre.

Ce produit doit représenter, à peu de chose près, la huitième partie des carottes employées, ou bien le quart environ du suc clarifié, ce qui établit un rapport fort simple entre lui et les racines. En d'autres termes, une once de sirop représente une demi-livre des parties végétales qui le fournissent, du moins lorsque ces parties ne sont pas gorgées de suc outre mesure, et que celui-ci a reçu, dans les conditions plus favorables, l'élaboration voulue pour le développement de toute la matière sucrée. C'est pourquoi il importe de donner la préférence aux grosses racines sur les petites, dont le suc nourricier ne fournit guères qu'un huitième de sirop, au lieu d'un quart, ou d'un cinquième au moins, que procurent les belles racines, avant de se boiser; aussi la saison la plus favorable est-elle l'automne vers son déclin, ou l'hiver à son début. Il faut bien se persuader que les racines de la première année sont infiniment préférables à celles de la seconde poussé, attendu qu'elles fournissent beaucoup plus de matière sucrée. J'ai reconnu en effet que ces dernières ne fournissent pas plus d'un 32e de sirop, et encore ce produit est-il moins sucré et fortement chargé en couleur, comme un sirop de mélasse. Mieux vaudrait donc recourir aux jeunes carottes qu'à celles de la seconde année, puisque les unes fournissent un 16e et les autres un 32e de sirop.

On constitue un autre sirop de carottes par solution, mais il s'en faut de beaucoup que celui-ci vaille l'autre, et cela se conçoit facilement, attendu que l'on réunit sous un petit volume ce que l'autre renferme dans une grande masse. Il est d'ailleurs d'autant plus blâmable, d'autant plus abusif de recourir à ce dernier moyen, qu'il ne peut en résulter qu'un préjudice notable pour l'opération, vu le vil prix, la nature succulente et l'abondance de la matière sucrée de la carotte. En effet, si huit livres de racines, à cinq centimes la livre, produisent une livre de sirop, il est facile de comprendre que, tous frais compris, le prix de revient de ce saccharolé ne peut s'élever au dessus de cinquante centimes le demi-kilogramme, tandis que le sirop que nous devons à l'union du suc et du sucre ne coûte pas moins de quatre-vingt centimes.

Il reste donc bien démontré, pour moi, que le sirop de Daucus, tel que je le conseille, mérite une préférence exclusive, soit qu'on l'envisage sous un point de vue économique ou médical.

Sous le point de vue médical, ce produit peut être considéré comme un agent propre à combattre la toux, surtout chez les enfants, les affections aphtheuses, la phthisie dès son début, les maladies vermineuses, la jaunisse, dont la carotte, par sa couleur, est une vraie signature. On peut, au surplus, lui attribuer des propriétés adoucissantes, pectorales, béchiques, tempérantes, et le croire utile dans le traitement des affections catarrhales, des fièvres inflammatoires, etc., etc. Dans ces différents cas, on doit ou le prendre pur ou étendu d'une boisson appropriée, et cela à des doses indéterminées, eu égard à son innocuité.

SIROP DE CASSIS.

P. : Suc de cassis clarifié et filtré . . . . . 16 livres.
Sucre blanc, en poudre grossière. . . 28 livres.

Faites dissoudre le sucre au bain-marie, et dans un vase fermé; laissez refroidir le sirop en partie, et passez-le au blanchet.

En opérant comme le veut M. Béral, c'est-à-dire à vase nu et ouvert, on se trouve bien de n'employer que 26 onces de sucre par livre de suc, au lieu de 28, la densité du sirop étant suffisamment augmentée par l'évaporation, pour que le rapport du dissolvant au sucre soit comme 16 est à 28.

Que l'on ait agi du reste de l'une ou de l'autre manière, on a un sirop d'une saveur agréable, d'une couleur rouge violacée intense, d'une densité de 33 degrés 1/4 à chaud, de 37 1/4 à froid, et d'une pesanteur spécifique de 1349.

On obtient le suc de cassis en faisant macérer à la

cave, durant deux ou trois jours, les fruits écrasés à la main, exprimant et filtrant.

De 25 livres de fruits, on obtient de 9 à 10 livres de suc clarifié, marquant ordinairement 9 degrés aréomètriques. Nous ferons observer toutefois avec M. Béral que la densité des sucs de fruits mucilagineux est en raison de la maturité de ces fruits et du degré de fermentation qu'ils ont subi. Nous ferons observer, en outre, qu'il faut savoir tenir compte de cette densité, pour régler convenablement les proportions des constituants d'un sirop, et cela avec d'autant plus de raison, que les sucs de fruits recèlent une certaine quantité de matière sucrée, qui augmente d'autant la somme du corps condimentaire. Cette observation, à la quelle on ne s'est point arrêté jusqu'à présent, mérite cependant d'être prise en considération.

SIROP DE CERFEUIL.

Suc dépuré de cerfeuil. . . . . 1 livre.
Sucre en poudre grossière. . . . . . . 2 »

Dépurez le suc de cerfeuil, à l'aide du filtre de papier; faites-y dissoudre le sucre, d'abord à froid, puis à chaud, dans un bain-marie et en vase clos; laissez refroidir le sirop et passez-le à travers une étamine, à mailles peu serrées, si vous n'aimez mieux le filtrer dans un entonnoir couvert.

Vous recueillerez un produit doué de toute la force d'action désirable; aussi en retirera-t-on de bons effets comme diurétique, emménagogue, résolutif, vulnéraire, galactopoiétique, hydragogue. Il agira surtout avec efficacité dans les affections glanduleuses, notamment dans les obstructions viscérales et dans les engorgements des voies urinaires. On pourra encore l'utiliser dans les affections légères du foie et dans l'ictère commençant. Il faut le prendre depuis la dose d'une demi-once jusqu'à celle de deux.

SIROP DE CERISES.

Suc clarifié et filtré de cerises aigres . 16 livres.
Sucre blanc . . . . 28 »

Procédez à la solution du sucre, dans un bain-marie clos, et coulez le sirop seulement lorsqu'il est en partie refroidi, afin d'éviter, autant que possible, la vaporisation qui résulterait de son exposition à l'air libre, lorsqu'on le retire du feu.

M. Béral ne fait entrer dans ce sirop que 25 livres de sucre; mais il fait prendre au sirop deux ou trois bouillons, dans une bassine d'argent, ce qui le ramène à peu près au degré de concentration voulu.

Ce sirop est, de tous les sirops d'acides, celui qui a le plus de tendance à la cristallisation; aussi n'est-il pas rare de le voir se prendre en une masse molle et grenue, présentant la plus grande analogie avec le sucre de raisin, ainsi que le fait observer lui-même M. Béral. Il paraît, au surplus, que cette tendance de la part des sirops de sucs de fruits est d'autant plus manifeste que ces sucs sont plus acides.

On trouve au sirop de cerises bouillant une densité

aréomètrique de 33 degrés et 1[4, ce qui le porte à 37 1[4 lorsqu'il est froid. Il a une pesanteur spécifique de 1,349 à la température ordinaire.

Le suc de cerises aigres résulte de l'expression des fruits écrasés entre les mains, de son exposition dans un lieu frais pendant vingt-quatre heures, et de sa filtration au papier. On en recueille jusqu'à 50 p. 0[0, marquant assez ordinairement neuf degrés à l'aréomètre, et pesant 1067.

SIROP CHALIBÉ DE WILLIS, MODIFIÉ.

Sulfate de fer cristallisé. . . . . 2 gros.
Eau distillée . . . . 1 once.
Sirop de gomme arabique . . . . . . 17 onces.

Il faut faire dissoudre le proto-sulfate de fer, purifié ou purgé de cuivre, dans l'eau distillée ; filtrer le soluté et en additionner le sirop chaud.

Ce composé représente, par once, huit grains de sulfate, quantité beaucoup moindre que n'en admet Willis, et double de celle que M. Soubeiran a adopté. Dans ces deux extrêmes, il convenait de prendre à peu près un terme moyen, et c'est ce que j'ai fait, d'autant plus que j'ai été fortifié dans cette détermination par l'exemple que m'ont offert MM. Henry et Guibourt.

Le sirop chalibé de Willis, tel qu'on le voit figurer dans les formulaires de Cadet et de M. Foy, etc., contient 21 grains de sulfate de fer par once, proportion énorme qui pourrait donner lieu à de graves accidents, si les doses du médicament n'étaient pas sagement ménagées. Sa composition est celle-ci : Sulfate de fer 1 partie, eau 8 parties, gomme arabique 2 parties, sucre 16 parties.

Ce sirop peut être indiqué comme éminemment tonique, anti-chlorotique, astringent, hydragogue, anti-cachèxique, anti-leucorrhéen, vermifuge, antifébrile, etc. Préparé à raison de 8 grains par once, il doit être pris à la dose de demi-once à deux onces ; il ne doit pas en être de même, s'il contient une proportion plus forte de base médicamenteuse. Au surplus, il importe beaucoup que le médecin spécifie bien dans quelle proportion il entend que cette base y figure, sous peine d'accidents fâcheux, tels que vomissements, diarrhée, etc.

SIROP DE CHÈVREFEUILLE.

Fleurs de chèvrefeuille récentes 1 livre.
Eau de fontaine. . . . . 2 livres 4 onces.
Sucre en pains . . . . 4 livres

Plongez les pétales dans l'eau bouillante, pour les retirer après douze heures, en les exprimant. Dans deux livres de l'infusé filtré, faites dissoudre le sucre au bain-marie bouillant, pour recueillir 6 livres de sirop, avec l'aide d'une étamine.

Les fleurs fraîches peuvent être remplacées par deux onces de fleurs sèches, que l'on fait infuser dans 2 livres 4 onces d'eau. On agit ensuite comme précédemment.

Ce sirop est estimé cordial ; on le donne dans l'asthme,

la toux; il peut être aussi utile dans l'angine tonsillaire, en gargarisme, dans un décocté ou un infusé, approprié à cet usage.

SIROP DE CHICORÉE COMPOSÉ, OU DE RHUBARBE COMPOSÉ.

Racine de chicorée sauvage sèche . . .	6	onces.
Feuilles de chicorée sauvage sèches . .	9	»
Feuilles de fumeterre sèches	3	»
Feuilles de scolopendre sèches	3	»
Baies d'alkékenge entières, sèches . . .	3	»

Faites infuser ces diverses substances dans cinq litres d'eau bouillante, passez avec forte expression; décantez, chauffez jusqu'à ébullition et filtrez.

D'un autre côté, prenez :

Rhubarbe de la Chine, en grosse poudre	6	onces.
Cannelle fine, en poudre tenue	1/2	»
Santal citrin, en poudre tenue	1/2	»

Mélangez intimement ces trois substances; placez-les dans un entonnoir, garni d'une mèche, ou dans un autre appareil à déplacement, à la partie inférieure duquel doit être placé un disque métallique, percé de petits trous ; recouvrez la colonne végétale, à sa partie supérieure, d'une rondelle de papier, également percée, ou d'un disque de métal; faites des affusions d'eau froide, pour recueillir d'abord deux livres d'hydrolé, que vous filtrerez au papier, ensuite une livre de cette teinture aqueuse, que vons filtrerez également.

Ces préalables remplis, prenez :

Sirop de sucre, à 30° de densité . . . 9 livres.

Additionnez ce sirop de l'infusé filtré, de l'hyrolé obtenu en dernier lieu, faites concentrer le tout de manière à pouvoir ramener le sirop à sa densité première, avec les 2 livres d'hydrolé mises en réserve ; faites jeter un bouillon et passez à la chausse.

Lorsqu'on met en pratique la méthode de déplacement, trois livres d'eau suffisent pour épuiser complètement la rhubarbe, la cannelle et le santal, tandis qu'en traitant ces trois corps par macération ou infusion prolongée, on ne peut guères réaliser cet épuisement sans recourir à cinq livres de menstrue, et encore le résidu retient-il une quantité majeure de liquide.

Dans une circonstance où j'ai fait un appel à une longue macération, la rhubarbe seule, mise en contact avec trois livres d'eau, a retenu 10 onces de ce menstrue, en dépit d'une forte pression. Ces 10 onces recueillies au moyen du déplacement, plus une livre et demie obtenue de la même manière, ont produit 16 grammes d'extrait pilulaire, et cependant je ferai remarquer que la rhubarbe n'était épuisée qu'imparfaitement. Or il est pleinement démontré que la manière ordinaire d'opérer est tout-à-fait vicieuse, et que la préférence que j'accorde au déplacement est complètement justifiée. Du reste, c'est une considération que je trouve tout-à-fait applicable à une multitude d'autres cas qui trouveront leur place dans ce traité.

Quant à la canelle et au santal, on avait fait agir sur eux, dans la même circonstance, 8 onces d'eau bouillante, en vase clos. C'est cet infusé qui a dû servir à ramener au point voulu le sirop concentré avec les teintures aqueuses de rhubarbe, de chicorée, etc. (*Voir mon Mémoire, au f° 272 du tome IV, du Journal des sciences physiques, chimiques*, etc.)

Quelques personnes sont dans l'usage d'additionner le sirop de chicorée d'une faible quantité de sel de potasse ou de soude, dans le dessein de favoriser la solution de la partie résineuse de la rhubarbe et d'en adoucir l'action purgative. C'est un moyen que j'ai essayé plusieurs fois, et dont je n'ai pas eu à me plaindre, bien s'en faut; cependant je le trouve sans objet dans mon procédé, et même dans celui du nouveau Codex, attendu qu'il résulte de l'un et de l'autre un sirop assez transparent pour qu'il soit inutile d'en user, même en tenant compte de la modification qu'il peut faire subir à la matière résineuse.

M. Béral propose la formule suivante, dans le *Journal de chimie médicale*, au f° 288 du tome X.

Extrait d'hydralcoolature de rhubarbe.	1	once.
Extrait de suc de chicorée	1/2	»
Extrait de suc de fumeterre	1/2	»
Hydrolat de canelle	2	»
Eau distillée.	12	»

On fait dissoudre à froid les extraits, et on filtre au papier, pour réaliser un tout de 16 onces. auquel on ajoute :

Sucre blanc cassé en morceaux.	26	»
Sirop hydrolique simple	6	»
Total.	48	onc.

En reconnaissant avec M. Béral qu'une partie d'extrait hydralcoolique de rhubarbe représente deux parties de racine, on trouve qu'une once de sirop renferme la matière active de 24 grains (un scrupule) de cette base, comme cela doit être. Or cette formule pourrait être praticable dans le cas où il serait urgent de recourir à l'opération la plus expéditive.

On sait que le sirop de chicorée composé de *Nicolas Florentin* est un minoratif dont s'accommodent parfaitement les enfants du premier âge, et surtout les nouveaux-nés, dont il expulse à merveille le méconium, en dissipant les tranchées dont il est une des principales causes; il est d'ailleurs tonique et vermifuge. On le fait prendre assez ordinairement à ces derniers, concurremment avec un poids égal d'huile d'amandes, depuis 1 jusqu'à 4 gros, plus ou moins répétés; à dose plus élevée, aux enfants moins jeunes; et enfin à celle de 1 à deux onces, aux adultes, qui le prennent rarement sans mélange.

Je passerai sous silence le sirop de rhubarbe composé de *Déodat*, vu qu'il a une assez grande analogie avec le sirop de chicorée, et qu'il s'emploie d'ailleurs dans les mêmes cas et aux mêmes doses. (*Voir* Sirop de Rhubarbe).

SIROP DE CHOU ROUGE.

Chou rouge divisé convenablement. . . 2 livres.
Eau commune. . . . . 6 onces.
Sucre en pain. . . . . Q. S.

Réduisez les feuilles de chou en pulpe ; ajoutez l'eau ; passez le suc et filtrez-le à froid, ou à chaud, si vous voulez accélérer le travail ; pesez-le et faites-y dissoudre, dans un matras de verre, et à froid autant que possible, le double de son poids de sucre, réduit en grosse poudre. Terminez la solution au bain-marie chaud, et passez.

Ce procédé est le meilleur de tous. Il permet d'obtenir un sirop doué de toutes les propriétés qu'il doit avoir. Mais je répéterai après MM. Henry et Guibourt qu'il est convenable d'opérer dans du verre, et de laver soigneusement les étoffes, de même que le filtre, qui servent dans l'opération, sous peine de voir le sirop prendre une couleur rouge ou verte, selon qu'ils reçoivent une action acide ou alcaline.

L'addition de l'eau est presque indispensable pour la dépuration du suc, surtout si l'on opère sans le secours de la chaleur, ce suc se caractérisant par une certaine viscosité qui ne permet guères de s'affranchir de cet auxiliaire, dont la présence est, au fait, peu susceptible d'affaiblir les propriétés du sirop, qu'il ne convient pas de préparer comme le veulent les anciens auteurs, au nombre desquels se trouve Baumé ; aussi suis-je étonné que MM. Henry, Guibourt et Soubeiran, tout en reconnaissant la supériorité de la formule que je viens de décrire, aient reproduit celle de nos pères, qui a pour objet de faire cuire le chou à moitié, dans un bain-marie, avec la quantité d'eau prescrite; de passer la partie liquide, d'abord à l'aide d'un linge, ensuite au moyen du filtre de papier; puis de faire dissoudre, par livre de liqueur, trente onces de sucre. En usant de ce moyen, on obtient un sirop dont la couleur et la saveur sont moins prononcées, bien qu'il soit un peu plus mucilagineux, et qu'il répande une odeur hydro-sulfureuse qui se manifeste beaucoup moins dans le sirop de suc de chou.

Le sirop de chou rouge, à raison de la partie légèrement acre et volatile qui caractérise plus ou moins les crucificères, jouit d'une propriété excitante qui lui vaut d'être employé avec quelque succès dans les catarrhes chroniques, les affections scorbutiques. Il jouissait autrefois d'une grande réputation, comme propre à combattre la phthisie, la pneumonie, la consomption ou étisie, etc., pris à la dose de 2 à 12 gros.

SIROP DE CIGÜE.

Extrait de cigüe	22 grains.
Eau distillée	4 gros.
Sirop hydrolique simple	16 onces.

Faites dissoudre l'extrait dans l'eau, pour l'ajouter au sirop bouillant, que vous réduirez au poids d'une livre.

Selon M. Béral, le sirop de cigüe doit être préparé, comme ceux d'aconit, de belladone, de jusquiame, etc., avec l'alcoolé de suc de la plante, fait à parties égales, 2 onces, 7 onces d'eau pure et 15 onces de sirop de sucre, de manière à avoir un produit dont la base se trouve dans le rapport de 1 à 24, ou d'un scrupule par once. (Voir le *Journal de chimie médicale* T. XI, F° 228).

SIROP DES CINQ RACINES APÉRITIVES.

Racines apéritives, en poudre grossière . . . . 1 livre.
Hydralcool à 20 degrés centésimaux . . . . 1 livre 10 onces.
Eau de fontaine . . . . Q. S.
Sirop de sucre . . . . 8 livres.

Formez une pâte épaisse, dans un mortier de marbre, avec la poudre et l'alcool faible ; introduisez-la dans le cylindre Boullay, privé de son disque inférieur, et serrez-la au moyen d'une forte pression, exercée avec la main. Placez sur cette colonne végétale le disque supérieur; exercez des affusions aqueuses, pour recueillir, par déplacement, d'abord une livre et demie d'alcoolé fortement saturé, ensuite une livre et demie, ou deux livres au plus, d'hydrolé. Versez ce dernier liquide dans le sirop, pour le faire concentrer avec lui ; attendez qu'il ne reste plus dans le vase évaporatoire que six livres et demie de produit ; introduisez celui-ci dans un bain-marie d'étain, muni d'un bon couvercle à vis; ajoutez brusquement l'hydracoolé, et bouchez avec le plus grand soin, afin de rendre impossible toute évaporation. Laissez refroidir le sirop, en l'agitant de temps-en-temps, et mettez-le en bouteilles.

Le méthode de déplacement pure et simple n'étant que très difficilement applicable à la préparation du sirop des cinq racines apéritives, même avec l'aide d'un menstrue hydralcoolique, vu l'extrême lenteur avec laquelle le liquide traverse la poudre, il est indispensable de recourir à une dilution préalable, à moins pourtant que l'on n'agisse que sur une faible quantité de racines, ou que l'on n'emploie un cylindre d'une dimension telle qu'il ne permette pas à la colonne végétale d'avoir une grande étendue : car ici, comme ailleurs, les difficultés que présente la méthode de déplacement sont non seulement en raison de la nature du menstrue, de la division plus ou moins grande du corps à épuiser, de sa constitution, etc., mais encore à l'étendue de la poudre que le liquide doit traverser.

Le mode que j'emploie procure un sirop très fortement aromatique, c'est-à-dire beaucoup plus actif que celui qui résulte du procédé ordinaire, l'alcool exerçant sur les racines une action dissolvante beaucoup plus forte que l'eau, dont la quantité doit être considérable, que l'on agisse par infusion ou dilution, ce qui met toujours dans l'obligation de faire concentrer le liquide aqueux, ou du moins une forte partie, comme dans le procédé du nouveau Codex, en pure perte pour l'agent thérapeutique. Force est donc de donner la préférence à l'alcool faible, soit à 20° degrés, terme de concentration le plus convenable pour obtenir le plus de matière extractive, et d'ailleurs tel, que sa présence ne saurait être sensible dans le sirop.

L'emploi de l'alcool a encore cela d'avantageux, que le rapport des racines et du sirop peut être multiple, et d'ailleurs plus étendu que celui que l'on a adopté pour le procédé ordinaire, En effet, eu égard à la plus forte action du véhicule, on peut réduire ce rapport à un huitième, pour les racines, tandis qu'en procédant par la voie connue, on ne peut guères se dispenser de porter la proportion de ces parties végétales à un sixième, comme l'ont fait l'ancien Codex, MM. Soubeiran, Henry et Guibourt.

On réalise, du reste, par mon procédé, ce que se propose M. Boullay lorsqu'il a recours à la distillation, pour soustraire à l'action du feu les principes aromatiques des cinq racines, avec cette différence pourtant que la matière extractive n'a point à subir la nuisible influence de la chaleur, et que cette matière se trouve plus abondante dans mon sirop, qui d'ailleurs a moins à craindre les chances d'altération par la présence d'un peu d'alcool.

Le seul reproche que l'on pourrait adresser à mon procédé, ce serait de produire un sirop un peu trouble. Ce médicament tient en effet en suspension une telle quantité de matière de nature résineuse, qu'il est impossible de parer à cet inconvénient, que je considère du reste comme très peu grave : car, en principe, je ne sache pas qu'il faille sacrifier les propriétés d'un médicament aux caractères physiques qui peuvent flatter la vue. Au surplus, la critique ne me paraîtrait bien appliquée qu'autant que le composé manquerait d'homogénéité : or, je garantis qu'en opérant le mélange à un degré de chaleur très élevé, dans un vase hermétiquement bouché, on rend impossible toute séparation de parties, ce phénomène ne pouvant avoir lieu que dans le cas où l'opération aurait été faite à une basse température, ou même à une température moyenne.

Le sirop des cinq racines est, dit-on, apéritif; il passe pour diurétique, désobstructif. Il est particulièrement indiqué contre l'hydropisie, la gravelle, les obstructions du foie, de la rate, du mésentère ; on dit même qu'il fait couler la bile, pour me servir d'une vieille expression. La dose est de demi once à deux onces.

SIROP DE CITRATE DE FER.

Citrate ferrique liquide . . . . 1 once.
Sirop de sucre à 31 degrés . . . . 15 »

Opérez le mélange à froid, ou, tout au plus, à une douce chaleur.

Vous obtiendrez un médicament d'une couleur rouge, d'un goût et d'une acidité agréables, contrairement à l'idée qu'on pourrait s'en faire, le citrate ferrique ayant cela de particulier, qu'il ne participe nullement de la saveur martiale qui caractérise si fortement les sels solubles de fer.

Le citrate ferrique liquide, qui figure à la dose de

11 grains dans une once de sirop, se prépare avec 4 onces d'acide citrique cristallisé que l'on sature d'oxide ferrique, dans une quantité d'eau distillée suffisante pour produire 16 onces de dissoluté, dont chaque once contient 171 grains de citrate de fer anhydre.

Le sirop de citrate de fer, dont nous devons la formule à notre honorable confrère, M. Béral, trouve à peu près sa place partout où peut réussir le sirop chalibé. Ainsi on peut le conseiller comme tonique, emménagogue, astringent, vermifuge, anti-leuccorrhéen, anti-fébrile, etc. On le prend depuis demi-once jusqu'à 1 once et demie, et même deux onces. Son goût assez agréable en rend l'usage plus facile que celui des autres ferrugineux.

SIROP DE CLOPORTES.

Feuilles de pariétaire sèches. .	aa 4 onces.
de mauve, id.	
de bourrache, id. . .	
Racine d'asperges, id.	
de réglisse, id	
Raisins de Calabre, id. . . .	
Eau.	12 livres.

Disposez convenablement ces diverses substances, pour les traiter par infusion un peu prolongée ; passez l'infusé; tirez-le au clair, pour le faire chauffer jusqu'au point d'ébullition et le filtrer, à l'aide de plusieurs filtres ; additionnez-le de :

Sirop de sucre, à 31 degrés. . . . . . 8 livres.

Opérez la concentration jusqu'au point où le produit pourra être ramené à 31 degrés, par la présence de l'hydrolé suivant :

Cloportes en poudre. . . . . 4 onces.

Eau bouillante . . . . Q. S.

pour épuiser les cloportes par la méthode de déplacement, jusqu'à réalisation d'une livre d'hydrolé (1). Coulez le saccharrolé bouillant sur un molleton.

Ce produit peut remplacer avec avantage celui dont nous voyons figurer la formule dans le formulaire de Cadet de Gassicourt. La saveur et l'odeur particulières aux cloportes s'y font aussi bien remarquer, et la matière soluble des autres ingrédients s'y trouve en quantité suffisante pour que le médicament soit doué de toute l'action qui doit le caractériser.

C'est un sirop qui jouit d'une grande confiance à Lyon, comme dépuratif, anti-rachitique surtout ; aussi est-il fréquemment mis en usage par les mères de famille, qui en appliquent également l'emploi dans le cas de toux catarrhale, de coqueluche. Elles en font prendre à leurs enfants depuis une demi-once jusqu'à deux onces par jour, le plus ordinairement sans addition, et quelquefois dans une tisane ou infusion convenable.

La formule que je viens d'exposer est la même que celle que j'ai publiée dans le *Journal des sciences physiques*, au f° 276 du tome IV.

(1) On peut également procéder par dilution, surtout lorsqu'on est pressé par le temps, l'un et l'autre moyens étant applicables avec le même succès. Huit onces suffisent pour la dilution seulement.

SIROP DE COCHLÉARIA.

Suc de cochléaria, dépuré par le filtre,
et à froid . . . . 1 livre.
Sucre blanc pulvérisé. . . . . 2 »

Réunissez, dans un matras, que vous boucherez avec un parchemin, le suc et le sucre ; laissez la solution de ce dernier s'opérer en grande partie sans le secours du feu, puis achevez-la au bain-marie chaud. Lorsque le sirop est froid, faites-le passer à travers une étamine claire.

On peut ajouter aux propriétés de ce sirop, en l'additionnant de 1 ou de 2 gros par livre d'esprit ardent de cochléaria. Il faut aussi ne pas oublier que les sirops, en général, qui sont susceptibles de permettre l'addition d'un alcoolé, deviennent, par ce fait, plus conservables.

On reconnaît au sirop de cochléaria des propriétés anti-scorbutiques, apéritives, dépuratives, diurétiques, anti-scrofuleuses, fondantes, etc. On en prend de demi-once à deux onces.

SIROP DE COINGS.

Suc de coings, dépuré et filtré. . . . 1 livre.
Sucre très blanc, en poudre . . . . . 30 onces.

Prenez du suc de coings clarifié par fermentation et filtré, introduisez-le dans un matras contenant le sucre; multipliez les points de contact par agitation, et opérez la solution au bain-marie bouillant; lorsque celle-ci est complète, coulez le sirop à l'étamine.

Ce sirop est un de ceux qui, à raison de leur nature à la fois acide et mucilagineuse, ne réclament que 30 onces de sucre sur une livre de suc.

Il est employé contre le crachement de sang, les diarrhées rebelles, les fleurs blanches, l'écoulement muqueux des hémorrhoïdes, le vomissement chronique, etc. On le prescrit à la dose de 1 à 2 onces, et même à plus haute dose, selon son mode d'emploi, dans une potion ou une tisane.

Je dois faire observer qu'il est abusif de soumettre le suc de coings à une longue fermentation, cette opération, poussée trop loin, ayant le grave inconvénient de détruire toute la matière gélatineuse, et de donner pour résultat un produit peu propre à remplir les indications médicales voulues. Il faut, tout au plus, qu'il ne subisse cette action que durant deux jours, à une température de 20°. Ce laps de temps est plus que suffisant pour que le suc puisse constituer un bon sirop, par son union avec le sucre, et d'ailleurs pour qu'il puisse se frayer un passage au travers du filtre.

SIROP DE CODÉINE.

Codéine cristallisée	16 grains.
Eau distillée.	2 on. 1/2
Sirop de sucre incolore.	16 onces.

Triturez la codéine dans un mortier de verre, jusqu'à ce que vous l'ayez réduite en poudre très ténue;

ajoutez-y l'eau peu à peu ; introduisez le soluté dans un petit matras; plongez celui-ci dans un bain d'eau chaude durant quelques minutes, ou, pour être plus précis, jusqu'au moment où la transparence du liquide dénotera la solution complète de la codéine.

Lorsque ces conditions sont réalisées, placez le sirop simple dans une bassine; réduisez-en le poids, par concentration, à 13 onces 1/2 ; laissez-le refroidir en partie; additionnez-le du soluté, que vous y incorporerez intimément, et coulez-le tout aussitôt, ou, si vous aimez mieux, filtrez-le au papier Joseph.

Notre honorable confrère, M. Cap, a publié, dans le *Journal de Pharmacie*, au f° 418 du tome XXIII, un procédé qui remplit également bien les conditions voulues, et que, pour cette raison, je dois reproduire ici, en laissant aux pharmaciens le libre arbitre du choix, sauf à réduire de moitié la quantité de codéine, que je considère comme d'autant plus forte et d'autant plus dangereuse, que nos confrères, en général, ne font entrer qu'un grain de cette base dans une once de sirop, au lieu de deux que fournit la formule de M. Cap.

Cette formule, la voici :

Codéine cristallisée.	24 grains.
Eau distillée.	4 onces.
Sucre très blanc, cassé en petits morceaux	8 »

Réduisez la codéine en poudre impalpable, dans un mortier de verre ou de porcelaine ; triturez-la avec le tiers environ de l'eau prescrite ; traitez de la même manière le dépôt formé, que vous reprendrez encore avec le troisième tiers du menstrue ; introduisez le solutum dans un petit matras, dont vous couvrirez l'ouverture avec un parchemin percé d'un trou d'épingle ; complétez la solution au bain-marie ; ajoutez le sucre ; plongez par intervalles le matras dans le bain chaud, pour opérer la fonte totale de ce principe immédiat, et filtrez au papier.

M. Cap fait observer avec raison qu'il importe de réduire la codéine en poudre fine, attendu qu'elle resterait long-temps sous forme de globules huileux, si elle n'était que concassée, tandis qu'elle se dissout assez promptement à une température peu élevée, lorsqu'elle est finement pulvérisée.

Le sirop de codéine est un hypnotique assez sûr. Il n'occasionne nullement, comme d'autres préparations opiatiques, telles que la morphine, l'extrait thébaïque, etc., les pesanteurs de tête, l'engourdissement, le gonflement des yeux, les congestions sanguines de l'encéphale. Il paraît, au contraire, d'après l'habile expérimentateur d'Amiens, M. le docteur Barbier, que les personnes qui ont satisfait au sommeil, sous l'influence somnifère de cet agent, sont et plus gaies et plus animées. Il paraît aussi, d'après le même praticien, que le sirop de codéine exerce une influence toute spéciale sur les plexus nerveux des nerfs ganglionnaires, particulièrement sur ceux qui occupent la région épigastrique, ce qui le rend précieux contre certaines névroses abdominales qui paraissent dépendre d'un état morbide des plexus nerveux, conséquemment contre les gastrites qui tiennent à cette cause, comme semblent le prouver aussi les expériences tentées avec le plus grand succès par M. le docteur Miranda de la Havane.

Le sirop de codéine a encore cela de bon, qu'il ne produit aucun trouble dans l'exercice des fonctions digestives, et qu'il semble plutôt favoriser les selles que les retarder, du moins d'après le dire de M. Barbier.

Les doses auxquelles on administre ce médicament doivent varier depuis un gros jusqu'à une once, rarement jusqu'à deux, dans les vingt-quatre heures. A la dose d'une once, prise d'emblée, chez un membre de ma famille, il a produit un désordre affreux dans tout le système : c'eut été bien autre chose s'il eut contenu deux grains d'alcaloïde. M. Miranda, qui a été plus réservé que M. Barbier, n'a jamais dépassé la dose d'une once, dans les vingt-quatre heures ; mais il est vrai de dire que son sirop contient, comme celui du médecin d'Amiens, deux grains de base par once.

SIROP DE CONSOUDE.

Racine de consoude . . . . 8 onces.
Eau commune . . . . 8 livres.
Sirop simple, clarifié au noir animal . . 8 »

La racine de symphytum, coupée en rondelles, ou au moins en petits tronçons, dépoudrée, lavée et écrasée, doit être mise en macération pendant vingt-quatre heures. Le macératum décanté doit être exposé sur le feu, jusqu'à ébullition, pour être filtré ; puis ajouté au sirop, pour subir avec lui la concentration qui doit le ramener à trente degrés. Enfin, l'opération terminée, on n'a plus qu'à faire passer le produit au travers d'une étoffe de laine.

C'est peu que quatre onces de consoude pour huit livres de sirop, comme l'indiquent MM. Henry et Guibourt et le Codex, eu égard à l'importance du rôle que joue ce médicament dans la thérapeutique de certaines maladies grâves. Or, j'estime qu'en doublant cette quantité, on se met dans la condition voulue pour constituer un produit à peu près digne de ce même rôle. Il peut être convenable de laisser au sirop de guimauve les proportions établies, tout insuffisantes qu'elles sont, puisqu'il n'est que trop vrai que ce composé est devenu plutôt un objet de pur agrément qu'un agent médical proprement dit, par l'effet de certains abus inévitables qui envahissent le domaine pharmaceutique, au détriment de la santé publique et des pharmaciens eux-mêmes ; mais il est blâmable de placer le sirop de grande consoude dans la catégorie des remèdes insignifiants, lorsque nous pouvons en faire un moyen efficace sans aucun espèce d'obstacle, et sans avoir à craindre et les rivalités étrangères qui empiètent si souvent sur nos droits et le jugement injuste d'un public ignorant.

Anciennement on avait recours à la racine fraîche, pour la préparation du sirop de consoude, de même que pour celle du sirop de guimauve et autres. La décoction, seul moyen jugé bon alors pour le traitement des racines, était toujours mise en pratique. C'était très bien, relativement aux connaissances de ces temps reculés : aussi personne ne saurait y trouver matière au moindre blâme. Mais comment concilier avec les connaissances du jour, et d'ailleurs avec celles si bien reconnues de M. Soubeiran, la décoction qu'il fait subir à la consoude dans le cas qui nous occupe? M. Soubeiran ne pouvant pas ignorer que la racine de symphytum sèche et écrasée abandonne à l'eau froide à peu près tous ses principes solubles, par une longue macération, aurait dû, ce me semble, adopter, sans hésitation, le procédé du jour, qui rejette toute décoction, au moins en thèse générale, dont les exceptions sont rares, et combiner le produit du traitement avec du sirop de sucre, au lieu de suivre le procédé de clarification de M. Desmarets, qui entraîne une perte notable de sirop. M. Soubeiran, il est vrai, a pour but de constituer un saccharolé bien translucide, et pourtant pourvu de la matière tannante que recèle la consoude, et, sous ce rapport, il peut avoir eu quelque raison d'éviter l'emploi du sirop clarifié par le blanc-d'œufs; mais qui lui empêchait de recourir à la clarification préalable de ce produit par le noir animal seulement, comme je le fais moi-même, et de le combiner avec l'hydrolé filtré? Au reste je ne pense pas qu'il soit possible de conserver dans le sirop toute la matière tannante de la consoude lorsqu'on a recours et à la décoction et à la concentration simultanée du décocté ou du macéré, parce qu'il est plus que probable que les principes solubles du végétal contiennent assez d'albumine par eux-mêmes, quelque minime qu'en soit la quantité, pour opérer, en partie du moins, le départ que l'on cherche à éviter : l'abondante coagulation qui a lieu, lors de l'ébullition du sirop, même non clarifié, en est un témoignage certain, de même que celle qui résulte de l'ébullition du macératum ou du décocté, filtré ou non. Il faudrait, pour remplir exactement le but, que l'opération put se faire à une température peu élevée ; en un mot, il faudrait se borner à la simple solution du sucre dans le macéré ou le digesté de consoude ; mais alors il serait indispensable de réduire de beaucoup et la proportion du menstrue et celle de la racine, et ce serait tomber dans un inconvénient plus grand encore. Il me paraît donc sage de s'en tenir au procédé que j'ai adopté moi-même.

Le sirop de consoude présente des propriétés émollientes, astringentes, qui le rendent efficaces dans les diarrhées, les dyssenteries, les blennorrhagies, les hémoptysies, etc. Son action peut être comparée à celle du sirop de guimauve, avec cette différence pourtant qu'elle peut être considérée de plus comme astringente. On emploie ce médicament à doses à peu près indéterminées, eu égard à son innocuité.

SIROP CONTRE LA COQUELUCHE ; PAR M. BOULLAY.

Ipécacuanha en poudre mi-fine . . . . 9 gros.
Quinquina jaune en poudre mi-fine . . 6 onces.
Opium brut . . . . 1 gros.
Eau distillée . . . . Q. S.

Procédez à une dilution, avec une livre et demie d'eau ; faites succéder à cette opération les affusions nécessaires pour recueillir trois livres de liqueur hydrolique ; opérez la solution, au bain-marie, de

Sucre blanc . . . . 6 livres.

et coulez le sirop à l'étamine.

On donne de ce médicament depuis une cuillerée à café jusqu'à une cuillerée à bouche, que l'on répète plus ou moins souvent, selon l'âge des sujets. C'est un moyen qui réussit bien lorsqu'il est employé avec tout le discernement voulu en pareil cas ; mais qui peut être nuisible entre les mains de l'empirisme.

SIROP DE COPAHU

Baume de copahu pur . . . . 4 onces.
Magnésie fortement calcinée . . . . 32 grains.
Essence de menthe poivrée . . . . . 64 gouttes.
Sirop de sucre . . . . 60 onces.

On opère, par trituration, dans un mortier de marbre, le mélange du copahu et de l'oxide de magnésium. Après dix minutes de travail, les deux corps étant dans un état d'union parfait, en raison de la tendance assez puissante qu'ils ont l'un pour l'autre, on ajoute d'abord l'huile essentielle, puis après le sirop, en triturant sans interruption, jusqu'à la formation d'un tout homogène. On laisse le produit pendant douze heures, et l'on en remplit des flacons de huit et de seize onces, que l'on bouche soigneusement avec du liège fin.

Cette simple manipulation donne pour résultat un

composé qui présente à peu près l'aspect d'un sirop d'orgeat bien préparé, d'une saveur qui décèle peu fortement la présence de l'oléo-résine, dont l'arrière goût se laisse effacer en partie par celui de la menthe.

En somme, le sirop de copahu ainsi constitué ne peut pas inspirer un grand dégoût, d'autant plus que durant son séjour dans les premières voies, on n'éprouve que rarement de ces retours pénibles, de ces éructations dont on ne peut le plus ordinairement se défendre après l'ingestion du copahu, quelque faible qu'en soit la dose. C'est assez dire qu'il ne fatigue pas beaucoup les organes digestifs, même des personnes qui ont de l'aversion pour lui, à moins pourtant qu'elles n'en fassent abus.

Toutefois il faut dire que pour qu'il en soit ainsi, il est convenable que le copahu que l'on emploie à cet usage soit d'une pureté parfaite, et non falsifié, comme il arrive si souvent; il faut de plus que la magnésie ait été fortement calcinée, l'hydro-carbonate ne convenant guères à ce genre d'emploi. En effet, pour que l'union de la magnésie et du baume soit telle qu'on peut le désirer, il n'est pas sans quelque importance de donner la préférence à l'un de ces corps sur l'autre.

L'oléule de menthe n'est pas non plus un agent à négliger en considérant qu'elle joue le rôle de correctif, soit qu'elle serve à effacer en partie, par son odeur flagrante, l'odeur et la saveur si repoussantes du copahu, soit qu'elle dispose l'estomac en lui imprimant de la tonicité, à supporter le médicament; néanmoins elle pourrait être remplacée par une autre essence fortement aromatique, telle que celle de cannelle, de gérofles, selon le caprice ou le goût des malades.

Le sirop de copahu trouve sa place partout où le baume est reconnu efficace ; car bien que modifiée dans sa constitution physique, cette substance n'en paraît pas moins conserver ses propriétés médicales : aussi le composé dont il s'agit opère-t-il comme assez puissant anti-gonorrhéïque, ainsi que tendent à le prouver les divers essais tentés par quelques médecins distingués de cette ville, dont je pourrais invoquer le témoignage. Toutefois il semble exercer plus spécialement son action sur les secondes voies que sur l'estomac, s'il faut en juger par l'absence presque constante des phénomènes ou désordres gastriques qui résultent le plus ordinairement de l'ingestion du copahu, et, sous ce rapport, on pourrait le comparer jusqu'à un certain point à l'oxide de magnésium lui-même, qui paraît agir aussi plutôt sur les voies intestinales que sur les voies gastriques, d'après les observations de quelques hommes de l'art.

Ce nouveau médicament peut être pris depuis une jusqu'à quatre cuillerées à bouche par jour. Jusqu'à présent il a été administré sans mélange d'aucun autre agent, vu qu'il importait assez d'en étudier isolément les effets ; jusqu'à présent aussi, on ne l'a opposé qu'aux affections des membranes muqueuses des voies urinaires ; cependant il est plus que probable qu'il doit réussir également dans les cas d'inflammation chronique des muqueuses de l'appareil respiratoire, ou pour mieux dire, dans tous les cas pathologiques qui réclament l'usage du copahu. Il n'est pas moins probable qu'il peut être associé à d'autres agents, lorsque les circonstances le requièrent.

Au surplus, on peut également constituer un très bon sirop de copahu, en procédant ainsi qu'il suit :

Baume de copahu pur	4 onces.
Gomme arabique en poudre fine . .	2 »
Eau commune	2 »
Huile essentielle de menthe poivrée .	64 gouttes.
Sirop de sucre incolore	56 onces.

On forme d'abord un mucilage bien lié avec la gomme et l'eau ; après on incorpore avec soin le copahu et l'essence ; puis on ajoute, petit-à-petit, le sirop, afin de former un corps homogène, d'un blanc de lait, que l'on met en flacons, au bout de quelques heures de repos.

Cette formule, simple modification de celle que nous trouvons consignée dans la pharmacopée universelle, donne pour résultat un médicament qui l'emporte sur le précédent, du moins quant aux caractères physiques. On est même forcé de convenir qu'il est de beaucoup préférable sous ce rapport, attendu qu'il est plus blanc et d'une homogénéité tout-à-fait stable. Pour ce qui est de son action physiologique et médicale, je crois pouvoir avancer qu'elle est conforme à ce qu'on peut attendre du copahu lui-même ; aussi je n'hésite pas non plus à le conseiller aux praticiens.

SIROP DE COQUELICOTS.

Pétales secs de de coquelicots. . . . . 4 onces.
Eau bouillante . . . . 4 livres.
Sirop de sucre. , ... 4 »

On fait infuser les fleurs; on passe l'infusé en exprimant les coquelicots; on le fait chauffer jusqu'à ébullition, et on le jette bouillant sur des filtres de papier. Cet infusé filtré est ajouté au sirop, que l'on a pu faire concentrer préalablement, et le tout est ramené au poids de 4 livres.

On prescrit dans les pharmacopées 40 onces d'eau, au lieu de 64 que j'indique. Cette quantité n'est vraiment pas proportionnée à la nature des coquelicots. Ceux-ci absorbent une telle masse de véhicule, qu'ils en réclament au moins une livre par once pour être immergés.

Le Codex, M. Soubeiran et autres font figurer de préférence les coquelicots récents, et ils agissent du reste comme pour le sirop de violettes. Ils ont tort, à mon avis, non seulement parce qu'ils s'assujéttissent à ne préparer le sirop qu'à une époque déterminée de l'année, mais encore parce qu'il résulte de cette préférence que le produit se détériore toujours un peu d'une année à l'autre, quelque soin que l'on prenne de tenir les vases pleins et bien bouchés. Le coquelicot récent est tellement mucilagineux, et par conséquent ses principes sont tellement fermentescibles, qu'ils ne sauraient permettre au sirop de se soustraire aux influences du temps et des lieux, surtout dès qu'il cesse de remplir le vase qui le contient, comme le fait observer Baumé. Au surplus, je ne sais trop ce qu'on pourrait objecter contre l'emploi du coquelicot sec, celui-ci ne paraissant rien perdre de ses vertus par la dessiccation. C'est donc une chose bonne que l'usage de cette fleur sèche, dans la préparation du sirop, et je ne crains pas de l'adopter sans hésitation aucune, suivant en cela l'exemple fourni par MM. Guibourt et Henry, Virey, Morelot, etc.

Le sirop de coquelicot a une belle couleur rouge qui me paraît plus intense dans celui qui résulte de l'emploi des fleurs sèches que dans l'autre, quoiqu'en disent quelques pharmacologistes distingués, et en cela, je suis d'accord avec Morelot. Il se conserve assez bien, même dans des bouteilles en vidange, lorsqu'il a été préparé comme je le conseille, ce qu'on ne peut pas dire de celui du Codex.

On conseille ce médicament comme béchique, adoucissant, calmant, particulièrement contre les toux sèches ou aigues, la coqueluche, les coliques, les convulsions chez les enfants du premier âge, etc. Il peut être administré depuis demi-once jusqu'à deux. C'est du reste un excellent agent qu'on n'emploie pas assez souvent.

SIROP DE CRESSON DE FONTAINE.

Suc de cresson clarifié. . . . . 1 livre.
Sucre blanc . . . . 2 »

Clarifiez le suc de cresson par le moyen du filtre;

versez-le dans un ballon de verre, où vous aurez introduit le sucre en poudre; facilitez la solution par une agitation souvent répétée, et complétez-la à l'aide d'un bain-marie chauffé modérément. Faites passer ce sirop, encore un peu chaud, à travers une étoffe de laine.

Le sirop de cresson est dépuratif, anti-scorbutique, fondant; il peut trouver sa place dans le traitement des anciens rhumes, de quelques catarrhes chroniques, de la phthisie commençante, etc., à des doses qui doivent varier depuis une once jusqu'à deux.

SIROP DE CRESSON DE PARA (BÉRAL).

Sucre blanc en poudre grossière. . .	15	onces.
Alcoolé de suc de cresson de Para, fait à parties égales	2	»
Eau pure.	7	»
Total.	24	onces.

Introduisez le sucre dans un flacon; ajoutez-y les autres substances; ajoutez le mélange de temps à autre, jusqu'à parfaite solution du sucre, et passez.

Autrement :

Sirop hydrolique simple	1	once.
Alcoolé de suc de cresson de Para. . .	80	gout.

Une once de ce sirop contient un scrupule, ou 1/24 de son poids de suc, et autant d'alcool.

On peut conseiller ce médicament comme anti-scorbutique, hydragogue, vermifuge, etc., à la dose d'une once ou deux, que l'on répète plus ou moins souvent.

SIROP DE CUISINIER, OU DE SALSEPAREILLE COMPOSÉ.

Salsepareille sans têtes, coupée et non fendue.	4 livres.
Feuilles de séné mondées	4 onces.
Fleurs ou feuilles de bourrache. . . .	4 »
» de roses pâles.	4 »
Semences d'anis vert.	4 »
Sirop de sucre.	4 livres.
Miel blanc.	4 »

Epuisez la salsepareille par deux digestions de douze heures chacune, avec assez d'eau pour l'immerger, et à 60 degrés centigrades; filtrez en temps opportun les liqueurs bouillantes; faites les chauffer de nouveau jusqu'à ébullition, et versez-les sur la bourrache et le séné.

Dans l'intervalle de cette seconde opération, faites infuser l'anis et les roses, dans une quantité suffisante d'eau, soit dans 4 livres.

L'infusion terminée de part et d'autre, opérez séparément la filtration de chacun des produits bouillants, à l'aide de plusieurs filtres de papier Joseph.

Le premier de ces produits subira, dans le sirop que vous aurez préparé préalablement avec le sucre et le miel, une évaporation telle, que vous puissiez, par l'addition de l'infusé aromatique, obtenir un saccharolé à 32° degrés, bouillant.

Vous mettrez fin à ce travail, en coulant le composé, que vous tiendrez clos jusqu'à refroidissement presque complet.

Ce procédé est tel que je l'ai publié dans le Journal de Chimie médicale, au f° 153 du tome VIII. Je le trouve préférable, sous plus d'un rapport, à celui du Codex, qui n'est qu'une modification de celui de MM. Henry et Guibourt. En effet, il conserve, dans toute son intégrité, les principes solubles des végétaux, et en particulier l'arome propre aux roses et à l'anis; ce qu'on ne pourrait obtenir du procédé ordinaire, qui, contre les règles d'une saine pratique, admet la clarification à l'albumine (à 25 degrés il est vrai), et la concentration des liqueurs, au détriment d'une partie de la matière soluble et des principes aromatiques.

La salsepareille, par des raisons que j'expliquerai après avoir décrit la préparation du sirop de ce nom, cède mieux à l'eau, ou pour le moins aussi bien, sa matière active, lorsqu'elle n'est que coupée, qu'après avoir été fendue et coupée. Son axe ligneux ne cédant point de fécule à ce menstrue, par les deux digestions que je lui fais subir, il est aisé de comprendre que la filtration des liqueurs bouillantes ne peut éprouver aucune difficulté, surtout avec l'aide de plusieurs filtres; cependant il est de fait que MM. Guibourt et Henry, ou, pour mieux dire, que les pharmacologues en général considèrent cette opération comme à peu près impraticable : de là l'obligation qu'ils veulent imposer aux pharmaciens de clarifier les liqueurs avec le blanc d'œuf. Tout ce que je peux dire pour faire comprendre ce que cette pratique a d'abusif, c'est que depuis plusieurs années je m'en tiens au procédé que je viens d'exposer, et que je me félicite toujours de l'avoir adopté; non seulement parce que je le trouve d'une exécution plus facile, mais encore parce qu'il me fournit un meilleur produit.

Le sirop de Cuisinier est un dépuratif, un sudorifique par excellence, de plus un laxatif dont on retire de grands avantages dans les affections syphilitiques constitutionnelles, dans les affections cutanées anciennes, les scrofules, la goutte, les obstructions, les engorgements du système glandulaire, etc. Il peut être modifié dans ses effets par l'addition de quelques grains de deuto-chlorure de mercure, qui ne doivent y être introduits que par ordonnance de médecin, et, autant que possible, au moment d'en faire usage, sous peine de voir le sel mercuriel passer à l'état de proto-sel, et plus tard, le mercure reprendre son état métallique. On le dit de la première, de la seconde, de la troisième cuite, etc., suivant qu'il contient par livre un, deux, trois grains de sublimé corrosif. Au surplus, ce produit chimique peut y entrer en plus grande quantité, à raison de la prompte décomposition qu'il y subit, sans danger pour les malades. Il n'en serait pas de même de la présence du sublimé dans le sirop de salsepareille, ce sel n'éprouvant de la part de la salsepareille qu'une décomposition très tardive, tandis que dans un sirop composé où figurent les principes solubles de la bourrache, de la bardane, ainsi que le miel lui-même, etc., la réaction chimique doit être assez prompte pour que l'on puisse se permettre impunément de porter à une dose assez élevée le chlorure mercurique. Cette considération, qui est d'une haute importance, ne saurait trop appeler l'attention des praticiens, qui pourraient, sans distinction, faire figurer ce sel dans un sirop simple ou composé, comme le font très judicieusement observer MM. Henry et Guibourt.

SIROP DÉPURATIF COMPOSÉ, DE LARREY.

Gayac rapé.	7	liv.	8 onces.
Racine de bardane	7	»	8 »
» de patience.	7	»	8 »
» de saponaire	1	»	8 »
Tiges de douce-amère	2	»	
Séné mondé	1	»	14 »
Eau de fontaine, bouillante. . .	Q. S.		

Soumettez toutes ces parties végétales à deux infusions, dans la quantité d'eau voulue pour les tenir en immersion, et coulez chaque fois en exprimant la masse. Prenez le marc et faites-le bouillir dans une nouvelle quantité de véhicule; jetez le décocté bouillant sur

Roses trémières.	1	liv.	14 onces.
Anis vert.	1	»	14 »
Sassafras haché.			5 »

Laissez infuser ces trois substances dans un vase

bien clos, puis coulez l'infusé avec forte expression; faites le chauffer dans un vase couvert, et jetez-le bouillant sur plusieurs filtres.

D'autre part, prenez assez de bourrache pour obtenir de suc filtré à froid. . . . . 10 onces.

Cela fait, pesez :

Sucre et miel, de chaque. . . 15 livr.

Préparez, par clarification, un sirop avec les liqueurs provenant des deux premières infusions, reconnaissez-en le poids lorsqu'il aura acquis une densité de 32 degrés; continuez-en l'évaporation, et ramenez-le à ce même point, par l'addition de l'infusé aromatique et du suc de bourrache réunis, dont vous aurez reconnu la quantité. Mettez fin à cette manipulation par le passage du produit à la chausse.

Ce sirop est susceptible des mêmes emplois que le sirop de Cuisinier, que le rob de Laffecteur et autres composés de même nature, qui figurent en si grand nombre dans nos formulaires.

On peut additionner ce sirop, à l'imitation du docteur Larrey, de la manière suivante :

Sirop dépuratif.	1	livre.
Deuto-chlorure de mercure	5	grains.
Hydrochlorate d'ammoniaque. . . .	5	»
Extrait d'opium.	5	»
Ether sulfurique alcoolisé.	36	»

Obtenez deux solutés, dont un contiendra les deux sels et l'autre l'extrait thébaïque, dans le moins d'eau distillée possible; puis opérez un mélange intime du tout, sans le secours de la chaleur.

C'est, du reste, une opération qu'il ne faut faire qu'au moment même du besoin, vu l'action réductive du sirop sur le deuto-chlorure mercuriel, action que n'empêche nullement la liqueur d'Hoffmann, qui n'est là que comme agent médical.

SIROP DE DESESSARTS, OU D'IPÉCACUANHA COMPOSÉ.

Ipécacuanha en poudre fine . . . . . 4 gros.
Séné de la palthe, id . . . . 12 »
Sommités de serpolet, id. . . . . . 4 »
Vin blanc généreux . . . . 12 onces.
Eau de fleur d'oranger. . . . . 12 »

On épuise, par une dilution, les poudres réunies, à l'aide de 12 onces des deux véhicules; puis, par des affusions réitérées, on continue l'épuisement, sur le filtre, avec le mélange liquide restant, dont on chauffe avec de l'eau les parties retenues par la masse végétale.

Durant les 12 heures voulues pour ces traitements, on fait infuser

Pétales secs de coquelicot . . . . . . 2 onces,

dans

Eau bouillante. . . . . 2 livres.

L'infusé résultant de cette seconde opération est jeté bouillant sur un filtre, après toutefois avoir reçu :

Sulfate de magnésie. . . . . 12 gros.

On le soumet à l'évaporation avec

Sirop de sucre. . . . . 12 livres,

pour réduire le produit à 10 livres, afin qu'en y ajoutant les 2 livres d'hydrolé œnolique, on puisse réaliser 12 livres de saccharolé, que l'on passe à la chausse.

Le sirop de Désessarts s'emploie contre la toux des enfants, particulièrement contre la coqueluche et certaines affections catarrhales chroniques. Il agit à la fois comme incisif, calmant et léger laxatif. La dose est de une à deux onces, ou mieux, de cinq à six cuillerées à café par jour, chez les enfants du premier âge, et de six à douze, chez ceux du second. On le prend pur ou dans un infusé pectoral.

SIROP D'IACODE, DE GALIEN, OU DE PAVOT BLANC.

Extrait alcoolique de pavot . . . . . . 1 once.
Eau distillée . . . . 8 »
Sirop simple . . . . 6 livres.

Il s'agit de faire dissoudre l'extrait dans l'eau, de filtrer le soluté, de l'ajouter au sirop et de procéder à la concentration des deux produits, pour chasser l'eau surabondante.

Ces proportions constituent un sirop qu'il faudrait considérer comme représentant exactement 6 grains de base, par once, si l'extrait se dissolvait bien dans l'eau, lorsqu'on le reprend par ce véhicule ; or, comme les choses ne se passent pas ainsi, on ne peut guères évaluer la proportion basique du médicament. Cependant, pour ne pas m'écarter du principe que le nouveau Codex a sagement consacré, relativement aux sirops qui réclament le plus impérieusement des proportions fixes, j'ai dû adopter sans hésitation le procédé que je viens de décrire, parce qu'il doit être considéré comme fournissant un produit moins variable dans sa constitution proportionnelle que le sirop qui résulte des autres moyens connus. D'ailleurs, s'il est une circonstance qui justifie pleinement l'adoption de ce principe, c'est plus particulièrement celle-ci, attendu que le sirop diacode est, peut-être, de tous les saccharolés liquides, celui qui offre le plus de chances d'altération ; et personne n'ignore, sans doute, que la présence d'un extrait dans un sirop simple a pour lui une influence beaucoup moins fâcheuse que celle d'un liquide aqueux chargé de matière extractive, par suite d'une infusion, d'une décoction, etc.

A une époque moins avancée, on aurait pu arguer, contre cette pratique, de l'altération de la matière active d'un extrait, par suite d'une longue exposition à l'action combinée de l'air et de la chaleur; mais il n'est plus possible aujourd'hui de lui opposer ce puissant argument, nos moyens d'extraction se trouvant réduits à l'emploi d'une faible quantité de menstrue et d'une température qui peut rigoureusement ne pas dépasser celle d'une bonne étuve : de là des produits beaucoup plus actifs, et d'ailleurs beaucoup plus solubles ; aussi tel qui n'était pas partisan alors de la combinaison directe d'un extrait avec un sirop simple, peut l'être de nos jours, en considération de cette pratique toute rationnelle que nous devons à la méthode de déplacement.

C'est ici le cas de dire qu'il ne faut jamais employer

que de l'eau pure, à la préparation des extraits, surtout à la confection de l'extrait de pavot, l'action d'une eau calcaire ayant pour résultat, suivant la judicieuse observation de M. Gueranger, du Mans, de précipiter de la morphine, au détriment du produit. Au reste comme l'extrait alcoolique de pavot est de beaucoup préférable à l'extrait aqueux, je ne saurais trop insister pour que mes confrères lui donnent la préférence.

M. Béral propose de préparer un infusé de pavots, en plaçant dans un alambic, au bain-marie, 32 onces de capsules de pavot, sèches et incisées, et 16 livres d'eau distillée; en entretenant l'ébullition du bain pendant demi-heure, et continuant l'infusion pendant 12 heures, pour obtenir 12 livres d'hydrolature, qui répondent aux trois quarts des capsules employées; puis il ajoute à ce liquide 8 livres de sucre, pour recueillir 12 livres de produit, dont une once contient la matière soluble d'un gros de capsules. M. Béral coule son sirop froid, à travers une étamine sèche, qu'il a lavée avec de l'eau distillée.

Ce procédé, qui se rapproche de celui de l'ancien Codex, si ce n'est que l'eau commune y est remplacée par l'eau distillée, produit un résultat presque rigoureux, comme le dit son auteur; aussi devrait-il être adopté exclusivement, si celui du nouveau formulaire légal ne devait lui être préféré.

On croit assez généralement, d'après l'opinion émise par M. Guéranger, que la soude du blanc-d'œuf précipite la faible quantité de morphine que fournissent les capsules de pavôt; cependant M. Soubeiran, qui croit le fait au moins douteux, s'est assuré lui-même que l'infusé de pavot produit une réaction acide, même après la clarification par une quantité assez forte d'albumine. Au surplus, on peut obvier à l'inconvénient, si c'en est un bien vrai, en usant, comme le conseille M. Guibourt, d'une très faible quantité de blanc d'œuf, pour clarifier le sirop simple ; on peut même opérer cette clarification par le noir animal lui seul, traité par l'acide hydro-chlorique et lavé avec beaucoup de soin, ou encore par le procédé de M. Desmarets ; mais je crois, en conscience, que ces précautions sont superflues.

Le sirop diacode, dont la préparation originelle remonte au moins à Galien, est un calmant fort doux, un somnifère, un excellent anodin que l'on emploie dans une multitude de cas, notamment dans le rhume, le catarrhe pulmonaire aigü ; dans le dévoiement avec chaleur ou ténesme, la dysenterie, les douleurs d'entrailles, les coliques, la gastralgie, etc. : c'est, pour ainsi dire, un remède banal qui figure journellement dans les prescriptions médicales, dans les potions surtout, à la dose de demi-once, une once ou une once et demie au plus. Il a cet avantage sur le sirop d'opium, qu'il ne produit point de narcotisme, à moins qu'on ne l'emploie à une dose trop élevée ; aussi suis-je fortement d'avis de ne jamais substituer l'un à l'autre, comme le font malheureusement beaucoup trop de pharmaciens, non pas sans-donte dans des vues blâmables, mais parce que l'usage a prévalu pour eux sur la saine pratique, qui doit établir une ligne de démarcation bien tranchée entre le sirop de pavot et le sirop d'opium. Je considère ces substitutions comme d'autant plus déplorables, que le sirop d'opium ne résulte pas pour tous d'une formule invariable : en effet, pour les uns, il a pour base un grain, pour d'autres un grain et demi, et pour d'autres enfin jusqu'à deux grains d'extrait d'opium par once, ainsi qu'il résulte d'une enquête faite par M. le docteur Sabatier. (Voir le *Bulletin général de thérapeutique*, t. VIIe, F° 400). Or il est évident que si l'on administre à un malade, à un enfant, par exemple, une once de sirop thébaïque à deux grains d'extrait, en remplacement d'une égale quantité de sirop diacode, on peut produire de grâves accidents, et peut-être même se préparer des regrets éternels par la perte du malade!... Que les pharmaciens qui se trouvent dans ce cas sondent leur conscience, et qu'ils se demandent s'il est permis de dormir en paix avec elle, lorsqu'on se joue ainsi, (car c'est le mot), de la vie des hommes!.....

SIROP DE DIGITALE.

Feuilles de digitale, en poudre
fine . . . . 5 gros 1 scrupule.
Eau commune, bouillante (1) Q. S.
Sirop de sucre . . . . 3 livres.

Epuisez la poudre, par dilution, filtration et dépla-

(1) J'emploie ici de l'eau bouillante, parce que j'ai reconnu qu'elle épuise mieux la digitale que l'eau froide.

cement, avec un poids d'eau qui ne dépasse pas quatre onces; ajoutez cette quantité d'hydrolé au sirop de sucre, convenablement rapproché pour la recevoir, et coulez le produit.

Il peut être facultatif, en raison de la faible quantité de véhicule que peut retenir un si petit volume de plante, de traiter la digitale par infusion, et de combiner l'infusé à deux livres de sucre, comme le prescrit le Codex de 1837; cependant, comme la méthode de déplacement, aidée de la dilution, n'entraîne aucune espèce d'inconvénient, je pense qu'il faut donner la préférence au mode que je viens d'exposer, non seulement parce qu'il est plus prompt et plus propre à l'épuisement complet du végétal, mais encore parce qu'il est préférable, pour la bonne conservation du composé, de recourir au sirop simple, produit moins susceptible de fermenter qu'un sirop non clarifié par l'albumine.

Je regrette vivement que le Codex se soit écarté, pour le sirop de digitale, du principe qu'il a consacré pour certains sirops actifs, tels que ceux de belladone, de jusquiame, de pavot blanc, d'ipécacuanha, etc. Ce regret est d'autant plus fondé, que je vois figurer dans le nombre de ces médicaments des sirops qui, comme ceux de salsepareille, de ratanhia, jouissent d'une activité beaucoup moins grande que le sirop de digitale. Or, comme l'extrait alcoolique de cette scrofulariée est un produit plus énergique que tous ceux qui résultent des traitements aqueux, j'aurais vu avec plaisir que MM. les rédacteurs du nouveau Codex lui eussent donné la préférence sur l'infusé, d'autant plus qu'ils auraient pu compter sur un agent plus constant dans ses effets.

Le sirop de digitale, constitué comme l'entendent ces Messieurs, représente, par once, les principes solubles de quatre grains de cette plante, ainsi que l'avait conseillé M. Félix Boudet. Cette proportion, plus admissible que celle de demi-gros que font entrer dans la composition de ce sirop MM. Henry, Guibourt et Soubeiran, doit nécessairement paraître un peu faible lorsqu'on vient à considérer que la digitale, que l'on emploie en substance jusqu'à la dose de quatre grains et beaucoup plus, avec le temps, ne cède que très imparfaitement à l'eau ses principes actifs. Il eût donc été plus convenable, selon moi, eu égard à cette action incomplète, de prendre un terme à peu près moyen, et d'établir au moins un rapport de huit grains à une once, comme je le fais moi-même. On ne doit pas perdre de vue que les composés dans lesquels figure comme base cet agent thérapeutique sont destinés, le plus ordinairement, à faire partie des médications actives, et il faut considérer que c'est souvent un grand mal de pousser trop loin la réserve que commandent les moyens puissants. Je puis assurer que j'ai vu employer très fréquemment le sirop de digitale, préparé à raison de huit grains par once, et que je n'ai jamais eu à me repentir d'avoir adopté ces proportions, bien que je l'aie vu prendre plusieurs fois à la dose de deux onces. D'ailleurs il faut considérer encore qu'il est rare que ce médicament figure ailleurs que dans une potion destinée à être administré par cuillerées.

La formule de M. Béral, consignée au F° 229 du tom. XI du *Journal de chimie médicale,* fournit un produit pour le moins aussi actif. Cet habile pharmacien combine à 15 onces de sucre blanc 2 onces de suc de digitale pourprée et 7 onces d'eau, pour constituer un tout du poids de 24 onces. Ce produit qu'il désigne sous le nom de sirop opolique de digitale, représente, par once, 80 gouttes d'alcoolé de suc de digitale, ou un 24e de son poids de suc et autant d'alcool.

Le sirop de digitale est un puissant diurétique, qui se rend très recommandable dans les hydropisies, surtout lorsqu'elles sont primitives; dans les maladies organiques du cœur, notamment dans les palpitations anévrysmatiques de cet organe, par l'action sédative qu'il y opère. Il peut être utile, mais à un moindre degré, dans certains cas de phthisie, d'asthme; dans le carreau, les scrofules, les hémorrhagies actives, l'épistaxis, l'hémoptysie, etc., etc. Il est un calmant assez constant des palpitations nerveuses; il agit du reste en diminuant la trop grande activité de la circulation, et c'est à cette sédation qu'il doit, en grande partie, ses nombreux usages. On peut l'administrer depuis demi-once jusqu'à deux onces.

SIROP DE DIGITALE, AU VINAIGRE.

Vinaigre digitalé, au 8e. . . 1 livre
Sucre en pains . . . . 1 » 12 onces.

Introduisez ces deux constituants dans un ballon, pour opérer la solution du sucre, à la chaleur d'un bain-marie; coulez, lorsqu'elle est complète, à travers une étamine.

A quelque chose près, cet oxisaccharum constitue celui qui figure dans la pharmacopée batave de Niemann, dans celle de Frédéric-Louis Augustin, etc., etc.

D'après Martius, ce produit est susceptible de réussir dans le traitement de la phthisie pulmonaire. Il est du reste facile de comprendre que ses usages ne doivent pas se borner là. On en prend une cuillerée à café, que l'on répète plusieurs fois dans les vingt-quatre heures.

SIROP DE DOUCE-AMÈRE.

Tiges sèches de douce-amère . . . . . 1 livre.
Sirop de sucre . . . . 8 »

Coupez par très petits morceaux la douce-amère, pour la faire infuser, à vase clos, dans deux livres et demie d'eau; recueillez l'infusé froid, sans exercer aucune pression; réitérez cette opération avec trois livres d'eau; ajoutez ce dernier infusé au sirop, pour arriver, par évaporation, à la concentration que réclame le premier produit, c'est-à-dire à un poids total de 4,000 grammes, par cette nouvelle addition. Coulez instantanément.

Si je n'avais été guidé par l'exemple que m'ont fourni les pharmacologistes modernes, notamment MM. du Codex, j'aurais donné la préférence au traitement de la douce-amère par la méthode de déplacement, parce que je considère ce moyen comme beaucoup plus rationnel. Alors j'aurais même doublé la dose du végétal, attendu qu'elle me paraît beaucoup trop faible, telle qu'elle est établie. La douce-amère se laissant dépouiller, en grande partie, de ses principes solubles par une quantité double d'eau, à l'aide du procédé de lixiviation, j'aurais combiné d'abord au sirop les 2 livres d'hydrolé recueillies en dernier lieu, et lorsque le tout n'aurait plus fourni qu'un poids de 6 livres, j'aurais complété les 8 livres avec le produit des premiers traitements. On peut au surplus agir ainsi, en maintenant les proportions ordinaires; mais alors on doit ne mettre en réserve qu'une livre de liqueur pour terminer l'opération.

Ce mode fort simple aurait donné pour résultat un saccharolé doué de l'énergie qu'il devrait avoir, et très certainement incapable d'aucun fâcheux effet sur l'économie; car il est à remarquer que nous sommes bien timorés en présence de la douce-amère, dont les effets ne sont le plus souvent impuissants que par suite de cette crainte mal fondée. Les praticiens des XVIe et XVIIe siècles, obéissant à des idées plus saines, ne se faisaient aucun scrupule de donner la douce-amère à des doses très élevées, sans jamais avoir à s'en repentir ; tandis que nous croyons agir avec quelque témérité, lorsque nous prescrivons cette solanée à la dose d'une once par pinte de véhicule. Il est vrai de dire que nos moyens d'extraction sont tels, comparativement aux leurs, que nos produits, doivent être beaucoup plus actifs ; mais ce qui n'est pas aussi réel, c'est l'opinion que nous avons assez généralement de l'action narcotique de la tige de douce-amère, opinion qui ne doit probablement son crédit qu'à l'espèce de terreur que nous inspire le nom de la famille à laquelle appartient le végétal qui nous la fournit, et peut-être aussi à la solanine qne M. Desfosses en a retiré.

Le sirop de douce-amère jouit d'une action sudorifique qui le rend recommandable dans certaines affections exanthèmatiques, telles que les dartres, la teigne, la gale chronique, les éruptions croûteuses des enfants, etc. Cette même action le rend aussi recommandable dans le traitement de la syphilis ancienne ou invétérée, particulièrement dans les cas rebelles aux mercuriaux ; aussi est-il permis de penser qu'il pourrait être un succédané du sirop de salsepareille, mais tout autant qu'on ne craindrait pas d'en forcer les doses, qui du reste doivent varier depuis une once jusqu'à quatre, et plus. Ce produit peut être encore recommandé dens le traitement des affections rhumatismales, de la goutte, etc. On doit se borner à en suspendre l'usage, s'il arrive qu'il produise de légers mouvements convulsifs, effet qui a rarement lieu.

SIROP D'ÉCORCE DE CITRONS.

Ecorce fraîche de citrons . . . . 6 onces.
Eau bouillante . . . . 2 livres.
Sucre blanc. . . . . 4 »

Prenez des zestes de citrons, divisés par très petits morceaux, et immergez-les avec l'eau bouillante, dans un vase hermétiquement bouché. Quelques heures écoulées, passez l'*infusum*, dont le poids doit être de deux livres, pour quatre livres de sucre, qu'il faut faire dissoudre à la chaleur du bain-marie, et en vase clos.

Les anciennes formules n'admettent que cinq onces de zestes de citrons, proportion moins convenable que celle que j'ai adoptée, à l'exemple du Codex et de MM. Henry et Guibourt. Ces derniers combinent leur infusé filtré à six livres de sirop de sucre, cuit au boulé et un peu refroidi. Leur sirop a sur celui du Codex l'avantage de se conserver plus long-temps, indépendamment de ce qu'il est plus transparent, mais il ne se caractérise pas par un arome aussi prononcé. Au total, je crois que tout compensé, l'un et l'autre modes peuvent être suivis indistinctement.

On peut préparer de la même manière le sirop d'écorce d'oranges. Pour l'un comme pour l'autre, il ne faut jamais user de l'ancien procédé, qui consacre la concentration simultanée du sirop et de la liqueur aromatique, au bain-marie, mais qui prescrit, il est vrai, l'addition d'un œléo-saccharum, dans le dessein de rendre au sirop l'arome que lui a enlevé l'action du feu. Au surplus, il n'est pas mal à propos, dans tous les cas, d'ajouter à cet arome, par une quantité convenable d'oléo-sucre, que l'on incorpore dans le sirop, un peu avant de le passer à l'étamine.

Swediaur forme, par frottement, un oléo-saccharum avec l'écorce de quatre citrons et deux livres de sucre; puis il introduit dans un matras ce produit et dix-sept onces et demie d'eau commune pour terminer la préparation par solution, au moyen d'un bain-marie.

Les sirops d'écorces de citrons et d'oranges sont cordiaux, anti-scorbutiques, vermifuges et carminatifs. La dose de l'un et de l'autre est depuis demi-once jusqu'à deux onces.

SIROP D'ÉCORCE DE GRENADES.

Ecorce de grenades. . . . . 4 onces.
Eau commune. . . . . Q. S.
Sirop de sucre. . . . . 2 livres.

Réduisez l'écorce en poudre fine; diluez-la au moyen de huit onces d'eau, pour former un magma à demi liquide; puis recourez au filtre de papier, qui devra livrer passage, en peu d'heures, à environ trois cents cinquante grammes d'hydrolé, résultat de la dilution et des affusions aqueuses dont elle doit être suivie sur le filtre.

Cette somme de produit, réclamée pour l'épuisement à peu près complet de la matière, doit être incorporée dans le sirop, que vous aurez préalablement concentré autant que possible, et dont vous continuerez le rapprochement, pour le réduire au poids de deux livres.

L'écorce de grenades ou *malicorium* entre ici dans la proportion d'un demi-gros par once. C'est le double de celle que MM. Henry et Guibourt conseillent; et ce n'est certainement pas trop, cet agent pouvant être hardiment employé à la dose de demi-gros à deux gros, et jusqu'à demi-once; aussi suis-je d'avis de maintenir cette proportion, et d'administrer le sirop depuis une once jusqu'à deux.

Les cas qui réclament l'emploi de ce médicament sont ceux où les astringents tannants peuvent être utiles. C'est pour cette raison qu'il se recommande dans certains cas de diarrhées, de dyssenteries, d'hémorrhagies. On peut lui reconnaître en outre une propriété vermifuge, et même tœnifuge marquée, qui en justifie l'emploi contre les strongles, les ascarides et le tœnia. Dans ce dernier cas, il ne peut être efficace qu'à haute dose (quatre ou six onces). On peut même dire qu'il ne saurait être comparé, sous aucun rapport, aux sirops d'écorce de racine de grenadier et de noix de galle, à ce dernier surtout, que je considère comme l'astringent et le tœnifuge par excellence.

SIROP D'ÉCORCE D'ORANGES AMÈRES.

Ecorce d'oranges amères, dite curaçao de Hollande, en poudre grossière. . 4 onces.

Eau commune froide. . . . . Q. S.

pour obtenir, après dilution, filtration et déplacement dans le filtre,

Hydrolé aromatique. . . . . 2 livres,

que l'on ajoute à

Sucre en grosse poudre . . . . 4 »

On opère, dans un matras bouché, la solution du sucre, en recourant à la chaleur d'un bain-marie, puis on coule.

A raison de la tuméfaction excessive que l'écorce d'oranger éprouve dans l'eau, il faut recourir à une grande quantité de liquide, pour opérer une dilution convenable; or on ne recueille qu'une quantité de liqueur hydrolique égale à celle que nécessite ce traitement.

Bien que la proportion de l'écorce soit moindre que celle que prescrivent les pharmacopées, qui, du reste, ne s'accordent pas toutes sur ce point, elle me paraît suffisante, eu égard à l'épuisement beaucoup plus complet que produit le procédé, d'autant plus qu'en traitant l'écorce à froid, on ne perd rien de son arome, qui se laisse dissoudre tout aussi bien par l'eau froide que par l'eau bouillante. Au surplus, je puis affirmer que le sirop que produit ce mode démontre sa supériorité sur les autres, par des caractères plus tranchés, notamment par son arome plus prononcé.

Rien n'est plus vicieux d'ailleurs qu'une infusion pratiquée sur un corps aussi fortement tuméfiable que l'écorce d'oranges, le liquide retenu par lui devant nécessairement beaucoup nuire au résultat, qui est en pure perte pour les propriétés du médicament.

M. Soubeiran a remarqué que l'infusion produit une liqueur plus chargée que la macération ; mais il faut faire une grande différence entre le traitement exercé sur l'écorce entière et celui que je fais subir à l'écorce pulvérisée. L'eau froide n'a effectivement qu'un faible accès sur ce corps entier, tandis qu'elle l'attaque fortement lorsqu'il est en poudre ; or, il ne faut pas inférer de l'observation de notre honorable confrère que le traitement de la poudre par l'eau froide est impuissant.

On conseille le sirop d'écorce d'oranges amères comme cordial, stomachique, vermifuge, fébrifuge, etc. On peut en élever la dose sans inconvénient, surtout lorsqu'on recherche en lui l'une de ces deux dernières propriétés. C'est dire qu'on peut l'administrer depuis la dose d'une demi-once jusqu'à celle de deux onces et plus.

SIROP D'ÉCORCE DE RACINE DE GRENADIER.

Ecorce de racine de grenadier, en poudre grossière	1/2 livre.
Eau pure	Q. S.
Sirop de sucre	1 livre.

Introduisez la poudre dans l'appareil Boullay, garni de ses deux diaphragmes; arrosez-en la surface avec de l'eau froide, et cela à plusieurs reprises différentes, jusqu'à ce que le déplacement vous ait procuré deux livres de liqueur hydrolique, que vous ajouterez au sirop, dans le dessein de faire concentrer le tout suffisamment pour le réduire à une livre.

Par ce moyen, vous réaliserez un produit d'une couleur brune très foncée, et d'une saveur que l'on peut considérer comme l'indice certain d'une forte puissance médicatrice. Sa densité aréomètrique est de trente-deux degrés, au point d'ébullition, et de trente-six, à une température ordinaire.

Il y a un avantage réel à employer l'eau, de préférence à l'alcool faible. En voici la preuve : j'ai traité, d'une part, quatre onces de poudre par douze onces d'hydralcool à vingt-un Cartier, à l'aide du déplacement continu, et, de l'autre, une égale quantité de masse végétale par une livre d'eau. Les deux produits ont servi, chacun séparément, à préparer une demi-livre de sirop, dont les caractères physiques, jugés par comparaison, tendaient à l'avantage du dernier, bien qu'ils fussent tous deux très actifs. Puis j'ai fait agir sur le résidu de la poudre traitée par l'alcool, assez d'eau pour achever la lixivation, et sur l'autre, assez d'alcool faible pour arriver au même degré d'épuisement. Le premier a cédé à l'eau deux gros quarante grains d'extrait pulvérulent, et le dernier n'a laissé dissoudre dans le menstrue alcoolique que vingt-quatre grains de matière résineuse sèche.

D'après M. Dublanc jeune, de Troyes (1), il faudrait faire agir une quantité donnée de liquide sur la moitié de son poids d'écorce, et réitérer cette opération sur de nouvelles quantités de poudre, toujours avec le même liquide, jusqu'à ce que le produit eût acquis une densité aréomètrique de quinze degrés, indice certain de la présence de 50 p. 0[0 de matière sèche. Or, comme une partie de cette liqueur, ainsi concentrée directement, représente à peu près deux parties d'écorce, qui équivalent à une demi-partie d'extrait sec, il en résulterait qu'en l'associant avec du sucre, à parties égales, on recueillerait un sirop qui jouirait d'une force médicatrice comparable à celle que possède un poids semblable d'écorce ; de telle sorte, qu'il suffirait d'administrer ce composé à la dose de deux onces, pour remplir l'indication thérapeutique consacrée par l'usage, lorsqu'il s'agit d'expulser le tœnia.

Cette manière d'opérer est très certainement un nouveau témoignage de l'exactitude scrupuleuse, et des principes si bien reconnus de notre honorable confrère. Elle donne pour résultat un médicament qui satisfait pleinement à toutes les conditions médicales voulues ; néanmoins il est douteux qu'elle soit adoptée, en ce sens qu'elle présente de grandes difficultés. Il me semble plus convenable de borner l'opération au seul traitement indiqué dans mon procédé, et de doubler la dose du sirop à administrer, quatre onces de ce composé représentant deux onces d'écorce.

(1) *Journal de Chimie-Médicale*, t. X[e], f. 544 de la première série.

Au surplus, il serait facile de se renfermer dans les proportions établies par M. Dublanc. Il suffirait pour cela de prendre un poids égal de sirop et d'écorce. Le seul inconvénient qui résulterait de cette adoption se trouverait dans la concentration plus longue du sirop; mais je ne pense pourtant pas que ce produit en fût moins actif. On pourrait encore atteindre le même but, en formant un soluté à parties égales d'extrait et d'eau, et faisant dissoudre dans ce liquide un même poids de sucre.

C'est plus particulièrement contre le tœnia que l'on utilise le sirop d'écorce de racine de grenadier. Son effet est d'autant plus assuré, qu'il est administré après l'expulsion toute récente de quelques anneaux de ce ver. Il est du reste également utile contre les autres vers du corps humain, tels que strongles, ascarides, de même que dans tous les cas qui réclament l'usage des astringents tannants; mais, sous tous ces rapports, je lui préfèrerais le sirop de noix de galle, de tous les sirops astringents, celui qui agit avec le plus d'énergie. Evidemment la propriété vermifuge de l'écorce de grenadier réside dans son tannin : or, tout le monde sait que la noix de galle est plus richement pourvue de ce corps que tous les autres végétaux qui en recèlent.

On doit administrer ce sirop depuis demi-once jusqu'à quatre onces, selon les circonstances. Contre le tœnia et autres vers, il doit être pris pur, son action étant ainsi plus assurée que s'il était étendu d'un liquide quelconque.

SIROP D'ÉPINE VINETTE, OU DE BERBERIS.

Suc d'épine vinette. . . . . . 1 livre
Sucre pulvérisé grossièrement. 1 » 12 onces.

Prenez du fruit de berberis bien mûr; écrasez-le complètement entre les mains, après en avoir séparé les rafles; soumettez-le à la presse, au bout de vingt-quatre heures, pour en extraire le suc, que vous laisserez fermenter encore pendant autant de temps, à une température moyenne, et que vous filtrerez ensuite; ajoutez ce suc au sucre, dans les proportions indiquées; plongez le matras dans un bain d'eau chaude, pour l'en retirer après complète solution du sucre; puis coulez.

Ici, comme dans plusieurs opérations de ce genre, il est bien de ne séparer le suc de sa pellicule qu'après vingt-quatre heures de contact, cette pratique donnant pour résultat un suc plus aromatique et plus chargé en couleur que par l'expression immédiate du fruit que prescrivent les auteurs, dont je m'écarte aussi en conseillant de n'employer que vingt-huit onces de sucre, au lieu de trente qu'ils emploient. Ainsi que je l'ai fait observer précédemment dans d'autres cas à peu près analogues, trente onces de sucre conviennent aux sirops de sucs, tels que ceux de coings, d'oranges, parce que le coing et l'orange contiennent une substance mucoso-sucrée qui dispose les sirops à la fermentation, plus que les sucs fortement acides de berberis, de groseilles, etc., dont les acides citrique et malique, réunis en assez grande abondance, préservent assez bien les sirops de ce mouvement intestin. Il est encore à considérer que la présence de ces mêmes sucs dans les sirops donne à ceux-ci une tendance d'autant plus forte à la cristallisation, qu'ils sont plus riches en acides citrique et malique ; de là l'abondante formation de cette espèce de sucre de raisin qui envahit quelquefois une grande partie, pour ne pas dire plus, de la capacité des vases, lorsque ces produits contiennent plus de matière sucrée que je n'en emploie.

On reconnaît au sirop de Vinettier des propriétés rafraîchissantes, astringentes, anti-scorbutiques, qui le rendent recommandable dans les inflammations générales; les diarrhées, les fièvres, etc. Le fruit qui donne son nom à ce produit est pour les habitants du Nord ce que le citron est pour nous, aussi en font-ils un fréquent usage.

SIROP D'ÉRYSIMUM SIMPLE.

Suc dépuré d'érysimum . . . . 1 livre.
Sucre en pain. . . . . 2 »

Préparez le suc à froid, par contusion, expression et filtration; introduisez-le dans un ballon de verre, avec le sucre en poudre, dont vous opérerez la solution, autant à froid que possible; coulez le produit sur une étamine ou sur un filtre de papier.

Ce sirop, qui jouit à peu près, soit à un moindre degré, des propriétés du sirop d'érysimum composé, devrait être préparé, conformément au Codex de 1818, par infusion de huit parties de Vélar frais dans quarante-huit parties d'eau bouillante, filtration de la colature et solution du double de son poids de sucre en pain; mais cette préparation est défectueuse, autant que celle que prescrit Baumé, laquelle consiste dans la distillation, au bain-marie, de quatre parties de sommités de la plante et de trente-deux parties d'eau, pour recueillir six parties d'hydrolat, que l'on ajoute à dix parties de sucre, dans l'intention de réaliser seize parties de sirop, destinées à additionner un second produit, que l'on doit préparer, par clarification, avec le liquide extractif et soixante-quatre parties de sucre.

SIROP D'ÉRYSIMUM COMPOSÉ, OU DE CHANTRE, DE LOBEL.

Orge mondée.	4	onces.
Raisins secs	4	»
Feuilles sèches de bourrache.	4	»
Feuilles sèches de chicorée.	4	»
Réglisse	4	»
Eau pure	10	livres.

Après avoir soumis à une ébullition d'une heure les raisins secs ouverts et l'orge, on verse le décocté bouillant sur la bourrache, la chicorée et la réglisse. Au bout de vingt-quatre heures, on passe avec expression, pour préparer, par clarification au blanc-d'œufs, un sirop avec

Sucre en pain. . . . . 8 livres.
Miel blanc. . . . . 4 »

En second lieu, on réunit dans un mortier de marbre

Racine d'aunée en poudre . . . . . . 8 onces.
Capillaire du Canada, id. . . . . . . 2 »
Feuilles et fleurs de romarin, id. . . 1 »
Fleurs de stœchas arabique, id. . . . 1 »
Semences d'anis vert, id . . . . 2 »
Eau commune . . . . . . Q. S., soit 3 livres.

On forme un mélange à demi liquide, que l'on jette sur un filtre; puis on fait des affusions d'eau, jusqu'à épuisement à peu près complet des parties végétales, c'est-à-dire jusqu'à réalisation de trois livres d'hydrolé.

En troisième lieu, on pile dans un mortier de marbre :

Erysimum récent et en fleurs. . . . 6 livres, dont on retire une livre de suc clarifié par filtration, au papier Joseph, lequel suc doit être mêlé avec les trois livres d'hydrolé.

Pour en finir, on fait concentrer le sirop suffisamment, afin de le ramener à 31 degrés, par son mélange avec les deux produits aromatiques; puis on jette le tout sur un molleton.

L'administration du sirop d'érysimum peut être efficace dans certains cas de rhumes, d'enrouement, d'aphonie, de dyspnée. Il donne du ton aux organes respiratoires, en facilitant puissamment l'expectoration.

On peut le considérer aussi comme galactopoïétique, anti-scorbutique, etc. La dose est de quatre à douze gros. Son nom de sirop de *chantre* a pris son origine, soit de ses propriétés dominantes, soit de la vogue qu'un chantre de Notre-Dame donna, dans le temps, à un sirop d'érysimum dont il exploitait la vente à son profit, d'après ce que raconte Racine dans ses lettres à Boileau. Ce même nom appliqué à la plante a, du reste, la même origine.

SIROP D'ETHER SULFURIQUE, DE BOULLAY.

Ether sulfurique . . . . 1/2 once.
Sirop de sucre incolore . . . . . 31 » 1/2

Mettez en contact le sirop et l'éther, dans un flacon bouché à l'émeri et garni au bas d'une tubulure bouchée, soit avec un robinet de verre, soit avec un excellent bouchon de liège, que l'on peut traverser à volonté d'un morceau de tube creux, à l'extrémité duquel on place un liège ; exposez le flacon à une température fraîche (celle d'une bonne cave, par exemple), et ne négligez pas de l'agiter de temps à autre, durant une sixaine de jours. Après quelques jours de repos, introduisez le sirop par la tubulure, dans des flacons de petite capacité, que vous boucherez soigneusement avec des bouchons fins, de préférence à des bouchons de cristal, usés à l'émeri.

On peut, à défaut d'un flacon tubulé, employer un flacon ordinaire, que l'on tient renversé et bouché hermétiquement. Avec quelques précautions, le sirop peut en être retiré facilement.

L'éther, en raison de sa légèreté, tend toujours à gagner la partie supérieure du vase dans lequel on prépare le sirop ; c'est pourquoi ce produit se trouve d'autant plus saturé d'éther qu'il est plus près de sa surface supérieure ; c'est pourquoi aussi la clarification a toujours lieu de bas en haut : de là, la nécessité du robinet latéral ou du renversement du flacon.

On trouve consignée dans les pharmacopées les plus modernes, et dans le nouveau Codex lui-même, une formule de sirop éthéré à laquelle je ne saurais donner mon approbation, attendu que l'éther y figure dans une proportion beaucoup trop forte (1 once par livre). Ce fluide volatil y est tellement en excès, qu'il surnage en grande partie le sirop, quelque froid que soit le milieu dans lequel est tenu ce produit. L'ancien Codex, s'écartant moins de la dose convenable, fait entrer dans une livre de ce médicament demi-once d'éther ; mais cette quantité est encore tellement disproportionnée à la capacité de saturation du sirop, que celui-ci se laisse toujours surnager par une couche bien prononcée d'éther, à toutes les températures possibles. Or, comme je ne vois pas la nécessité de sacrifier gratuitement un corps dont le prix est assez élevé, je n'ai pas dû hésiter à établir les proportions qui figurent en tête de cet article, proportions tout-à-fait rationnelles, que ne désavouera pas M. Boullay lui-même. Il faut considérer, au surplus, que le sirop d'éther qui ne contient qu'un soixante-quatrième de base est assez actif pour être employé depuis deux gros jusqu'à une once, surtout chez les enfants, qui ne sauraient s'en accommoder autrement.

Le sirop d'éther est un excellent anti-spasmodique dont on peut trouver d'utiles et fréquentes applications, notamment daus la médecine des enfants. Il est très bien placé partout où l'éther se rend recommandable, aussi est-il souvent un des constituants des potions que l'on oppose aux affections nerveuses.

On peut préparer de la même manière les sirops d'éther muriatique et d'éther acétique, que l'on doit désigner par leurs noms particuliers, dans les prescriptions, afin de ne laisser aucun équivoque sur la nature du médicament.

SIROP D'EXTRAIT D'OPIUM.

Extrait d'opium	96 grains.
Eau distillée	2 onces.
Sirop de sucre, 6 livres, soit	96 »

Faites dissoudre l'extrait d'opium dans l'eau chaude, et versez le soluté dans le sirop, auquel vous ferez jeter quelques bouillons, pour chasser l'excédant d'eau.

En agissant de la sorte, on peut compter sur un produit toujours identique, et, par conséquent, toujours doué de la même activité, tandis qu'en recourant à la filtration du soluté, préparé à froid, on ne peut pas se baser sur une proportion exacte de matière active. En effet, bien que l'extrait d'opium le mieux préparé ne soit pas entièrement soluble dans l'eau, même bouillante, il n'en est pas moins certain qu'il se maintient en entier dans le sirop, quoiqu'il n'ait pas été soumis à la filtration; et ce qui ne l'est pas moins encore, c'est la transparence tout aussi parfaite du produit.

C'est avec de bien justes motifs que Messieurs du Codex, à l'imitation de MM. Henry et Guibourt, ont réduit à un grain par once la proportion de l'extrait d'opium, attendu que ce n'est pas sans de grands dangers qu'un médicament aussi actif, que de nombreux pharmaciens substituent malheureusement au sirop diacode, peut être administré aux enfants. De fréquents exemples sont là qui témoignent en faveur de cette vérité, dont les pharmaciens ne sauraient trop apprécier toute la portée ; aussi ne saurais-je assez leur répéter ce que je leur ai dit à l'occasion du sirop diacode : qu'il faut bien se garder de confondre ces deux produits, sous peine de charger sa conscience d'une responsabililé dont les conséquences peuvent être terribles.

Ceux des praticiens, qui, à l'exemple de Baumé, ont adopté la proportion de deux grains, n'ont probablement pas pensé que ce digne pharmacologiste faisait entrer dans son sirop de l'extrait d'opium fortement affaibli par une longue digestion ; et que d'ailleurs il pratiquait la clarification du soluté d'opium simultanément avec le sucre ou la cassonnade. Ces deux conditions sont telles, à mon avis, que le sirop d'opium, ainsi préparé, ne jouissait peut-être pas de l'activité que présente celui dont je viens de tracer la formule. C'est du reste une opinion d'autant plus valable, qu'elle a été exprimée avant moi par MM. Henry et Guibourt. Or, il est évident qu'il faut s'en tenir désormais à la dose vraiment rationnelle d'un grain, qui est au surplus celle du nouveau Codex.

C'est de deux gros à une once qu'il convient d'employer le sirop d'opium, et dans les cas qui nécessitent l'usage d'un agent plus actif que le sirop diacode, cas nombreux qu'il appartient aux médecins seuls de discerner, et que, pour cette raison, je m'abstiens de désigner.

SIROP DE FLEURS D'ORANGER.

Eau de fleurs d'oranger . . . . 2 livres.
Sucre en pain . . . . 4 »

Introduisez dans un matras l'hydrolat et le sucre ; agitez le vase de temps-en-temps, à la température ordinaire, pour faciliter la solution de ce dernier, et filtrez au papier.

On pourrait, sans nuire essentiellement au produit, faire usage du bain-marie et d'une étamine ; mais ce moyen ne devrait être employé que lorsqu'il est commandé par l'urgence des circonstances, le premier mode permettant d'obtenir un sirop un peu plus suave et d'ailleurs plus transparent. Cette observation, que j'ai eu occasion de faire au sujet du sirop de cannelle, est applicable à tous les sirops qui ont pour véhicule un hydrolat aromatique, tels que ceux de menthe et de roses, aussi n'y reviendrai-je plus.

C'est comme anti-spasmodique, calmant, céphalique

que se recommande le plus particulièrement le sirop de fleurs d'oranger. Comme l'hydrolat dont il possède les propriétés, il est très bien placé dans la plupart des potions destinées à combattre les affections nerveuses, dans les boissons que l'on oppose aux digestions pénibles, surtout après un repas copieux, et, sous ce rapport, il est presque toujours bien de l'associer avec l'eau commune, ou mieux encore avec un infusé de tilleul, qui partage d'ailleurs si bien avec lui ses autres vertus.

SIROP DE FLEURS DE PÊCHER.

Suc dépuré de fleurs de pêcher . . . . 2 livres.
Sucre en pains . . . . 4 »

Mondez les fleurs de pêcher de toute impureté; pilez-les avec soin dans un grand mortier de marbre, et soumettez-les à l'action d'une forte presse, pour en retirer le suc, que vous filtrerez immédiatement à froid, à l'aide de plusieurs filtres; prenez deux livres de ce suc, provenant de cinq livres environ de fleurs, et versez-les sur le sucre en grosse poudre, que vous aurez introduit dans un ballon; exposez le tout dans un bain-marie et sur le feu, jusqu'à la solution totale du sucre, puis coulez le sirop, dont l'arome parfait et la couleur rosée constituent les principaux caractères.

Tel est le procédé de Lémery; tel est aussi celui que Messieurs les rédacteurs du nouveau Codex ont eu le bon esprit d'adopter, de préférence à tous ceux qui lui sont étrangers : car c'est en vain que l'on s'est évertué à en trouver un qui lui soit préférable. Celui-ci réunit tous les avantages que l'on doit rechercher dans ce produit, soit qu'on l'envisage sous le point de vue de ses caractères physiques, soit que l'on prenne en considération ses propriétés médicales, dont le degré d'énergie doit être toujours le même, ou à très peu de chose près.

Il est donc évident que l'on doit s'en tenir, autant que possible, à ce mode à la fois si simple et si rationnel. Cependant, comme il peut arriver que la provision faite dans la saison convenable ne soit pas toujours suffisante pour toute l'année, je proposerai la formule suivante, de toutes celles que j'ai essayées jusqu'à présent, la plus propre à suppléer celle de Lemery. La voici :

Fleurs de pêcher, sèches et en poudre un peu grossière	1 livre.
Eau commune, Q. S. pour obtenir d'hydrolé	2 »
Sirop de sucre	8 »

On exerce une dilution sur les fleurs, avec assez d'eau pour en former une espèce de bouillie claire ; puis on arrose successivement la masse, jusqu'à ce qu'on ait pu compléter les deux livres d'hydrolé.

Cette opération terminée, on procède à la concentration du sirop, pour lui permettre de recevoir le liquide extractif, au moment où il doit être retiré du feu ; puis on fait passer le produit à travers une étamine de laine.

En recourant à cette formule, on peut se procurer

un sirop, sinon aussi recommandable que le sirop de Lémery, au moins préférable à tous ceux que peuvent produire les autres, non seulement parce que les fleurs ne subissent en aucune manière l'influence de la chaleur, mais encore parce qu'en faisant usage de fleurs sèches, on peut compter sur une proportion beaucoup moins variable de matière active. Une livre de fleurs sèches représente à peu près exactement quatre livres de fleurs fraîches : d'où il résulte que le sirop fait dans les proportions que j'ai adoptées devrait être plus faible que celui de MM. Henry et Guibourt, et beaucoup plus fort que celui du Codex de 1818. Or, s'il est prouvé que les fleurs de pêcher perdent, par la dessication, une partie de leurs propriétés, il ne l'est pas moins que les traitements aqueux exercés sur les végétaux frais ne produisent qu'un épuisement incomplet, tandis que la dilution et le déplacement les dépouillent totalement de leurs parties solubles. En somme, il suit que le sirop, préparé comme je l'entends, jouit d'une activité pour le moins aussi grande que celui de MM. Henry et Guibourt; et attendu que je ne le conseille qu'autant que la saison ne permettrait pas de mettre à exécution celui de Lémery, il a dû me paraître assez convenable d'en consigner la formule. J'ajouterai avec conviction, du reste, que j'en ai étudié les effets et que je l'ai vu toujours actif chez les enfants, pris depuis demi once jusqu'à deux onces.

Au surplus, quel que soit le moyen mis en pratique pour la préparation du sirop de fleurs de pêcher, il donne pour résultat un composé que Guy-Patin, Simon

Piètre, Riolan et autres ont tour-à-tour fortement préconisé, bien que nous ne lui reconnaissions aujourd'hui que des propriétés purgatives et anthelmintiques qui le rendent recommandable chez les enfants du premier âge. C'est depuis demi-once jusqu'à deux onces que le conseillent les praticiens, qui, à vrai dire, ne lui accordent pas toute la confiance qu'il mérite.

SIROP DE FRAISES.

Fraises mûres	16 livres.
Vin rouge de Bourgogne.	5 »

Après avoir écrasé les fraises dans toutes leurs parties, on les mêle avec le vin, et l'on expose le mélange à la cave, durant douze heures, temps nécessaire pour produire une réaction utile entre les deux corps; en d'autres termes, pour favoriser le développement du principe aromatique du fruit, et probablement de son principe colorant, de même que la combinaison intime des parties liquides; puis on retire, par une forte pression, tout le suc qu'il est possible d'extraire de la masse, et on le filtre immédiatement. Ce suc, qui ne représente guères, après la filtration, que le poids du vin, vu la nature peu succulente de la fraise, sert à dissoudre le sucre, qui doit figurer à raison de trente onces par livre, et dont la solution doit être opérée, à vase clos, dans un bain-marie chauffé modérément.

Il résulte de ce procédé un produit franchement aromatique, et d'une constitution qui ne décèle en aucune manière la présence du vin. En effet, la saveur et l'odeur propres aux fraises se prononcent ici d'une manière à ne laisser soupçonner aucun mélange, tant il y a de sympathie entre le fruit et le vin. En somme, on peut considérer le sirop de fraises ainsi préparé comme le meilleur produit de ce nom que nous puissions obtenir, et le mode qui le procure comme le plus rationnel et le plus économique. Au surplus, on pourra voir, pour de plus amples détails sur ce genre de traitement, ce que j'aurai pu dire au sujet du sirop de framboises.

Nous sommes redevables à M. Béral d'un bon procédé. Cet habile pharmacien prend :

Fraises mûres.	3	livres.
Eau pure	2	»
Sucre blanc en poudre grossière. . . .	6	»

Il fait fondre le sucre dans l'eau, en chauffant dans une bassine ; il ajoute les fraises, fait prendre quelques bouillons au mélange, et le verse immédiatement sur un blanchet.

Il obtient ainsi neuf livres de sirop, soit une fois et demie le poids du sucre employé, ou trois fois celui des fraises.

Ce procédé est préférable, sous plusieurs rapports, aux procédés connus ; cependant je lui préfère le mien comme procurant un produit plus beau, plus aromatique. Du reste, le rapport des fraises au sirop est à peu près le même dans les deux cas, c'est-à-dire, comme un à trois.

Il y a encore cette différence entre les deux sirops,

que celui de M. Béral marque trente-deux ou trente-six degrés, et le mien trente-trois ou trente-sept.

Le sirop de fraises doit être considéré comme humectant, rafraîchissant. On peut même en retirer d'assez bons effets dans le traitement de la gravelle, du calcul, et peut-être même de la goutte. Quoiqu'il en soit, c'est un excellent moyen à opposer, avec les sirops de framboises, de groseilles, etc., aux besoins qui naissent des grandes chaleurs, non seulement pour étancher la soif, mais encore pour combattre certaines phlegmasies, etc.

SIROP DE FRAMBOISES.

Framboises un peu avant leur parfaite maturité.	15 livres.
Vin de Bourgogne, ou de bonne qualité	5 »
Sucre blanc, à raison de 30 onces par livre de suc	Q. S.

On écrase les framboises, pour les faire macérer dans le vin pendant douze heures, à la température d'une cave; on extrait du fruit tout le suc, au moyen de la presse, et on le passe à la chausse. Ce produit, mêlé au sucre en poudre, est placé dans un matras, et soumis à l'action d'un bain-marie modérément chauffé.

Il résulte de cette manière d'opérer un sirop transparent, d'une belle couleur, et plus aromatique que le sirop de framboises que fournit tout autre procédé, le vin ayant cela de particulier sur la framboise, qu'il exalte son arome d'une manière bien prononcée.

Ce n'est pas seulement à la préparation du sirop de framboises que j'applique l'emploi du vin : ceux de fraises, de groseilles et de mûres, s'accommodant à merveille de cet auxiliaire, résultent à peu près d'un semblable traitement, dont je recueille depuis plusieurs années les avantages incontestables. Aucun de ces produits ne décèle en aucune manière la présence du vin, dont l'arome, le goût et la couleur concourent aux bonnes qualités des produits, non moins que sa partie spiritueuse, qui semble les préserver assez bien de la cristallisation, du moins si j'en juge par mon expérience.

On voit figurer dans le nouveau Codex un mode assez défectueux, du moins pour ce qui concerne les sirops de framboises, de fraises et de mûres. Ces fruits sont, en effet, si peu succulents, qu'il est presque impossible d'en extraire le suc, sans l'aide d'aucun intermède ; et je m'étonne que les hommes honorables qui ont présidé à la rédaction de cet ouvrage, aient pu croire un moment le contraire. Sur l'autorité de ces maîtres de l'art, j'ai fait des tentatives pour remplir les conditions prescrites, mais c'est en vain que j'ai cherché à réaliser de bons produits : je n'ai jamais recueilli que des sucs visqueux, très peu abondants, et d'ailleurs peu propres à la confection de bons sirops. Le sirop de mûres seul, de ces trois produits, pourrait peut-être réclamer une exception ; cependant il s'accommode beaucoup mieux de mon procédé, qui a encore l'avantage de fournir des médicaments plus économiques.

Le procédé de M. Vuaflard, que j'ai mis en pratique plusieurs fois, n'est pas exempt d'inconvénients, bien qu'il soit de beaucoup préférable à celui du Codex. Il a contre lui de fournir peu de suc, et conséquemment un sirop peu économique ; puis il laisse aux framboises une grande partie de leur arome, comme le prouve le fait suivant : Le marc provenant de vingt livres de fruits (framboises quinze livres, cerises aigres cinq) a été additionné de deux litres de vin et exposé, durant vingt-quatre heures, à la température d'une cave; ensuite il a été soumis à une forte pression, et le liquide qui en a été séparé a reçu, après filtration, trente onces de sucre par livre. On a recueilli, par solution, à un feu ménagé, et au bain-marie fermé, un produit d'une très belle couleur et d'un arome plus prononcé que celui qui résultait du procédé de M. Vuaflard. Mais, je le répète, la présence du vin développe singulièrement l'arome du fruit, et cette proprieté doit être mise en ligne de compte, dans cette circonstance.

S'il fallait exercer une juste critique sur tous les modes qui lui donnent prise, je pourrais blâmer, à bien plus juste titre, le procédé de nos pères, que l'on voit figurer encore dans les pharmacopées modernes les plus estimées, telles que celles de M. Soubeiran, Henry et Guibourt, et qui cependant devrait être banni à jamais de la pharmacie, en ce sens surtout qu'il est essentiellement nuisible aux intérêts des pharmaciens, et cela sans aucun avantage pour le produit, dont une bonne partie est retenue par le fruit.

Tout ce qui précède peut être applicable aux sirops de fraises, des quatre fruits rouges, et jusqu'à un certain point au sirop de mûres, ces deux produits se prêtant à merveille à l'usage du vin; cependant, comme chacun d'eux réclame de légères particularités, pour ne pas m'écarter des principes que j'ai adoptés, je dois en exposer séparément la formule, au risque de me répéter. J'ajouterai même que le sirop de groseilles, dont nous possédons pourtant d'excellents procédés, s'accommode assez bien de cette nouvelle application, quoiqu'il ne la réclame nullement d'une manière impérieuse, comme nous le verrons lorsque nous traiterons de ce saccharolé.

C'est plutôt comme objet d'agrément qu'à titre de médicament que s'emploie le sirop de framboises; Néanmoins il est utilisé comme tempérant, anti-phlogistique, pour abattre la fièvre, combattre l'angine, etc. Dans ce dernier cas, on le fait particulièrement figurer dans les gargarismes.

SIROP DE FUMETERRE.

Suc dépuré de fumeterre	2 livres.
Sirop de sucre	3 »

Préparez un suc à froid, ajoutez-y le sucre, et faites concentrer le mélange, pour obtenir trois livres de sirop, que vous passerez à l'étamine.

Ces proportions sont conformes à celles du Codex et de M. Soubeiran; mais le sucre est remplacé ici par le sirop, pour la meilleure confection du produit.

Elles fournissent un médicament dont l'action médicale doit être double de celle qui doit être attribuée au sirop de MM. Henry et Guibourt, celui-ci ne contenant qu'une livre de suc sur trois de sirop.

On pourrait, tant bien que mal, remplacer la plante fraîche par 4 onces de fumeterre sèche, que l'on ferait infuser dans 4 livres d'eau, et dont on combinerait l'infusé avec 4 livres de sirop simple. Le tout, rapproché à consistance, constituerait un sirop assez actif, qui remplacerait l'autre dans certains cas d'urgence ou de force majeure.

Le sirop de fumeterre est réputé dépuratif. On l'emploie avec quelque succès contre les dartres, la gale, les scrofules, les éruptions boutonneuses, etc. En raison de son amertume, on peut le considérer aussi comme tonique, stomachique et même comme vermifuge ; il peut encore être placé au rang des fondants, des désobstructifs, surtout lorsqu'on l'administre concurremment avec les sucs gommo-résineux, le savon, etc. On en limite à peu près les doses entre demi-once et deux onces.

SIROP DE GAYAC.

Bois de Gayac rapé	2	livres.
Sirop simple	8	»

Epuisez le gayac par deux décoctions, dont chacune devra fournir, après demi-heure d'ébullition, environ seize livres de décocté. Passez chaque décocté ; faites concentrer le tout jusqu'à ce qu'il n'en reste plus que huit livres ; laissez reposer jusqu'à refroidissement complet ; décantez, passez une seconde fois, et réunissez le produit au sirop, pour obtenir, après concentration, huit livres de saccharolé, que vous passerez bouillant à travers une étamine.

Ce sirop serait transparent si les décoctés avaient été filtrés après concentration et refroidissement, comme le conseillent MM. Henry et Guibourt, mais il ne jouirait pas de la même énergie, attendu qu'il aurait perdu une grande partie de la matière résineuse du gayac, la seule vraiment active de ce bois. Au surplus, le produit, tel qu'il résulte du mode décrit, est, sinon transparent, au moins peu trouble et d'assez bonne constitution.

Le sirop de gayac a un goût balsamique qui en fait un médicament assez agréable. C'est un bon sudorifique, que l'on peut employer avec succès dans la syphilis, les rhumatismes, la goutte, les scrofules, certaines affections cutanées, les maladies ostéocopes, etc. ; mais il faut se rappeler qu'il demande à être employé à fortes doses, comme le gayac lui-même.

SIROP DE GAYAC AMMONIACÉ.

Teinture de gayac ammoniacée. . .	1	once	
Mucilage de gomme arabique . . .	7	»	1/2.
Sirop d'orgeat	7	»	1/2.

Formez un mucilage à parties égales d'eau et de gomme arabique ; ajoutez-y autant de sirop d'orgeat, et combinez ce mélange, dans le vase destiné à recevoir le produit, avec la teinture ammoniacale.

On emploie cette espèce de sirop, dont la formule figure dans la pharmacopée de Berlin, publiée par Frédéric Augustin, pour combattre la goutte et les exanthèmes chroniques. La dose en est de une à deux cuillerées à café, quatre fois dans les vingt-quatre heures.

Pour préparer la teinture de gayac ammoniacée, on prend de l'alcool ammonical, fait dans les proportions d'une partie d'ammoniaque et de deux d'alcool à 83 p. °/₀, et l'on fait dissoudre dans six parties de ce produit une partie de résine de Gayac.

SIROP DE GÉLATINE.

Colle de poisson	1	once.
Eau pure	1	livre.
Sirop de sucre blanc	4	»

Réduisez l'ichthyocole en très petits morceaux ; laissez-la tuméfier dans l'eau pendant douze heures, après quoi vous en opérerez la solution au bain-marie ; filtrez le soluté bouillant, que vous ajouterez au sirop convenablement réduit pour avoir un tout du poids de quatre livres, en y comprenant, si vous voulez, une once d'hydrolat de fleurs d'oranger.

On trouve consignée dans les traités de pharmacie de MM. Henry et Guibourt et de M. Soubeiran une formule à peu près analogue, avec cette différence pourtant que la gélatine n'y figure qu'à la dose de demi-once, tandis que l'eau y est portée tout-à-fait gratuitement dans une proportion beaucoup trop forte, surtout par ces premiers. La quantité que j'emploie de ce dissolvant est plus que suffisante, même en filtrant le soluté, que ces Messieurs se contentent de passer à travers un linge fin. Je dirai plus, en employant de la colle d'écailles de poisson, produit essentiellement gélatineux, je n'ai recours qu'à huit onces d'eau, et encore suis-je au dessus de la quantité strictement nécessaire.

Je répéterai, après MM. Henry et Guibourt, que la gélatine que l'on extrait des os peut faire office de base dans cette préparation ; mais qu'il est nécessaire d'en doubler la dose (2 onces), et que le sirop en est et moins incolore et moins agréable.

Ce produit peut rendre de bons services dans certains cas de consomption, chez les sujets délicats et irritables ; dans les affections grâves de la poitrine, la phthisie pulmonaire surtout. C'est non seulement un médicament, mais encore un agent diététique, un analeptique dont doivent s'accommoder certains convalescents affaiblis par de longues maladies, celles d'épuisement en particulier. Enfin, on peut en trouver l'emploi dans tous les cas qui demandent l'usage de la gélatine animale, et ces cas sont en grand nombre. Les doses les plus convenables sont celles de demi-once à deux onces, que l'on peut répéter plus ou moins souvent.

SIROP DE GENTIANE.

Racine de gentiane, en grosse poudre . 2 onces.
Eau commune . . . . Q. S.
Sirop de sucre . . . . 4 livres.

On prend de la gentiane en poudre grossière ; on en forme un mélange liquide avec environ six fois son poids d'eau ; puis on verse le magma sur un papier Joseph, et lorsque la masse végétale est à nu, on exerce le déplacement, pour réaliser douze onces de produit, que l'on ajoute au sirop, réduit à trois livres et quart par évaporation.

On peut, à la rigueur, continuer le déplacement, pour réaliser une livre d'hydrolé ; mais ce supplément n'est pas d'une grande utilité, la masse étant déjà presque complétement épuisée par les douze onces qui résultent de la dilution.

Ce mode peut être remplacé par celui que prescrivent MM. Henry et Guibourt, lequel consiste à exercer une infusion sur la gentiane, et à additionner le sirop avec l'infusé filtré, dont le poids doit être réduit à douze onces, sur seize qui ont été employées. Mais au lieu de procéder à la concentration simultanée des deux produits, il est bien de ne faire l'addition qu'après avoir réduit le sirop à trois livres et un quart, le principe odorant de la gentiane devant être conservé au produit, comme le fait observer M. Soubeiran, qui, à son tour, et comme le Codex, consacre à tort, selon moi, l'emploi du sucre en pain, de préférence au sirop, lorsqu'il est si facile de recourir à celui-ci.

Le sirop de gentiane est fortement tonique et excitant, anti-pyréxique, vermifuge, anti-arthritique, anti-scrofuleux, etc., etc. Ses usages, sous ces différents rapports, comme sous plusieurs autres, peuvent être très fréquents, très variés ; mais aussi, en raison de sa puissance physiologique, ils doivent être savamment et sagement dirigés. On le met en usage depuis demi-once jusqu'à deux onces.

SIROP DE GENTIANIN (MAGENDIE).

Gentianin	16 grains.
Alcool à 22°	2 gros.
Sirop de sucre	16 onces.

Formez un soluté que vous incorporerez dans le sirop, à l'aide d'une douce chaleur, l'ébullition n'étant ici d'aucune utilité.

Ce sirop, que l'on peut demander aussi sous le nom de sirop de gentianéine, si ce n'est sous celui de gentianine, semble devoir partager les propriétés médicales de la gentiane, et partant celles du sirop qui précède; cependant il est sage, quant à présent, de lui préférer ce produit, jusqu'à ce que l'expérience ait prononcé sur l'efficacité bien reconnue de ce nouveau médicament, qui me semble devoir être employé depuis une once jusqu'à deux.

SIROP DE GINGEMBRE.

Gingembre en poudre . . . . 3 onces.
Eau commune, bouillante . . . . Q. S.
Sucre blanc . . . . 4 livres.

On épuise le gingembre par dilution, avec une quantité d'eau suffisante pour recueillir deux livres de liqueur filtrée, que l'on combine au sucre, par solution au bain-marie.

M. Béral a proposé, sous le nom de *Sirop de pipéroïde de gimgembre*, le composé suivant :

Sirop hydrolique simple . . . . . 8 onces.
Alcoolé de pipéroïde de gingembre. 8 scrupules.

On opère un mélange intime, que l'on fait passer, après vingt-quatre heures de contact, à travers une mèche de coton, fixée dans la douille d'un entonnoir.

La pipéroïde de gingembre de M. Béral est la matière active de la racine. C'est une résine molle, que l'on obtient en traitant directement le gingembre par l'éther sulfurique, et soumettant la teinture éthérée à l'action d'un bain-marie chaud. Suivant M. Béral, sa puissance est égale à 16 parties de gingembre.

Quant à l'alcoolé de pipéroïde, il se compose de 15 parties d'alcool à 40°, et d'une partie de pipéroïde.

Or, il résulte de cette combinaison qu'une once du sirop de M. Béral représente un scrupule de gingembre. Il le dit du reste plus actif que celui qui a pour base une teinture hydrolique faite avec une quantité de gingembre correspondante. (Voir le *Journal de chimie médicale*, tom. X, F° 289 et suivants).

Quoiqu'il en soit, le sirop qui résulte des traitements aqueux est doué d'une force d'action assez puissante pour remplir le but que peut se proposer le médecin, et plus actif que le sirop de gingembre dont la formule est insérée dans le traité de pharmacie de M. Soubeiran, non seulement parceque la base y figure dans une proportion plus forte, mais encore parcequ'il est le résultat d'un mode d'épuisement plus rationnel.

Il serait assez important de ne pas négliger l'emploi du sirop de gingembre, parceque ce peut être un excellent agent à opposer aux catarrhes chroniques, pour faciliter l'expectoration pituiteuse; aux extinctions de voix, à la colique rhumatismale, goutteuse, etc. C'est du reste un tonique, un cordial, un sudorifique, un puissant stimulant des forces digestives, etc., dont l'emploi bien dirigé peut produire d'excellents résultats. Il faut en prescrire depuis 4 gros jusqu'à 2 onces.

SIROP DE GOMME ADRAGANTHE.

Gomme adraganthe vermiculée. . . .	1	once.
Eau commune.	2	livres.
Sirop de sucre, incolore.	6	»

Faites tuméfier la gomme dans l'eau, durant quarante-huit heures, et agitez souvent le mucilage, pendant ce laps de temps, pour lui donner toute l'homogénéité nécessaire; puis additionnez-en le sirop, que vous aurez fait chauffer jusqu'à 80 degrés centigrades environ, et que vous ne devez ajouter à la masse mucilagineuse que par petites portions, en agitant continuellement le mélange, afin de le rendre aussi parfait que possible. Mettez fin à cette manipulation, en coulant le produit sur une toile à mailles peu serrées, et en favorisant son passage, à l'aide d'une spatule que vous promènerez sur le tissu.

En 1829, je publiai, dans le Journal de pharmacie, au f° 471 du tome XV, la formule d'un sirop de gomme adraganthe. Depuis lors, MM. Henry et Guibourt, et après eux M. Soubeiran, ont inséré dans les pharmacopées qui ajoutent si puissamment au mérite de leurs auteurs, une autre formule qui ne me paraît pas remplir le but que l'on doit se proposer.

Ces Messieurs ne font entrer dans deux livres de leur sirop qu'un gros de gomme adraganthe, et ils soumettent le mucilage, conjointement avec le sirop, à une ébullition suffisante pour ramener le produit à 29°. Or, comme il est très bien reconnu, par suite de l'excellente analyse que nous devons à Bacholz, que la gomme adraganthe contient 43 p. 0/0 d'adraganthine, et que cette substance est complètement éliminée du sirop, si elle est exposée à une chaleur qui excède 80 degrés centigrades, il résulte du procédé de ces Messieurs que deux livres de leur sirop ne retiennent qu'un demi-gros environ de matière gommeuse, à peu près analogue à la gomme arabique. Cette proportion est beaucoup trop minime, ce me semble, pour donner au produit l'efficacité qu'il doit avoir, d'autant plus que c'est à l'adraganthine elle seule, pour ainsi dire, que la gomme adraganthe doit de communiquer aux liquides aqueux, mis en contact avec elle, la tuméfaction considérable qu'elle éprouve, et partant ses principales propriétés. Le sirop de gomme adraganthe de ces honorables confrères n'est donc, à proprement parler, qu'un sirop de gomme arabique très faible en matière gommeuse, et, sous ce rapport, il diffère essentiellement du mien.

On peut arguer, il est vrai, de la présence d'une grande quantité de mucilage, et dire que le produit n'est pas un véritable sirop ; mais qu'est-ce que cela prouve ? Pour être essentiellement mucilagineux, mon sirop n'en est pas moins doué d'excellentes propriétés médicales, comme le constate une expérience de plusieurs années. Quant à sa nature plus ou moins altérable, je puis la contester avec non moins d'assurance, attendu qu'il ne m'est pas encore arrivé une seule fois de reconnaître aucun caractère d'altération à ce médicament, même après plusieurs mois de sa préparation. Mais je dois ajouter que le produit est soustrait aux chances défavorables, par toutes les précautions que réclament les sirops en général, et que je suis convaincu qu'à conditions égales, il n'est pas plus susceptible de se détériorer qu'une foule de produits de cette nature.

Le sirop de gomme adraganthe dont je consigne la formule est une modification de celui que j'ai fait connaître dans le temps. C'est un agent que l'on peut placer au niveau du sirop de gomme arabique, pour le rang qu'il doit occuper dans la thérapeutique ; aussi peut-on le considérer comme un excellent pectoral, adoucissant, anti-hémorrhagique, etc. Il serait d'autant plus à désirer qu'il trouvât de fréquents usages en médecine, qu'il est encore entièrement du domaine de la pharmacie, ce qu'on ne peut plus dire du sirop de gomme arabique, que vendent à vil prix les confiseurs et autres marchands qui empiètent sur nos droits d'une manière si révoltante.

SIROP DE GOMME ARABIQUE.

Gomme arabique très pure.	2	livres.
Eau commune.	2	»
Sirop de sucre incolore.	16	»

Lavez la gomme à deux reprises différentes, pour la purger de la poussière et de tout corps étranger; mettez-la en contact avec autant d'eau, afin de former un mucilage par solution à froid, et à l'aide d'une agitation fréquente; enfin, combinez le soluté avec le sirop bouillant; attendez que le mélange arrive au point d'ébullition, et passez-le à la chausse.

M. Vaudin, de Laon, a raison lorsqu'il conseille d'opérer à froid la solution de gomme arabique, l'action de la chaleur colorant sensiblement le soluté, sans pourtant lui communiquer, comme il le pense, aucune âcreté. Or, comme le phénomène de coloration est tout aussi manifeste dans le mélange des deux produits soumis à l'ébullition, et d'autant plus manifeste d'ailleurs que l'action du feu est plus prolongée, il convient, lorsqu'on veut avoir un sirop incolore, de passer le produit dès qu'il entre en ébullition, au lieu de le rapprocher à 29 degrés aréométriques, comme le veulent les auteurs en général. Il serait même plus rationnel encore de couler le sirop au moment du mélange des deux produits : on l'aurait, il est vrai, un peu moins translucide, mais il serait, par contre, plus blanc.

Le sirop de gomme, ainsi préparé, est très blanc, bien transparent, du moins autant que peut l'être un produit de cette nature, et sa consistance est suffisante pour qu'on puisse le conserver aussi long-temps que s'il avait subi le rapprochement voulu par les maîtres de l'art.

Je vois avec plaisir qu'à l'exemple de MM. Henry et Guibourt, le Codex et M. Soubeiran ont réduit la gomme à un gros par once de sirop, cette proportion étant suffisante pour constituer un excellent médicament, et préférable à celle de deux gros, consacrée par l'ancien Codex.

Par le temps qui court, il est peu de sirops en France qui trouvent une aussi large part dans le domaine thérapeutique que le sirop de gomme arabique. Cette vogue, qu'il justifie du reste très bien, est bien plutôt due à la fameuse doctrine phlegmasique des Broussaissistes qu'à son mérite particulier ; aussi ne faudrait-il pas s'étonner qu'elle dégénérât comme tant d'autres ; cependant il est à présumer que le sirop de gomme ne perdra guères du crédit dont il jouit, eu égard aux services qu'il est susceptible de rendre. C'est effectivement un de ces agents qui se recommandent aux hommes de l'art par des propriétés toute spéciales. En un mot, c'est le remède populaire et domestique du rhume, des catarrhes, des toux avec sécheresse, etc.; c'est un des moyens les plus puissants à opposer aux irritations, aux inflammations, aux épuisements, par sa double propriété calmante et restaurante; aussi convient-il tout particulièrement dans les affections de poitrine, dans les affections chroniques accompagnées de débilité, etc., etc. On le prend à des doses indéterminées, seul ou associé à d'autres agents.

SIROP DE GRATIOLE.

Feuilles de gratiole, en poudre mi-fine. 4 onces.
Eau commune. . . . . 2 livres.
Sirop de sucre. . . . . 2 »

Placez la gratiole dans un mortier de marbre; ajoutez-y peu à peu une livre d'eau, en triturant sans cesse; jetez ce mélange liquide sur un filtre de papier, et déplacez, par une nouvelle quantité d'eau, toute celle que la masse aura pu retenir, plus une nouvelle livre de ce menstrue, afin de compléter deux livres d'hydrolé, que vous ferez concentrer au feu avec le sirop, pour ramener le tout au poids de deux livres.

On peut remplacer la dilution par une infusion de la plante entière; mais on n'épuisera pas ainsi d'une manière aussi complète la gratiole, et le produit en sera par conséquent beaucoup moins actif. On peut également épuiser la gratiole par le déplacement lui seul ; mais il faut alors consacrer quelques heures de plus à l'opération, vu la nature visqueuse du végétal, et encore faut-il se servir du disque inférieur, pour rendre le moyen praticable, comme je l'ai fait observer dans ma note relative au même produit, note que j'ai consignée dans le *Bulletin général de thérapeutique*, au f° 132 du tome VII.

Ainsi que je l'annonce dans ce travail, le sirop de gratiole, dont j'ai modifié depuis lors la préparation, a été expérimenté à la clinique de M. le docteur Chapeau, sur plusieurs malades de l'Hôtel-Dieu de Lyon. Pris par des adultes, à la dose d'une once et demie et de deux onces, avec un infusé de mauve ou un peu de lait, il a constamment produit de six à huit selles copieuses, sans production d'aucun signe d'irritation gastro-intestinale. Associé à la manne, à un sel neutre, combiné enfin à plusieurs minoratifs réunis, il est un puissant auxiliaire, et d'autant moins redoutable d'ailleurs, que ces associations ne lui permettent qu'un séjour de peu de durée dans les voies digestives. On sait, au surplus, quels sont les cas particuliers qui peuvent en réclamer l'emploi. Ainsi, il est présumable qu'il peut être très efficace dans les hydropisies, dans certaines affections cérébrales non fébriles, notamment dans l'apoplexie, la manie ; dans quelques cas d'engorgements viscéraux froids, en agissant comme désobstruant, etc. Ce peut être aussi un excellent vermifuge, un anti-goutteux, un anti-rhumatismal, etc. Cependant il n'appartient qu'aux médecins instruits d'en prescrire l'usage, parce qu'il est très imprudent d'user d'un tel moyen sans discernement et toute connaissance de cause.

SIROP DE GRENADES.

Suc de grenades filtré. . . . . 1 livre.
Sucre blanc . . . . 30 onces.

On extrait de la substance pulpeuse des grenades, non encore bien mûres, autant de suc qu'il est possible d'en retirer; on le filtre immédiatement au papier Joseph, et, pour second résultat, on le combine au sucre, par solution de celui-ci, à l'action modérée d'un bain-marie chaud, et dans un matras à long col, dont on bouche soigneusement l'orifice avec un parchemin, mouillé et scellé. Lorsque le sucre est complètement dissous, on accomplit l'opération en faisant passer le sirop encore chaud à travers un molleton.

Il me semble plus convenable d'agir de la sorte que d'user du moyen que mettent en pratique des pharmacologistes très recommandables, tels que MM. Guibourt, Henry et Soubeiran, lequel moyen, conforme à celui qui est assez généralement conseillé pour la confection des sirops de mûres et de framboises, consiste à faire agir sur le fruit tout entier, et à recueillir le sirop, dont une partie, retenue par le marc, est perdue pour l'opérateur. MM. les rédacteurs du Codex de 1837 ont si bien senti l'inconvénient attaché à ce genre de traitement qu'ils s'en sont complètement affranchis.

Quel que soit le procédé que l'on mette à exécution, on

obtient un sirop de couleur rosée, légèrement acidule, et du reste assez agréable. Ce produit, qui se teint en noir par l'addition du sulfate de fer, et qui d'ailleurs renferme de l'acide gallique, est réputé astringent, rafraîchissant, tempérant, etc. Il est utile, sous ces différents rapports, dans les diarrhées, les dysenteries, les inflammations, celles des voies urinaires surtout et les fièvres inflammatoires. Il sert à édulcorer et aciduler les boissons des malades.

SIROP DE GROSEILLES.

Groseilles rouges. . . . . 18 livres.
Cerises aigres . . . . 2 »

Ecrasez, dans une terrine, les groseilles et les cerises, après avoir enlevé à ces dernières leurs noyaux; descendez ces fruits à la cave, pour les y laisser séjourner pendant vingt-quatre heures, temps nécessaire et suffisant pour le développement de l'arome et du principe colorant de la pellicule des groseilles, plus pour la formation du caillot gélatineux. Lorsque ces conditions sont remplies, jetez la masse tremblottante qui en résulte sur un blanchet; divisez convenablement le caillot, et laissez égoutter pendant douze heures le suc acide qui peut s'en séparer; ensuite soumettez à la presse tout ce qui s'est refusé à l'écoulement.

Vous devez obtenir, pour premier résultat, de cinq livres et demie à six livres de suc bien transparent, et, pour second, environ trois livres et demie : total, de neuf à neuf livres et demie de produit, soit près de la moitié de la quantité des fruits employés. Filtrez rapidement le suc obtenu par expression ; réunissez-le à l'autre, et faites dissoudre dans la totalité, en un vase clos et au bain-marie, du sucre en pains, à raison de vingt-huit onces par livre.

Ce procédé, qui est une modification utile de celui de Piel des Ruisseaux, est, sans aucun doute, le plus avantageux de tous, les douze heures que je consacre à l'écoulement libre du liquide permettant de recueillir une quantité bien plus considérable de suc, soit pendant leur durée, soit par expression du marc gélatineux, que le peu de temps que l'on affecte ordinairement à cette opération. En effet, si, au lieu de douze heures que réclame ce travail, on n'en accorde que deux, je suppose, on recueille environ une livre de moins de suc, ainsi que je m'en suis assuré par deux expériences comparatives, et cela sans aucun avantage pour la bonté du produit, ce liquide ne le cédant en rien, après clarification au moyen du filtre, à celui que l'on recueille sans le secours de la presse.

Après cette formule, qui l'emporte, je le répète, sur toutes celles qui ont été proposées, y compris celle de M. Robinet, dont le mérite ne peut pourtant pas être fortement contesté, je crois pouvoir exposer celle dont j'ai eu occasion de parler au sujet du sirop de framboises. Cette formule, la voici :

Groseilles imparfaitement mûres . . .	15	livres.
Vin rouge de bonne qualité , ...	5	»

Sucre en pains, à raison de 28 onces
par livre de liqueur . . . . Q. S.

On écrase les groseilles, pour les faire macérer avec le vin pendant quarante-huit heures, à la cave, ou seulement trente-six heures, à une température de 20 degrés; on fait égoutter le suc à l'aide d'une chausse d'Hippocrate, puis on soumet le marc à la presse, afin de l'épuiser; enfin, on fait passer à la chausse, ou mieux, au filtre de papier, le suc du marc, et l'on réunit le tout dans un bain-marie contenant le sucre en poudre grossière, pour mettre fin à ce travail, au moyen d'une douce chaleur.

Le sirop qui provient de cette opération est transparent, d'une belle couleur, agréablement aromatique, très peu visqueux sans être gélatineux, bien que le marc ait été soumis à une forte pression; il se dissout bien dans l'eau, et ne décèle nullement la présence du vin. Il faut ajouter qu'il est beaucoup plus économique que le précédent, en ce sens que la pectine se dissout dans la masse, à la faveur du vin, probablement en changeant de nature, par l'effet d'un léger mouvement de fermentation.

On jettera peut-être d'abord le blâme sur ce nouveau moyen, parce qu'on est assez naturellement disposé à refuser son approbation à ce qui sort de la règle commune; mais on sera probablement disposé à l'accueillir assez favorablement, après en avoir essayé. Au surplus, il faut qu'on sache bien que je ne considère comme tout-à-fait rationnelle l'application du vin à la préparation de quelques sirops de fruits, que pour ce qui concerne celui de fraises, celui de framboises et, jusqu'à un certain point, celui de mûres, le sirop de groseilles provenant du procédé de Piel des Ruisseaux l'emportant un peu sur le mien par l'arome et peut-être même par la transparence, bien que ce dernier soit doué des caractères qui constituent un bon produit.

Quant au mode proposé par notre estimable confrère, M. Robinet, il est de ceux que l'on peut citer avec éloge ; toutefois on reproche au produit d'être un peu gélatineux, et conséquemment de ne pas se dissoudre complètement dans l'eau froide. Quant à la couleur, à l'arome et à la saveur du sirop, ils ne laissent, pour ainsi dire, rien à désirer. Ce mode est facile : il consiste à faire crever sur le feu cent livres de groseilles ; à recueillir le suc au dessous d'un tamis de crin, à l'additionner de cinq livres de cerises aigres ; à laisser séjourner ces fruits à la cave durant trente-six heures ; puis ensuite à le verser sur une toile, qui livre passage au suc et retient le caillot de pectine, divisé à l'aide d'un balai d'osier ; enfin à faire dissoudre dans le liquide, dont le poids doit aller à environ quarante livres, du sucre en pains, dans la proportion voulue pour les autres sirops de groseilles.

Le procédé que M. Béral a publié consiste à laisser séjourner à la cave, pendant trente-six heures, quarante livres de groseilles rouges, cinq livres de cerises aigres et autant de framboises, le tout écrasé ; à faire écouler le suc comme à l'ordinaire, et à le convertir en sirop, en y incorporant du sucre dans la proportion de vingt-huit onces par livre, que l'on fait dissoudre dans une bassine.

On a pour résultat un produit dont le rapport du liquide au sucre est comme 16 à 30, après l'entier refroidissement du sirop, l'évaporation produite pendant l'opération établissant ce rapport d'une manière à peu près exacte.

M. Béral fait judicieusement observer que le suc de groseilles a une densité de 6 degrés aréomètriques, et qu'en conséquence le sirop marque 33 degrés à chaud et 37 à froid. La pesanteur spécifique de ce saccharolé est d'environ 1,346, ou à peu près.

C'est comme tempérant, humectant, rafraîchissant que l'on emploie ce sirop, ce qui le rend recommandable surtout dans les chaleurs d'entrailles, les fièvres inflammatoires, les affections exanthématiques, le scorbut, etc.

SIROP DE GUIMAUVE.

Racine de guimauve, en tronçons . .	8	onces.
Eau commune froide	3	livres.
Sirop de sucre	16	»

Laissez agir, pendant douze heures, l'eau sur la guimauve ; passez au blanchet le macéré, que vous porterez à l'ébullition, et que vous filtrerez immédiatement ; ajoutez-le au sirop et faites bouillir le tout, pour chasser le poids de liquide qui excède les 16 livres de sirop ; ou, mieux encore, concentrez le sirop seul et ramenez-le à 30 degrés par l'addition du macéré.

C'est à M. Chereau, habile pharmacien de la capitale, que nous devons cette formule, préférable, sous tous les rapports, à l'ancienne qui prescrivait de soumettre la racine à une décoction, de combiner le décocté avec de la cassonnade ou du sucre et de clarifier le sirop avec des blancs-d'œufs. Ce mode vicieux, et tant d'autres, sont abandonnés de tous les pharmaciens, depuis que des maîtres de l'art, tels que MM. Henry et Guibourt ont signalé les inconvénients des décoctions, tout en faisant ressortir les avantages des infusions et des macérations; avantages immenses que chacun connaît aujourd'hui, et qui se résument par ces quelques mots: économie de combustible, abondance de matières extractives et bonne nature des produits.

La macération, appliquée à la préparation du sirop de guimauve, donne pour résultat un produit translucide, pourvu de toute la matière mucilagineuse et de l'arome de la guimauve. Il doit à cette bonne constitution de se conserver très long-temps sans subir aucune espèce d'altération, bien qu'il soit riche en mucilage.

On peut avoir recours à ce composé dans toutes les affections qui présentent des signes d'irritation ou d'inflammation. Il agit comme pectoral, adoucissant, émollient; aussi est-il employé journellement dans les rhûmes, les phlegmasies intestinales, la fièvre, etc.

SIROP D'HAHNEMANN.

Mercure soluble d'Hahnemann . . .	36 grains.
Gomme arabique en poudre	2 gros.
Sirop de guimauve	6 onces.

On triture, dans un mortier de verre ou de porcelaine le proto-nitrate ammmoniaco-mercuriel et la gomme, pour les unir intimement ; on ajoute à ce mélange assez de sirop pour en former une pâte homogène, par une longue trituration ; puis on achève l'opération par des additions successives de sirop.

La pharmacopée batave a, la première, donné la formule de ce sirop, que nous voyons figurer dans la Pharmacopée universelle de M. Jourdan, ainsi que dans le traité de pharmacie de M. Soubeiran, dont j'ai imité l'exemple, en supprimant, comme nuisible, le miel rosat qui fait partie constituante du produit, dans la recette originelle, et modifiant en conséquence la proportion de la base.

Ce médicament, plutôt magistral qu'officinal, peut être utilisé dans tous les cas qui s'accommodent de l'usage des mercuriaux, notamment dans la syphilis, à la dose d'une cuillerée à bouche, matin et soir.

SIROP HÉLICIÉ.

Hélices préparées 128, soit	24 onces.
Eau potable	4 livres.
Hydrolat de fleurs d'oranger	8 onces.
Sirop de sucre incolore	16 livres.

Choisissez cent-vingt-huit hélices de toute grosseur; brisez-en les coquilles à petits coups de marteau, pour en séparer la matière charnue et les intestins; rejetez ceux-ci et hâchez modérément celle-là; ajoutez-y les quatre livres d'eau commune et les huit onces d'hydrolat; battez vigoureusement le tout avec un balai d'osier, durant un quart d'heure; faites passer le mucilage à travers un linge de forte toile, à mailles un peu serrées; exprimez fortement pour compléter ce passage autant que possible; laissez tomber l'écume durant une douzaine d'heures et enlevez-là avec une écumoire.

Lorsque vous avez réalisé ces conditions, réduisez le sirop du poids du mucilage; laissez-le refroidir en partie; combinez intimement les deux produits, à l'aide d'un fort balai d'osier; puis enfin versez le tout sur un blanchet, et favorisez, s'il le faut, le passage, en promenant sur ce tissu une spatule de bois.

J'ai publié, en 1833, dans le Journal de pharmacie de Paris, un travail sur plusieurs médicaments qui ont pour base les hélices. Depuis cette époque, j'ai apporté aux formules qu'il contient de légères modifications qu'une plus longue expérience m'a fait juger utiles. C'est avec ces modifications qu'un extrait de mon Mémoire a paru plus tard dans plusieurs journaux scientifiques, notamment dans le Journal des sciences physiques et dans celui de pharmacie du midi. Ainsi, c'est tel qu'il figure dans ces derniers recueils que je reproduis ici le mode relatif au sirop hélicié.

Ce produit, que je considère comme tout-à-fait supérieur à celui de nos pères, en ce sens qu'il contient de plus que lui la matière albumineuse des hélices, et que les principes médicamenteux de ces mollusques y figurent dans leur état de nature ; ce produit, dis-je, est doué de tous les caractères qui constituent un excellent médicament.

On sait, en effet, que les préparations d'escargots sont réputées d'autant plus efficaces, que la substance active de ces coquillages y est représentée aussi fidèlement que possible ; en d'autres termes, qu'elles ont été soustraites entièrement, ou presqu'entièrement, à l'influence de la chaleur : or, en associant cette substance au sirop simple modérément chaud, on ne peut avoir à craindre aucune chance d'altération, attendu que l'albumine n'est guères coagulable qu'à 74 degrés du thermomètre centigrade.

On sait aussi que divers médecins, à l'exemple de M. Chrestien de Montpellier, sont si bien pénétrés de cette vérité, qu'ils ne craignent pas de conseiller à leurs malades l'usage des hélices vivantes, dont on fait, pour ainsi dire, usage à l'instar des huitres. Douées, effectivement, de propriétés plus franchement émollientes et pectorales, dans leur état d'intégrité, qu'après avoir subi dans un liquide aqueux une coction plus ou moins prolongée, qui les rend plutôt analeptiques que pectorales, elles ont souvent opéré des cures inespérées sous la direction de ces praticiens, ainsi que j'en ai acquis la conviction intime. Je puis d'ailleurs ajouter à ces faits notoires ceux que ma propre expérience peut faire valoir en faveur des préparations héliciées, du sirop surtout.

De temps immémorial, les pharmacologistes français se sont attachés à désigner de préférence l'hélice vigneronne (*helix pomatia*), sans doute comme la plus abondante parmi nous, et d'ailleurs la plus volumineuse. C'est cette espèce que j'emploie moi-même ; cependant il en est d'autres qui peuvent l'être indistinctement. Telles sont : l'hélice des haies (*helix aspersa*), la plus volumineuse après la précédente, et l'une des plus communes en France ; l'*hélix naticoides*, à coquille ovoïde, qui s'accommode très bien des terrains arides de la France méridionale, et la plus délicate comme la plus facile à digérer de toutes; puis l'*hélix melanostoma*, à coquille globuleuse, et qu'on trouve plus particulièrement dans nos contrées méridionales, au pied des amandiers; l'*hélix variabilis*, qui habite le bord des chemins des mêmes contrées ; l'*hélix vermiculata* ou *mourguéta* des Languedociens, etc., etc.

Ces testacés sont généralement recommandables; néanmoins, comme leur volume n'est pas le même chez tous, soit par rapport aux âges, soit par rapport aux espèces, il est à propos d'en proportionner le nombre, de manière à obtenir toujours un poids égal de substance charnue, afin d'avoir un produit constamment identique, ou du moins autant qu'il est possible. Il faut aussi savoir tenir compte de l'influence que les saisons exerçent sur les limaçons, et se rappeler que l'époque la moins favorable est la fin de l'hiver, le long jeûne qu'ils ont enduré pendant leur engourdissement hibernal ayant diminué de beaucoup la quantité de matière gélatineuse dont ils sont gorgés aux autres époques de l'année.

Le mot *hélicié*, que j'applique aux préparations d'hélices, très compréhensible pour les hommes de l'art, déguise aux yeux du vulgaire l'origine de ces produits, et n'inspire pas par conséquent le dégoût que l'on éprouve assez généralement en présence de tout ce qui porte le nom d'escargot ou de limaçon; il a d'ailleurs quelque chose de plus scientifique que l'ancienne dénomination, en ce qu'il rappelle surtout celle que porte l'animal dans le langage latin.

C'est dans le commencement des phthisies pulmonaires, dans les catarrhes aigus et chroniques, l'hémoptysie et, en général, dans toutes les irritations de poitrine, que les praticiens peuvent retirer de très bons effets de l'usage du sirop hélicié. C'est, du reste, à la fois un agent relâchant, adoucissant et analeptique, que l'on peut prendre associé à tous les pectoraux connus, mais qu'il convient pourtant mieux d'administrer seul, à la dose de quelques cuillerées par jour.

SIROP D'HYDRIODATE DE POTASSE.

Hydriodate de potasse.. . . . . 32 grains.
Eau distillée. . . . . Q. S.
Sirop de sucre blanc. . . . . 16 onces.

Faites dissoudre le sel dans une faible quantité d'eau distillée; filtrez et ajoutez le soluté au sirop un peu chaud.

Vous obtiendrez un sirop incolore, dont chaque once contiendra deux grains de base médicamenteuse.

On peut préparer de la même manière, et dans les mêmes proportions, le sirop d'iodate de potasse, qui ne tarde pas long-temps à prendre une teinte légèrement rougeâtre.

Ces deux produits se recommandent dans les cas de goître, de scrofules, d'engorgements glanduleux, d'aménorrhée, de leucorrhée, etc., etc. On peut en élever la dose jusqu'à deux onces et plus, en commençant par celle de deux gros, dans les vingt-quatre heures, sans avoir à redouter les accidents qui suivent souvent l'usage immodéré de l'iode.

SIROP D'HYDROCYANATE DE POTASSE (MAGENDIE).

Cyanure de potassium	8 grains.
Eau distillée.	64 »
Sirop de sucre	16 onces.

On fait dissoudre dans l'eau distillée le cyanure de potassium, qui se transforme en hydrocyanate de potasse, pour constituer l'hydrocyanate médicinal de M. Magendie, préparation toute magistrale, par la facilité avec laquelle elle s'altère, même dans des vases imparfaitement pleins.

On ajoute ce soluté au sirop, pour former un produit, dont chaque once représente un demi-grain de cyanure de potassium.

C'est à juste titre que M. Soubeiran signale l'insuffisance de cette proportion de base, attendu la décomposition du cyanure. On pourrait, sans nul inconvénient, la doubler et la quatrupler même, mais sur l'indication précise du médecin.

L'auteur de la formule considère ce sirop comme particulièrement propre à remplacer d'autres sirops, dans les potions pectorales ordinaires. C'est depuis une jusqu'à deux onces qu'il peut recevoir cette destination.

SIROP D'HYSOPE.

Sommités sèches d'hysope . . . . 4 onces
Eau commune . . . . Q. S.
Sirop de sucre. . . . . 4 livres.

Traitez l'hysope, en poudre mi-fine, par assez d'eau froide pour en former une bouillie claire ; recueillez, sous un filtre de papier, l'hydrolé que peut céder la poudre ; puis chassez successivement de nouvelles quantités de cette teinture aqueuse, jusqu'à ce que vous ayez pu en réaliser une livre, que vous verserez dans le sirop bouillant, au moment que vous l'aurez réduit au poids de trois livres, par évaporation.

On peut arriver au même résultat, mais moins vîte, en exerçant le déplacement, sans recourir à la dilution, l'hysope se prêtant assez bien à ce genre de traitement.

Ce sirop, fait dans les proportions adoptées par MM. Henry et Guibourt, est beaucoup plus efficace que celui du Codex et de M. Soubeiran. Il contient, par livre, les principes solubles d'une once d'hysope, tandis que l'autre, dans lequel on fait entrer, il est vrai, de l'hydrolat, ne représente qu'un sixième de cette même quantité (une once pour six livres). En somme, il est même préférable à celui de MM. Henry et Guibourt, en ce qu'il n'a nullement souffert de l'action de la chaleur : car, quelque soin que l'on prenne de n'ajouter l'infusé au sirop que lorsque ce dernier est cuit au boulé, il faut, de toute nécessité, que l'évaporation s'en suive, en raison de la grande masse de menstrue employé. Il ne réclame pas d'ailleurs l'auxiliaire que lui accordent ces Messieurs, parce qu'il ne perd rien des principes aromatiques du végétal.

Le sirop d'hysope est employé dans le catarrhe humide, vers la dernière période des rhumes, lorsque l'expectoration se fait avec difficulté; dans l'asthme humide; il est de plus vermifuge, stomachique, diaphorétique, emménagogue, etc. On en borne la dose entre demi-once et deux onces.

SIROP D'IODE.

Teinture d'iode . . . . 1 once.
Sirop de sucre incolore. . . . . 15 »

Formez, par simple mélange à froid, un composé homogène d'une couleur jaune-rougeâtre.

Ces proportions peuvent permettre d'employer le sirop d'iode depuis un gros jusqu'à une once, dans les vingt-quatre heures, attendu que l'iode figure à la dose de trois grains par once. Il pourrait être imprudent de dépasser cette limite, du moins dans la plupart des cas, surtout si la dose était prise d'emblée.

On peut considérer ce saccharolé comme très efficace dans le traitement du goître, des scrofules, des affections tuberculeuses, de l'aménorrhée, de la leucorrhée, des tumeurs blanches et autres engorgements chroniques, etc., etc.

SIROP D'IPÉCACUANHA.

Extrait alcoolique d'ipécacuanha. . . . 1 once.
Eau pure . . . . 8 »
Sirop simple . . . . 9 livres.

Opérez la solution de l'extrait à la faveur de l'eau, et filtrez le soluté, qui devra laisser sur le filtre de quarante à cinquante grains de matière insoluble.

D'un autre côté, obtenez, par ébullition du sirop, une concentration suffisante, pour qu'en l'additionnant de l'hydrolé, vous puissiez le ramener à sa quantité première, sans avoir besoin de recourir à l'action du feu.

Vous obtiendrez ainsi un sirop qui ne contiendra pas quatre grains d'extrait, mais qui représentera assez exactement la substance active de seize grains de racine d'ipécacuanha, ce qui satisfait complètement au but que l'on doit se proposer : car, peu nous importe que l'extrait d'une quantité donnée de substance végétale figure ou non en entier dans un produit, pourvu que toute la matière active y soit. On sait, en effet, que la proportion minime de matière qui résiste à l'action dissolvante de l'eau, est complètement dépourvue de propriétés vomitives, et dès lors on ne doit pas craindre de faire usage du filtre, dans l'intention de conserver toute la transparence du sirop.

J'ai adopté ce procédé, dont nous devons la première idée à MM. Henry et Guibourt, et dont MM. les rédacteurs du nouveau Codex ont eu le bon esprit de faire usage ; cependant j'avoue franchement que j'accorde toute ma confiance au suivant, et que je le crois préférable, en cela qu'il permet d'arriver à un résultat tout-à-fait satisfaisant, sans le secours d'un menstrue alcoolique. Ce procédé, qui appelle à son aide la dilution, est aussi simple que facile dans son exécution. Le voici en peu de mots.

On prend :

Poudre mi-fine d'ipécacuanha dépouillé de son méditullium.	4 onces.
Eau commune	Q. S.
Sirop hydrolique	9 livres.

Avec le secours de douze onces d'eau, on exerce une dilution sur l'ipécacuanha. Le magma qui en résulte est jeté sur un filtre, qui livre facilement passage à l'hydrolé surabondant. On arrose avec soin la substance plane de l'ipécacuanha avec de l'eau, pour compléter une livre et demie de liqueur; puis on arrive au dernier résultat, en ramenant à neuf livres, par l'addition de l'hydrolé, le sirop concentré convenablement.

Tel est le mode que j'ai mis en pratique avec un

plein succès, et que je ne crains pas de conseiller, surtout à ceux de mes confrères qui peuvent manquer d'extrait alcoolique au moment du besoin. J'ai dit, et je le répète, qu'il permet d'atteindre à une fin qui ne laisse rien à désirer, et le fait suivant en est la preuve la plus convaincante :

L'ipécacuanha, épuisé par les traitements aqueux que réclame l'opération précédente, a subi, par déplacement, après avoir été complètement desséché, l'influence de huit onces d'alcool à 22, qui ont suffi pour le dépouiller de tout ce qui pouvait être entraîné par ce menstrue. Le résultat de ce traitement a été représenté par vingt-huit grains seulement d'extrait pilulaire, incomplètement soluble dans l'eau.

Or, comme il est plus que présumable que les traitements aqueux, poussés plus loin, auraient enlevé à la masse végétale le peu de matière soluble qui avait résisté à ceux dont j'ai fait usage, il est évident qu'il n'y a rien que de très rationnel dans mon procédé ; car il importe peu que la matière gommeuse de l'ipécacuanha occupe sa place dans le sirop, lorsque nous pouvons avoir la certitude qu'elle n'exerce aucune action nuisible sur la partie vomitive, qui est du reste très soluble dans l'eau.

M. Soubeiran fait observer que le sirop d'ipécacuanha peut être préparé par lixiviation ou déplacement, opération à laquelle se prête assez bien l'ipécacuanha, pourvu toutefois qu'il ne soit ni en poudre fine, ni mélangé d'une partie de l'axe ligneux, qui tuméfierait la masse au point de rendre impossible le passage du liquide. Il est donc entendu que le déplacement pur et simple, et le déplacement précédé d'une dilution, peuvent être appliqués avec succès à la préparation d'un produit; mais il est certain que ce dernier traitement est préférable sous le rapport de la promptitude.

Le même pharmacologiste prépare son sirop en humectant l'ipécacuanha avec quatre fois son poids d'eau tiède, soumettant à la presse, après vingt-quatre heures de contact, renouvelant ce traitement, filtrant les liqueurs et les ajoutant au sirop concentré, pour le ramener à 30 degrés. Cette méthode, empruntée à Cadet, ne me paraît pas valoir celles qui précèdent, bien qu'elle ne soit nullement défectueuse.

Quant à l'ancien procédé, qui porte l'empreinte des vieilles habitudes, les pharmaciens en ont fait pleine justice, en le considérant comme inexécutable ou vicieux, et le livrant complètement à l'abandon. On sait que ce procédé consiste à faire bouillir, dans sept livres d'eau, pour les réduire à six, huit onces d'ipécacuanha concassé, à filtrer la liqueur au papier, chose presque impossible, eu égard à la quantité majeure d'amidon qui réside dans la racine, et enfin à faire fondre dans ce produit douze livres de sucre.

On peut citer encore d'autres procédés qui ont pu recevoir un assez bon accueil dans le temps, mais qui sont également tombés en discrédit, parce qu'ils ne sont pas exempts d'inconvénients. Ainsi celui de M. Jéromel, qui figure dans le Journal de pharmacie de Paris, au folio 307 du t. IX, donne bien pour résultat un assez bon produit, mais il peut être critiqué dans ses moyens d'exécution, attendu que l'alcool à 37, dont se sert d'abord ce pharmacien, est à un titre trop élevé, ainsi que l'ont prouvé MM. Henry et Guibourt, pour agir sur l'ipécacuanha aussi bien que peut le faire de l'alcool à 22. Or, l'auteur aurait dû se borner à l'emploi de ce dernier, au lieu d'user de l'un et de l'autre successivement. Il a été aussi assez mal inspiré, comme l'ont encore fait observer les honorables pharmacologistes dont j'emprunte l'autorité, lorsqu'il a fait succéder les traitements aqueux seulement aux traitements alcooliques, puisqu'en usant de ceux-ci, il arrivait au résultat produit par le mélange des trois liqueurs, dont l'effet immédiat est la précipitation des matières gommeuses et amilacées. M. Jéromel, qui recueille par distillation la totalité de l'alcool, après avoir séparé par le filtre le précipité formé, additionne d'un peu de ce liquide la matière extractive retirée de l'alambic, et combine deux onces de cette teinture à dix-huit onces de sirop de sucre, pour obtenir de toutes pièces du sirop d'ipécacuanha, dont on ne peut déterminer l'action, vu qu'il ne détermine pas lui-même la quantité d'alcool à introduire dans la masse extractive, qui ne s'accommode pas du reste, relativement à son action vomitive, de la présence de cet agent conservateur.

M. Robinet, pharmacien distingué de Paris, s'attire à peu près les mêmes reproches, lorsqu'après avoir épuisé l'ipécacuanha par l'eau, il précipite la gomme et la fécule par l'alcool à 36, dont le titre est d'ailleurs encore trop fort.

De tous les moyens proposés et tombés en discrédit, un seul, celui que MM. Henry et Guibourt paraissent improuver le plus, me semble, pour ainsi dire, exempt de reproches graves. Je veux parler du procédé de M. Boullay. En effet, il me semblerait assez rationnel, à défaut de la méthode de déplacement, que cet estimable confrère ne manquerait pas de mettre aujourd'hui en pratique dans le cas qui nous occupe ; il me semblerait assez rationnel, dis-je, de faire agir, à froid, sur la racine en poudre, la quantité d'eau voulue pour la confection du sirop, en usant toutefois des trois macérations indiquées, de manière à terminer le travail en trente-six heures. Mais sans admettre, comme les auteurs qui ont pu s'élever contre cette pratique, l'impossibilité d'épuiser l'ipécacuanha par l'eau froide, je reconnais qu'il y a là quelque chose à désirer, le liquide retenu par la poudre retenant lui-même une certaine quantité de principes actifs.

Il est encore d'autres formules nouvellement proposées, notamment par M. Victor Audouard, de Béziers (*Journal de pharmacie du Midi*, mars et février 1835), et par M. Deffère, pharmacien à Nîmes (même recueil, f° 59 du t. III). Ces formules, qui n'offrent rien de bien particulier, attendu qu'elles ont pour base la méthode de déplacement, dont tout le monde aujourd'hui sait faire une juste application, offrent un résultat à peu près analogue à celui que permet d'atteindre celle du nouveau Codex; dès-lors je ne puis pas en dire grand chose, sinon qu'elles révèlent dans leurs auteurs d'excellentes intentions dont il faut savoir leur tenir compte.

Le sirop d'ipécacuanha est un de ceux dont il pourrait être dangereux de faire une fausse application ; aussi faut-il bien se garder de l'administrer inconsidérément. Cet agent thérapeutique jouit de propriétés vomitives, purgatives, incisives et astringentes, qui en rendent les usages très variés. Ainsi il est employé dans les cas de flux intestinaux, après disparition des phénomènes inflammatoires, d'affections catarrhales chroniques, d'embarras bronchiques, de surabondance muqueuse du poumon, etc., etc. Il peut être particulièrement recommandé encore dans les affections diarrhéiques, les dysenteries, les flux leucorrhéiques, la péritonite puerpérale, les catarrhes muqueux, les rhumes avec engouement des voix aériennes, la coqueluche, etc., etc. On peut en varier les doses depuis un gros jusqu'à une once. C'est plus particulièrement aux enfants qu'aux adultes et aux vieillards que ce médicament est destiné.

SIROP DE JALAP COMPOSÉ.

Jalap en poudre	1 once.
Semences de coriandre, concassées. .	1/2 gros.
de fenouil, idem . . .	1/2 »
Eau de fontaine	10 onces.
Sirop de sucre	24 »

Versez l'eau bouillante sur le jalap et les semences ; couvrez le vase et laissez infuser et digérer durant vingt-quatre heures. Passez avec expression l'infusé, filtrez-le, reconnaissez-en la quantité, et additionnez-en le sirop, lorsqu'il aura perdu un poids égal au sien. Faites enfin passer ce produit à travers une étamine.

Ce sirop ne représente pas fidèlement la quantité de jalap employée, attendu que la majeure partie de la résine résiste à l'action dissolvante du véhicule; néanmoins il jouit d'une activité suffisante pour purger les enfants du premier âge, les seuls à peu près qui soient appelés à en faire usage. Il les purge bien à la dose de demi-once ou d'une once; il peut de plus agir chez eux comme anthelmintique.

SIROP DE JUJUBES.

Jujubes récentes	6	onces.
Eau commune.	2	livres.
Sucre.	2	»

Ouvrez les jujubes, épuisez-les par longue ébullition; passez avec expression le décocté, décantez-le après quelques heures de repos; ajoutez-y le sucre, un blanc d'œuf, et clarifiez le sirop selon les règles de l'art. Laissez concentrer ce produit jusqu'à 30 degrés, et faites-lui traverser un molleton.

C'est ainsi que doivent être préparés les sirops de fruits secs, tels que ceux de dattes, de figues, etc., dont les vertus sont les mêmes.

On estime ce sirop pectoral, adoucissant, humectant, béchique, anti-catarrhal, etc.

SIROP DE JUSQUIAME.

Extrait sec de jusquiame. . . . . . . 32 grains.
Eau pure . . . . 1/2 once.
Sirop simple. . . . . 1 livre.

Faites un soluté avec l'extrait et l'eau; ajoutez-le au sirop, dont vous entretiendrez convenablement l'ébullition; puis passez.

Ce mode tout-à-fait rationnel est également applicable aux sirops de pomme épineuse, de belladone, etc. J'ai donné, à l'occasion de ce dernier, des détails qu'il est important de connaître.

L'extrait se trouve encore ici dans la proportion de deux grains sur une once de sirop. Comme moins actif que celui de Belladone, de stramoine, il pourrait y entrer pour une plus forte dose; cependant il est à propos de s'arrêter invariablement au principe établi par le Codex, pour ne pas faire naître des erreurs très préjudiciables aux malades, d'autant plus que d'autres pharmacologistes n'admettent qu'un grain par once.

SIROP DE KARABÉ.

Sirop d'extrait d'opium, à un grain
par once. . . . . 16 onces.
Esprit volatil de succin . . . . 32 grains.

Incorporez avec soin, à froid, l'esprit de succin dans le sirop, pour obtenir un produit qui représente deux grains de ce fluide volatil par once.

C'est une simplification très grande du sirop narcotique de succin du savant Lémery, attendu que cet auteur préparait ce composé en soumettant à la liquéfaction, sur le feu et dans une terrine vernissée, deux onces de succin, auxquelles il ajoutait un poids égal d'opium brut, divisé en petits morceaux. Il pulvérisait la masse refroidie et la conservait pour l'usage journalier.

Cette préparation, qui représentait environ un gros d'opium, et à peu près autant de succin, dans un total de deux gros, était soumise, à cette dose, à l'action de quarante-huit onces d'eau bouillante, que l'on filtrait après, et auxquelles on associait dix-huit onces de sucre, pour réaliser, par évaporation, vingt-sept onces de sirop, dont on pouvait comparer la force à celle que peut avoir un sirop d'opium à un grain d'extrait par once, en raison de la perte causée par la torréfaction de l'opium.

C'est d'après cette induction que les rédacteurs du Codex de 1758 rédigèrent une formule plus rationnelle, et d'ailleurs beaucoup plus simple. Cette formule avait pour objet la dissolution de deux gros d'opium pur dans une quantité suffisante d'eau bouillante, la filtration du soluté et son union avec seize onces de sucre. Le produit, réduit à la densité voulue, contenait deux grains d'opium ou un grain d'extrait par once, plus les deux grains d'esprit de succin que l'on y ajoutait. Or, le sirop de karabé du nouveau Codex, dans sa simplicité, présente un médicament qui peut rivaliser avantageusement avec celui de l'ancien, et surtout avec le produit suranné de Lémery.

Baumé lui-même a prouvé qu'il sentait bien le ridicule d'une pratique que repousse la saine raison, en formulant, dans ses éléments de pharmacie, le mode que nous suivons de nos jours, s'il est vrai toutefois que nous le suivions encore; car il ne faut pas se dissimuler qu'il est un très grand nombre de nos confrères qui, par indifférence ou mépris de leurs devoirs, peut-être même par une opinion peu favorable à la chose, substituent au sirop de karabé le sirop d'opium, qui est souvent substitué lui-même à celui de pavots blancs ou diacode, et *vice versa.*

Le sirop de karabé, dont il faut savoir conserver religieusement la formule, est céphalique, anti-spasmodique et calmant, à la manière du sirop d'opium, dont il partage du reste toutes les propriétés. Il doit être pris à doses ménagées, depuis un gros jusqu'à une once.

SIROP DE LAIT.

Lait écrémé, du jour	24	livres.
Sucre raffiné.	18	»
Eau de laurier cerises	6	onces.

On prend du lait tout récemment trait; on le laisse en repos pendant six heures, temps utile pour la séparation d'une grande partie de la crême, que l'on enlève avec le plus grand soin.

Après avoir satisfait à cette première condition, on prend une terrine vernissée et bien lisse sur toute sa surface, de préférence à un vase métallique, qui ferait contracter an produit un mauvais goût ; on la tare, puis on y fait concentrer le lait, à un feu doux, et en agitant continuellement avec une spatule de buis, pour le réduire à douze livres. C'est alors qu'il doit recevoir le sucre cassé en morceaux, pour former, par simple solution, un sirop que l'on coule à travers un blanchet très propre, et dont on facilite le passage avec la même spatule. Quelques instants après, on y incorpore avec soin l'hydrolat aromatique de laurier cerise.

Il importe beaucoup que le lait soit du jour, tout nouvellement trait et sans aucun mélange de lait de la veille, sous peine de voir la matière caséeuse se coaguler au moment de la dissolution du sucre. Il n'est pas moins important de soustraire au lait autant de substance butyracée que possible, non seulement dans le but de rendre le produit beaucoup moins altérable, mais encore pour qu'il soit mieux approprié à l'état d'atonie des organes digestifs : car il ne faut pas oublier qu'il est plus particulièrement destiné aux tempéraments débiles, ou aux sujets qui, par suite de longues maladies ou de longues abstinences, réclament, sur toutes choses, l'usage de la diète lactée.

La présence de la crême ne pourrait être sans inconvénient, et avantageuse même, que dans certains cas exceptionnels que je désignerai plus loin.

Lorsqu'il arrive que le lait tourne au moment de la dissolution du sucre, on n'a pas d'autre parti à prendre que d'achever, par l'addition d'une quantité suffisante d'acide acétique faible, la séparation du caséum, pour faire servir le produit comme sirop d'écume. Du reste, pour assurer plus complètement la réussite de l'opération, il faut éviter de faire bouillir le lait, et ne pas cesser de l'agiter pendant l'évaporation ; car, en l'absence de ces précautions, on peut être exposé à l'inconvénient que l'on cherche à éviter par le choix d'un lait nouvellement trait.

Comme M. Robinet, je me suis convaincu de la facilité qu'il y aurait à pousser plus loin la concentration du lait; mais comme lui aussi il me semble qu'il faut s'en tenir à l'évaporation de la moitié de ce fluide animal, puisqu'il en résulte un excellent produit.

M. Robinet, auteur de cette bonne préparation, fait observer que tout autre lait que celui de vache se prête également bien à son procédé, qui doit recevoir un bon accueil de tous les pharmaciens, attendu qu'il donne naissance à un produit qui peut être considéré, à juste titre, non seulement comme un médicament, mais encore comme un excellent agent diètétique qui peut remplacer avec quelques avantages l'usage du lait, en raison de l'état de concentration dans laquelle se trouve cette sécrétion animale, et en raison aussi de l'absence de la substance butyracée, substance que repoussent en général les organes gastriques des personnes valétudinaires.

J'ai dit que certains cas exceptionnels pouvaient permettre aux pharmaciens de laisser figurer la crême dans le sirop, et je le prouve. Depuis que la recette du sirop de lait a été publiée dans le Journal de chimie médicale, (tome 7. F° 606), j'ai eu à préparer maintes fois ce produit, pour des bals ou soirées d'hiver, la veille ou le jour de la consommation. La préparation pourvue de la partie crêmeuse a toujours été préférée à l'autre, soit qu'elle fut trouvée plus agréable, soit qu'elle soutint mieux l'addition d'un liquide aqueux. Il faut ajouter ensuite que dans ces circonstances on ne peut guères avoir à redouter les accidents que peuvent faire craindre les divers cas pathologiques ou hygièniques qui réclament, l'usage du sirop de lait. Ainsi il reste suffisamment prouvé que ce saccharolé doit être ou non préparé avec le lait pourvu de toute sa crême, suivant qu'il est considéré comme objet d'agrément ou comme agent médical.

SIROP DE LAITUE.

Eau distillée de laitue . . . . 1 livre.
Sucre blanc . . . . 2 »

Prenez, au moment de la floraison, des tiges de laitue (*lactuca sativa*), dépouillées de leurs feuilles ; obtenez-en le suc, par contusion et expression ; soumettez ce suc bourru à la distillation, pour recueillir un poids d'hydrolat égal à la moitié du sien. C'est dans cet hydrolat que vous ferez fondre le sucre, à la chaleur d'un bain-marie et en vase clos.

M. Arnaud, pharmacien, à Nancy, a eu le premier l'idée de l'hydrolat de laitue, obtenu du suc de la tige, au moment de sa floraison ; mais il a eu le tort d'y compreudre la feuille, dont les propriétés ne sauraient être comparables à celles de la tige seule.

M. Chevalier, à l'occasion de ce produit, a pensé

qu'il serait convenable de le convertir en sirop, immédiatement après sa préparation, d'après l'opinion qu'il a de sa prompte altération ; cependant je puis assurer qne cet hydrolat, très altérable, il est vrai, dans un vase imparfaitement ou négligemment bouché, peut se conserver dans toute son intégrité pendant très long-temps, s'il est soustrait complétement à l'action de l'air. Il suffit d'en remplir exactement une bouteille, de la boucher avec le plus grand soin et de recouvrir le bouchon d'une couche de bon goudron, pour atteindre le but. C'est, du reste, un point de pratique qui se rapporte à tous les hydrolats, quels qu'ils soient, bien que tous n'aient pas, tant s'en faut, une égale tendance au genre d'altération dont on les accuse. J'ai conservé, et je conserve encore divers de ces produits, pris parmi les plus fugaces, qui, après deux et trois ans, sont encore de nature à pouvoir rivaliser avec ceux qui sortent de l'alambic : tels sont ceux de lis, de laitue, de tilleul, de bourrache, de plantain, etc.

Au surplus, que l'opinion de M. Chevallier soit bien ou mal fondée, il n'en est pas moins vrai qu'il a eu raison de donner une pareille destination à l'eau distillée de suc de laitue, et M. Soubeiran nous en fournit la preuve en composant le sirop dont je viens de reproduire la formule, et surtout en soumettant ce nouveau médicament aux expériences cliniques de M. Martin Solon. (Voyez le *Bulletin général de thérapeutique*, tome 9e, F° 320).

Il résulte de ces expériences que le sirop de laitue,

qu'il faut bien distinguer du sirop de thridace, procure du sommeil, à la dose d'une once et demie ; qu'il n'occasionne point de céphalalgie, et n'agit pas sensiblement sur la circulation ni sur l'appareil digestif; que ses effets ont été presque aussi marqués que ceux du sirop diacode et des pilules de cynoglosse, chez des sujets atteints de maladies chroniques, etc., etc. Mais il faut observer que deux onces de ce médicament n'ont pas paru avoir une action plus forte qu'une once de sirop de pavôts blancs, bien qu'il puisse le remplacer, du moins d'après ces Messieurs, dans tous les cas qui en motivent l'emploi.

SIROP DE LICHEN D'ISLANDE.

Lichen d'Islande	4 onces.
Eau commune	Q. S.
Sirop de sucre	4 livres.

Faites chauffer le lichen avec l'eau jusqu'à ébullition; égouttez-le, ajoutez-y de nouvelle eau, en quantité suffisante pour qu'il y soit en immersion ; entretenez l'ébullition du liquide pendant une demi-heure ; puis faites encore deux décoctions semblables. Ces trois décoctés réunis, que vous aurez reçus sous un tamis de crin à mailles un peu serrées, ou sous un grand blanchet, seront ajoutés au sirop bouillant et concentrés avec lui, jusqu'à la densité de 30 degrés. Enfin une étoffe de laine recevra le produit, pour lui donner passage.

Il serait inutile d'avoir recours au procédé de

MM. Berzélius et Westring, non plus qu'à tous ceux qui ont été successivement proposés, pour enlever au lichen son principe amer (cétrarine de Berzélius), ce principe, que n'enlève pas en totalité le lavage que j'indique, étant complétement détruit par la longue ébullition que nécessite l'opération. Il faut d'ailleurs bien se persuader d'une chose, c'est que le traitement du lichen par la potasse du commerce, comme l'indique M. Berzélius, donne pour résultat un liquide purement gélatineux, il est vrai, mais complétement dépourvu de gomme et du peu de sucre incristallisable dont ce célébre chimiste a reconnu l'existence dans cette cryptogame.

On ne fait généralement subir qu'une seule décoction au lichen, pour le dépouiller de sa partie gommo-gélatineuse. C'est trop peu, à mon avis, vu que la troisième décoction n'est pas encore suffisante pour atteindre complètement ce but ; or, on ne sera pas étonné que je multiplie ainsi les traitements aqueux, bien qu'il en résulte une masse assez considérable de liquide gélatineux, qu'il faut payer au prix du temps et du combustible.

Il serait sans doute préférable de préparer à l'avance une certaine masse de saccharure, faite d'après les principes posés précédemment, pour l'épuisement du lichen, et de combiner une proportion convenable de ce produit officinal avec du sirop de sucre. Cette préparation, faite en temps opportun, serait d'autant plus précieuse pour les pharmaciens, qu'ils pourraient la rendre applicable à toutes celles qui ont le lichen pour base, telles que la pâte, la gelée, les tablettes, etc. M. Robinet nous a mis d'ailleurs sur la voie de ce nouveau genre de médicaments, en formulant un procédé pour la confection d'un saccharure de lichen.

Il y a quelques années, je publiai, dans ce sens, (*Journal de chimie médicale* tome 8e, F° 650), un travail intitulé : *Saccharolés gélatineux concentrés.* Depuis cette époque je me trouve si bien de ce genre de produits, que je n'ai pas cessé de lui donner la préférence, notamment pour le sirop qui nous occupe.

Pour la confection de ce composé, je prends :

Saccharure de lichen, fait à parties égales de lichen et de sucre	8	onces.
Eau de fontaine	8	»
Sirop de sucre	3	livres,

Je fais fondre le saccharolé dans l'eau bouillante ; je coule le solutum gélatineux, et je le verse encore chaud dans le sirop bouillant; je fais jeter un bouillon au mélange, et je le passe à travers un molleton, pour en recueillir environ quatre livres, qui représentent quatre onces de lichen, comme le précédent, soit un demi gros par once.

Cette préparation, ainsi que toutes celles qui résultent de l'emploi du saccharure, ne diffèrent nullement des produits que l'on doit aux traitements directs du lichen. Aussi crois-je devoir conseiller à mes confrères d'user de ce précieux moyen, qu'ils apprécieront surtout toutes les fois qu'ils auront à préparer une faible quantité de gelée de lichen, dont le modeste prix ne saurait dédommager le manipulateur des soins et du temps qu'il est obligé de consacrer au genre d'opération que nécessite l'ancien procédé.

On aura sans doute remarqué que je fais entrer le lichen en plus grande quantité dans ce sirop que MM. Soubeiran, Henry et Guibourt, qui, au surplus, ne s'accordent nullement sur ce point. C'est qu'il m'a toujours paru que cette proportion est la plus convenable de toutes, eu égard aux espérances que les praticiens fondent sur un produit qui doit avoir quelque importance médicale.

Ce serait peut-être ici le cas de dire un mot des travaux que MM. Coldefi-Dorly et Zier ont publiés sur l'extraction des principes gélatineux du lichen, travaux qui ont leur utilité ; mais la crainte de donner beaucoup trop d'étendue à cet article, peut-être déjà trop long, m'impose l'obligation de renvoyer mes lecteurs aux journaux scientifiques qui renferment les mémoires de ces Messieurs.

Le sirop de lichen adoucit la toux et la fait souvent cesser; il facilite l'expectoration bronchique ; réussit dans les phlegmasies chroniques de l'appareil respiratoire, comme dans celles du tube gastro-intestinal, tels que diarrhées, dysenteries à leur déclin ; dans l'asthme humide, la phthisie commençante même, les toux rebelles qui succèdent à la coqueluche, etc., etc. Il peut être pris à assez fortes doses sans nul inconvénient, en raison de l'absence de la cétrarine.

SIROP DE LIERRE TERRESTRE.

Lierre terrestre, en poudre mi-fine. . . 4 onces.
Eau. . . . . Q. S.
Sirop de sucre . . . . 4 livres.

On forme une masse pâteuse un peu liquide, avec de l'eau et la poudre; on en remplit un filtre de papier; on laisse égoutter le liquide que ne peut retenir le végétal, et enfin on déplace l'autre, pour réaliser 500 grammes (une livre) de liqueur.

Lorsqu'on a atteint ce résultat, on place sur le feu les quatre livres de sirop, pour les réduire à trois; on retire la bassine du feu, on opère le mélange des deux liquides, et on coule immédiatement.

Je préfère la dilution au déplacement lui seul, attendu que le liquide s'ouvre instantanément de fausses voies à travers la poudre, si elle n'est extrêmement fine et bien tassée. Je la préfère encore au procédé du Codex, qui consiste à faire digérer, en vase clos, pendant deux heures, la plante dans l'hydrolat, et à combiner le produit à deux parties de sucre. Cette autre préférence est fondée sur la supériorité du sirop, supériorité qui tient non-seulement à la quantité beaucoup plus grande de lierre terrestre (une once pour une livre, au lieu d'une once pour six), mais encore au procédé lui-même, qui procure une teinture aqueuse beaucoup plus chargée que la digestion. Au surplus, c'est d'après les mêmes principes que je traite l'hysope et autres plantes aromatiques qui se prêtent difficilement à la méthode de déplacement.

Le sirop de lierre terrestre est bon dans le catarrhe chronique, l'asthme humide, en ce qu'il excite et facilite l'expectoration bronchique. C'est de plus un tonique, un vermifuge, un moyen que l'on peut opposer quelquefois avec certain succès à la pneumonie chronique, à la pleurésie latente, etc. Il demande à être employé à des doses qui doivent être bornées entre demi-once et deux onces.

SIROP DE LUPULIN (MAGENDIE).

Alcoolé de lupulin, au 1[4. . . . . . 2 onces.
Sirop simple. . . . . 14 onces.

Formez un mélange intime des deux corps, afin d'obtenir un produit à peu près analogue au sirop d'orgeat, quant à son aspect.

Cette apparence du sirop de lupulin tient à une simple interposition moléculaire de la base, interposition qui n'est pas assez permanente pour qu'on puisse se dispenser d'agiter le vase au moment de prendre de ce médicament.

D'après le petit nombre d'essais qui ont été tentés par MM. Yves, Magendie et autres, le sirop de lupulin peut être considéré comme à la fois aromatique, tonique et sédatif. De plus, on peut hardiment lui supposer les propriétés que possède le houblon lui-même, à quelques exceptions près pourtant, parce qu'il est bien certain que les bractées qui forment les cônes dn houblon, et les fleurs femelles qu'elles portent à leurs aisselles, fournissent, en leur particulier, certains principes extractifs qui participent, jusqu'à un certain point, des vertus reconnues au houblon.

Jusqu'à présent, on n'a pas déterminé les doses de ce sirop, pas plus que celles des autres médicaments dont le lupulin forme la base; mais il est certain qu'il peut être pris en quantité assez forte sans nul danger, vu l'innocuité bien reconnue du lupulin.

SIROP MAGISTRAL ASTRINGENT.

Roses rouges, sèches	2	onces.
Rhubarbe de Chine	1	» 1/2.
Myrobolans citrins, sans noyaux	1	»
Balaustes ou fleurs de grenadier	1	»
Cannelle fine	2	gros.
Santal citrin	2	»
Suc de berberis filtré	4	onces.
de groseilles id.	4	»
Hydrolat de roses	8	»

Réduisez en poudre les six premiers corps; pratiquez sur eux une dilution, au moyen des sucs et de l'hydrolat; déplacez par l'eau tout le liquide employé, que vous mettrez en réserve ; continuez les affusions aqueuses jusqu'à épuisement complet de la matière ; faites concentrer ce dernier produit avec

Sirop de sucre. . . . . 4 livres,

jusqu'à ce que le vase évaporatoire ne contienne plus que trois livres de sirop, que vous ramenez à quatre, par l'addition de la liqueur aromatique mise à part. Retirez le vase du feu et coulez aussitôt le saccharolé.

Ce mode conduit, en peu d'heures, à l'épuisement total de la poudre : c'est pourquoi je me suis permis de porter à quatre livres la quantité de sirop, au lieu de deux livres quatre onces que prescrivent quelques formulaires.

Le sirop, ainsi préparé, est encore plus actif que le produit que procure le procédé de MM. Henry et Guibourt, et tout autre, tel que celui de Baumé, qui consacre, à tort, la distillation au traitement de la cannelle, du santal, des roses, etc., pour obtenir un premier sirop, qu'il mêle avec un second, résultant du traitement par infusion de la rhubarbe, des myrobolans et des balaustes; plus du résidu de l'alambic et des sucs de fruits.

Je répéterai, après MM. Henry et Guibourt, que le sirop magistral a été banni à tort de la pratique médicale. C'est un purgatif, en même temps qu'un astringent, qui a trouvé dans son temps de nombreux partisans, et qui en trouverait beaucoup encore, s'il était apprécié à sa juste valeur. Il peut effectivement rendre de grands services dans les diarrhées chroniques, dans les faiblesses gastro intestinales, parce qu'il fortifie et resserre tout à la fois. La dose est depuis deux gros jusqu'à une once et demie.

SIROP DE MANNE SIMPLE.

Manne géracy, ou en sorte. . . . . . . 1 livre.
Miel blanc. . . . . 2 »
Eau commune. . . . . 2 »

Opérez la solution de la manne, à la faveur de l'eau et du feu; ajoutez le miel; écumez légèrement; attendez que le mellite marque 28 degrés à l'aréomètre, ou qu'il ne pèse plus que quatre livres; enlevez l'écume; laissez refroidir à vase clos et filtrez au papier, ou, à défaut, passez à l'étamine.

Bien que ce sirop ne marque que 28 ou 32 degrés, selon qu'il est bouillant ou froid, il se conserve assez long-temps en bon état, attendu que la présence de la manne lui donne une apparence sirupeuse qui approche beaucoup de celle d'un sirop de sucre cuit à consistance ordinaire. Il serait d'ailleurs presque impossible de dépasser ce terme sans exposer ce médicament à cristalliser complètement, ainsi que je m'en suis assuré plusieurs fois. Au reste, comme il est assez convenable que la somme de produit soit dans un rapport multiple de celle de la base, je pense qu'il est sage de s'en tenir à ce point de concentration, qui établit une proportion de deux gros de manne pour une once de sirop.

Tous ceux de mes confrères qui ont été appelés à préparer du sirop de manne, doivent savoir combien sont défectueuses les formules que nous tenons des pharmacopées étrangères. Ils doivent savoir qu'il est de toute impossibilité de suivre ces formules, même en les modifiant, sans voir les produits se cristalliser dans toute leur masse, et cela en peu de temps. Or, ils ne peuvent trouver mauvais que je substitue à la manne en larmes et au sucre, substances très cristallisables, la manne en sorte et le miel, dont l'association seule peut permettre un résultat assez satisfaisant, lorsqu'on se renferme strictement dans les conditions voulues. Il est bon qu'ils sachent d'ailleurs que je ne me suis arrêté au procédé que je viens d'exposer qu'après plusieurs tentatives infructueuses, et que je considère comme tout-à-fait irrationnels tous ceux qui ne reposent pas sur les mêmes moyens, bien que je sois forcé de convenir que celui-ci laisse encore à désirer, par rapport à la cristallisation partielle qui se forme dans le sirop.

Le miel, par son odeur et sa saveur particulières, masque presque complètement l'odeur et la saveur nauséeuses de la manne. Et puis il faut croire que sa propriété laxative justifie encore la préférence que je lui accorde sur le sucre. En sorte que, tout considéré, je pense que l'espèce de répugnance que peut inspirer le miel à quelques personnes est plus que compensée par les avantages qui résultent de son emploi.

Le sirop de manne est un assez bon pectoral, un laxatif très doux, très bénin, que l'on peut utiliser dans maintes circonstances, notamment chez les enfants. Il peut débarrasser les voies intestinales des mucosités qui s'y accumulent avec assez d'abondance durant le catarrhe, un rhume de longue durée, etc.

Il est indiqué dans les affections des voies urinaires, lorsqu'il y a chaleur de la vessie et des reins; dans les maladies exanthématiques, etc., etc. Du reste, il ne peut agir comme évacuant qu'à des doses élevées, qui peuvent varier de deux à quatre onces, chez les adultes, et de demi-once à deux onces, chez les enfants. On le supporte généralement beaucoup mieux que la manne elle-même.

SIROP DE MANNE COMPOSÉ OU LAXATIF.

Feuilles de séné	4	onces.
Semences de fenouil	1/2	»
Eau bouillante	2	livres.

Faites infuser le séné et le fenouil dans l'eau; filtrez l'infusé bouillant, dont le poids doit s'élever à vingt onces; ajoutez-y

Sucre blanc.	2	livres.
Manne choisie.	8	onces.

Faites un sirop par solution et coulez.

Cette formule est une modification légère de celle qui figure dans les pharmacopées d'Oldembourg, du Hanovre, de Varsovie, etc. Elle donne pour produit un composé qui peut être employé comme minoratif ou laxatif, selon que la dose en est forte ou faible. C'est plus particulièrement chez les enfants qu'il doit être employé. Pour eux, la dose varie de demi-once à deux onces; pour les adultes, elle doit être limitée entre deux et quatre onces.

SIROP DE MENTHE POIVRÉE.

Hydrolat de menthe poivrée.	1 livre.
Sucre en pain.	2 livres.

Faites dissoudre, à froid ou à la chaleur modérée d'un bain-marie, le sucre dans l'eau distillée, et coulez ou filtrez.

Vous recueillerez un sirop qui a des vertus anti-spasmodiques, emménagogues, toniques, excitantes, stomachiques, désobstruantes, anti-helmintiques, etc., et qui doit être employé à des doses bornées entre demi-once et deux onces.

SIROP DE MOU DE VEAU COMPOSÉ.

Poumons de veau très frais.		8 livres.
Dattes nouvelles	ana	1 livre.
Jujubes idem.		
Raisins de Calabre		
Pulmonaire officinale.		8 onces.
Racines de réglisse.		4 «
de grande consoude		4 «
Sucre en pains		16 livres.

On fait digérer, durant vingt-quatre heures, dans quatre livres d'eau, la réglisse effilée, ratissée et écrasée, de même que la consoude, soigneusement lavée et écrasée, tandis que la pulmonaire infuse dans six livres de ce véhicule. On passe les deux liqueurs avec expression; on les décante après quelque temps de repos ; on les chauffe jusqu'à ébullition, et on les verse sur plusieurs filtres.

Cela opéré, on ouvre les fruits, on coupe les poumons de veau et l'on introduit le tout, avec seize livres d'eau, dans un vase muni de son couvercle. Après six heures d'exposition au bain-marie bouillant, on coule le décocté, on laisse former le dépôt, on décante le liquide pour le mêler avec quatre blancs d'œufs qui complètent la clarification, après que l'on a enlevé les premières écumes.

Enfin, lorsque le sirop a acquis une transparence parfaite, on l'additionne des liqueurs filtrées ; on soumet le tout à une concentration suffisante pour le réduire à une densité de 31 degrés, et l'on passe à la chausse.

Ainsi préparé, le sirop de mou de veau est suffisamment chargé de matières solubles ; et, bien qu'il entre dans sa composition une proportion considérable de substances extracto-muqueuses et autres, il n'en porte pas moins le cachet d'une bonne constitution, privé qu'il est d'ailleurs de toute partie amylacée.

Le procédé du Codex est beaucoup plus simple. Il se réduit à une exposition au bain-marie bouillant, durant six heures, des poumons de veau, de la pulmonaire, des racines et des fruits, immergés dans dix livres d'eau, quantité trop faible pour une masse considérable de matières ; puis à la clarification du décocté et du sucre par l'albumine.

Les pharmacologistes (le Codex surtout), font entrer dans cette composition une quantité de pulmonaire tellement forte, que le médicament en est, pour ainsi dire, invendable, d'autant plus que le public, qui n'apprécie le plus souvent un composé de ce genre qu'en raison de son agrément, n'est guère habitué à user de celui-ci tel qu'il devrait être. Or, j'ai dû penser qu'en réduisant la proportion de la pulmonaire à huit onces, c'est-à-dire à la moitié de celle que MM. Henry et Guibourt ont adoptée, on pouvait pleinement satisfaire à toutes les conditions, surtout en opérant comme je l'indique, c'est-à-dire de manière à perdre le moins possible de matière extractive.

En somme, le sirop de mou de veau qui résulte de mon *modus faciendi* ne laisse rien à désirer. C'est un médicament qui ne peut inspirer que peu de répugnance, même aux plus fantasques, et dont on peut retirer de grands avantages comme adoucissant, pectoral, dans les affections catarrhales aiguës de l'appareil respiratoire, etc., etc. Il doit être associé le plus souvent à une boisson appropriée.

SIROP DE MOUSSE DE CORSE.

Varec vermifuge ou helminthocorton, purgé des parties terreuses et des débris de coquillages . . . . 1 livre.
Sirop simple . . . . 6 »

Faites bouillir la mousse marine dans quatre fois son poids d'eau, pendant une demi-heure; réitérez cette opération ; décantez les deux décoctés ; faites-les chauffer pour les filtrer bouillants, et unissez-les au sirop, dont vous entretiendrez l'ébullition jusqu'à ce qu'il ne reste dans le vase évaporatoire que six livres de saccharolé.

Dans l'intention de conserver, autant que possible, l'odeur propre de la mousse de Corse, le Codex et M. Soubeiran, qui ne s'accordent pas sur la quantité à employer de ce varec, s'accordent à dire qu'il faut de préférence le soumettre d'abord à une première digestion, dont le produit sert à ramener au degré voulu le sirop concentré, ensuite à une seconde, qui subit l'influence de la chaleur avec le sirop.

MM. Henry et Guibourt, de leur côté, ne craignent pas, à l'exemple de plusieurs praticiens, d'exposer la mousse à l'action de l'eau bouillante, et de combiner le décocté au sirop, pour faire rapprocher le tout ensemble. Ils ont raison d'agir ainsi, du moins à mon avis, attendu que les décoctés de mousse de Corse sont beaucoup plus chargés de matière active que les macérés, sans être pour cela moins odorants; car rien ne prouve que le sirop le soit moins aussi que celui que procure le procédé du Codex. Je crois d'ailleurs que l'activité de la préparation réside plutôt dans les principes solubles inorganiques, comme dans la matière gélatineuse du *fucus helminthocorton* que dans son odeur marine. Au surplus, pour satisfaire à toutes les opinions, on pourrait procéder à une digestion de six heures, dans un vase bien fermé, faire suivre cette digestion d'une décoction, et opérer en deux temps la combinaison de ces deux produits avec le sirop.

Il en est, du reste, de ce sirop comme de celui de

Lichen : on peut former un saccharure, fait à parties égales de sucre et de mousse, avec le secours des deux décoctions, et combiner ce saccharure dans les proportions suivantes :

Saccharure de mousse de mer.	2	livres.
Eau commune.	1	«
Sirop de sucre.	3	«

On opère la solution du saccharure au moyen de l'eau ; on passe le solutum avec forte expression, et on l'ajoute au sirop bouillant, auquel on laisse jeter un bouillon avant de le couler.

Ce second sirop ne diffère pas sensiblement du premier ; aussi peut-il lui être substitué sans inconvénient. Ils sont l'un et l'autre doués d'une certaine activité qui les fait employer comme vermifuges, mais particulièrement contre les vers strongles qui fatiguent si souvent les enfants. Ils ont pour eux de ne produire aucune irritation sur les organes gastro-intestinaux, ce qui permet de les administrer à doses un peu élevées (de une à 2 onces).

On peut consulter, pour les autres produits qui ont la mousse de Corse pour base, tels que tablettes, pâte, gelée, mon Mémoire inséré au f° 650 du VIIIe vol. du *Journal de chimie médicale* ; ou bien au f° 287 du tom. Ier du *Journal des sciences physiques*.

SIOOP DE MURES, OU DIAMORUM.

Mûres du mûrier noir avant leur parfaite maturité . . . . 15 livres.
Bon vin rouge de Bourgogne . . . . . 5 «

Faites macérer dans le vin, pendant douze heures, les mûres écrasées sous la main; soumettez ce macéré à la presse, filtrez-le au papier ou passez-le à la chausse; additionnez-le du sucre qui doit le convertir en sirop, dans la proportion de trente onces par livre, et terminer la préparation au bain-marie en un vase clos.

Le sirop de mûres, ainsi confectionné, est d'une transparence parfaite, d'une belle couleur rouge, et exempt de saveur et d'odeur vineuses, comme les sirops de framboises, de fraises, etc.

A l'occasion de la préparation de ces derniers, j'ai donné l'explication des motifs qui m'ont porté à faire figurer le vin dans quelques sirops de fruits; aussi dois-je y renvoyer le lecteur et m'abstenir de toute observation y relative.

Il est des pharmaciens qui, à défaut de mûres du *morus nigra*, ne craignent pas de remplacer ces fruits par ceux du *rubus fruticosus*, appelés vulgairement mûres de ronce. Vu la nature à la fois acide et sucrée de ces fruits, lorsqu'ils n'ont pas encore achevé leur maturation, je ne pense pas que cette substitution soit bien répréhensible. M'étant vu moi-même dans la nécessité de recourir à cet expédient, lorsqu'il n'a pu me réussir de me procurer des mûres d'arbres, j'ai eu occasion de me convaincre de la bonté du médicament, dont les caractères physiques ne le cèdent en rien à ceux du véritable sirop de mûres; néanmoins, je crois, sauf meilleur avis, qu'il convient de donner la préférence à ce dernier, toutes les fois que la saison le permet.

C'est un léger stimulant que le sirop de mûres, que l'on utilise en gargarisme contre les angines muqueuses, catarrhales, par infiltration; enfin, contre toutes les affections non inflammatoires de la gorge, à la dose de une à deux onces, dans une livre de véhicule. On peut en édulcorer les boissons que l'on destine à combattre les fièvres inflammatoires, bilieuses-putrides, les phlegmasies très peu intenses, etc., propriétés qu'il partage avec tous les sirops de fruits acides.

SIROP DE NARCISSE DES PRÉS.

Fleurs récentes de narcisse des prés. .	1 livre.
Eau bouillante.	2 l. 2 onc.
Sucre en pain	4 «

Préparez un infusé, auquel vous ajouterez le double de son poids de sucre, soit quatre livres, que vous ferez fondre à la chaleur d'un bain-marie modérément chauffé, pour recueillir six livres de sirop.

Ce sirop doit être employé à titre d'anti-spasmodique, chez les sujets vaporeux, attaqués de convulsions, chez les enfants atteints de coqueluche, dont il calme les quintes de toux, et qu'il fait vomir sans aucune fatigue. Il jouit aussi de propriétés anti-diarrhéiques, anti-dysentériques, qui le rendent également recommandables; de plus, il est permis d'en retirer des avantages marqués comme anti-périodique. On doit l'administrer depuis demi-once jusqu'à deux onces, mais rarement à cette dernière dose; il ne doit être même pris par les enfants en bas âge qu'à des doses bornées entre deux gros et demi-once.

SIROP DE NAVETS.

Navets récents, de moyenne grosseur. .	1	livre.
Eau commune	4	«
Sucre blanc.	2	«

Les navets, dépouillés de leur enveloppe ou épiderme, et coupés en tranches, sont soumis à une ébullition légère, durant une heure environ, en un vase clos. Le décocté, passé sans nulle expression, est remis sur le feu, avec un blanc d'œuf et le sucre, pour être converti, par ébullition et clarification, en un sirop que l'on passe au blanchet.

Si l'on avait pour but la conservation des principes volatils des navets, on se contenterait d'opérer comme dans la préparation du sirop de chou rouge; mais comme on n'a en vue que la conservation des parties sucrées et mucilagineuses de ces racines, on doit se conformer au mode qui vient d'être décrit.

Le sirop de navets est un adoucissant, un pectoral, un expectorant, un incisif, qui trouve son emploi dans les catarrhes pulmonaires, la péripneumonie, et enfin dans la plupart des cas pathologiques qui décèlent une irritation. On le prend depuis une jusqu'à deux onces. On en édulcore des tisanes douées des mêmes propriétés.

SIROP DE NÉNUPHAR, OU DE NYMPHÆA.

Pétales récents de nénuphar	4	livres.
Eau commune	12	»
Sucre	16	»

Faites infuser les pétales dans l'eau ; passez l'infusé par forte expression ; décantez-le ; faites-y fondre le sucre ; clarifiez avec deux blancs d'œufs ; attendez, pour sortir le sirop du feu, qu'il marque 30 degrés à l'aréomètre, et coulez.

Je donne la préférence à ce procédé, d'abord parce qu'il fournit un sirop plus transparent que celui qui résulte de la simple solution du sucre dans l'infusé ; ensuite parce que le produit ne dépose nullement ; ce qu'on ne peut pas dire du sirop du Codex, qui est d'ailleurs celui de tous les pharmacologistes français ; et enfin parce que la clarification n'est pas une condition sans importance, lorsqu'il s'agit d'éviter les chances d'altération dans un produit de cette nature.

On ne sera pas étonné que j'emploie douze livres d'eau, au lieu de huit, lorsqu'on saura que cette dernière quantité est insuffisante pour l'un comme pour l'autre procédé. Il suffit de préparer une seule fois de ce sirop pour se convaincre de cette vérité, si évidente pour moi.

Attendu qu'il n'est pas possible de se procurer des fleurs fraîches dans toutes les saisons, je conseille aussi le procédé suivant, qui peut très bien être adopté, bien que le sirop que l'on prépare avec les fleurs sèches soit beaucoup plus coloré que l'autre.

On prend :

Pétales secs de nymphœa.	8 onces.
Eau bouillante	6 livres.
Sirop simple.	16 «

Préparez un infusé avec les fleurs et l'eau ; filtrez-le bouillant, à l'aide de plusieurs filtres, et ajoutez-le au sirop pour concentrer le tout et le réduire à seize livres ; puis recourez à la chausse de laine.

Dans le dessein d'accélérer l'opération, on peut se dispenser de filtrer l'infusé, qui passe assez lentement à travers le papier Joseph ; puis le clarifier avec du blanc-d'œufs ; mais alors il est assez à propos de remplacer le sirop par une quantité de sucre proportionnée.

Quelques auteurs conseillent de faire entrer le nénuphar sec dans une proportion plus forte (une once pour une livre) ; mais ils ne disent pas que le sirop en est tellement coloré, qu'il est, pour ainsi dire, invendable. Cet inconvénient est d'ailleurs beaucoup plus grand, si l'on n'a pas l'attention de dépouiller les fleurs de leurs sépales, ainsi que j'en ai fait l'expérience.

S'il fallait établir les propriétés du sirop de nénuphar sur les prétendues merveilles produites par la plante, je dirais avec les anciens que ce médicament est très propre à abattre les feux de la concupiscence; qu'il est un calmant, un sédatif, un hypnotique puissant; mais comment croire à de telles vertus, lorsque l'analyse de ce végétal ne décèle l'existence d'aucun principe actif? On peut, tout au plus, le considérer comme adoucissant, émollient, en raison de la présence d'une certaine quantité de muqueux, puis légèrement astringent, eu égard à la faible quantité d'acide tannique qu'il doit contenir; aussi est-il permis de croire qu'il peut être administré à des doses élevées, sans le moindre inconvénient.

SIROP DE NERPRUN.

Suc dépuré de nerprun. . . .	P. E.
Sucre en pain	

Procurez-vous des baies de nerprun bien mûres; écrasez-les entre les mains; laissez-les fermenter pendant quatre jours; passez le suc avec expression et filtrez-le.

Prenez une partie de ce suc et une partie de sucre; faites concentrer dans une bassine ces deux corps réunis, jusqu'à consistance de sirop, soit jusqu'à 30 degrés de l'aréomètre et coulez.

On peut également obtenir un bon produit, en unissant ensemble deux parties de suc et trois de sirop, et rapprochant le tout jusqu'à consistance convenable, comme l'indiquent MM. Henry et Guibourt; mais on ne gagne rien à agir de la sorte, attendu que le sirop n'est ni plus transparent, ni plus susceptible de conservation.

Les anciens auteurs, au nombre desquels figure Baumé, avaient pour habitude l'emploi de deux parties de suc sur une de sucre. C'était donc d'après ces proportions que l'on usait autrefois du sirop de nerprun. Je ne sais pourquoi on n'a pas respecté cet usage d'antique origine; mais ce que je n'ignore nullement, c'est que nos pères s'en trouvaient bien, et qu'il ne leur est jamais venu à la pensée de modifier ainsi ce produit qui, quoique très actif, ne présentait rien de dangereux, pas plus que le nôtre : il ne s'agissait d'autre chose que d'en régler l'usage d'une manière convenable. Quelque tort que l'on ait eu cependant d'introduire cette modification toute gratuite, je n'ai pas voulu faire une infraction au principe du jour, et je m'en suis tenu strictement au procédé du Codex, qui, au fond, fournit un composé passablement actif.

Il est assez important, d'après les observations intéressantes de Deyeux, que le nerprun, que l'on doit employer dans sa maturité la plus avancée, ait subi une fermentation qui l'ait amené à l'état vineux. En l'absence de ces deux conditions fondamentales, de la dernière surtout, le sirop de nerprun est non-seulement moins constant dans ses effets, mais encore d'une âcreté et d'une amertume qui le rendent pour ainsi dire insupportable. Quant à sa couleur, elle n'est ni plus ni moins belle, que le fruit ait été ou non parfaitement mûr, pourvu toutefois qu'il eût perdu sa verdeur, l'acide acétique qui se développe pendant la fermentation réagissant sur les principes colorants de manière à développer la couleur pourpre qui doit caractériser la préparation.

Le sirop de nerprun, dont on néglige beaucoup trop l'emploi de nos jours, se recommande, sous plus d'un rapport, à l'attention des praticiens. En effet, c'est un de nos purgatifs énergiques, que l'on peut mettre à profit chez les sujets fortement constitués, surtout dans les hydropisies, les maladies arthritiques, cutanées, la paralysie ; en un mot, toutes les fois qu'il est utile de produire une dérivation forte sur le tube intestinal. On peut pourtant l'accuser de donner quelquefois des coliques, de la soif, de la sécheresse à la bouche, surtout lorsqu'il est administré sans l'escorte ordinaire des adjuvants et des correctifs. Il figure ordinairement dans une verrée purgative, à la dose d'une once, une once et demie, deux onces au plus.

SIROP DE NOIX DE GALLE.

Galles d'Alep, en poudre. . . . . 4 onces.
Eau. Q. S.
Sirop de sucre . . . . 4 livres.

Il faut diluer les noix de galle dans huit onces d'eau, afin de former un tout homogène, que l'on verse dans un filtre de papier. L'épuisement de la matière paraissant à peu près achevé, lorsqu'on arrive à un poids total de seize onces d'hydrolé, que complètent les affusions aqueuses, on ajoute ce produit au sirop, que l'on a fait évaporer, pour chasser les seize onces de li-

liquide excédant, afin d'avoir un saccharolé à 30 degrés.

Il n'est pas de substance plus rebelle à la méthode de déplacement que la noix de galle; aussi la dilution devient-elle ici absolument indispensable, ainsi que tend à le prouver un mémoire que j'adressai, il y a peu d'années, à l'Académie royale de médecine, de même qu'un travail sur la noix de galle qui figure dans plusieurs journaux scientifiques, notamment dans le *Bulletin général de thérapeutique*, au f° 185 du tome XIIe.

Le sirop de noix de galle est un astringent très puissant, qui trouve sa place dans les traitements que l'on oppose aux flux muqueux, aux diarrhées devenues chroniques, aux hémorrhagies, à la salivation mercurielle. Associé aux amers, et même seul, il peut combattre avec succès les fièvres intermittentes. D'après les essais de Godart, il peut être considéré comme très efficace dans le tympanite; puis, en raison de la grande quantité d'acide tannique qu'il contient, il doit constituer un excellent tœnifuge. Comme tel, je l'ai vu réussir une fois, à la dose de quatre onces (1), après l'essai infructueux de l'écorce de la racine fraîche du grenadier, prise pourtant à la dose de deux onces, en décoction dans une livre de véhicule. Je pense que, dans tous les autres cas, il peut être employé à partir de deux gros jusqu'à une once, la dose pouvant être

(1) Il faut qu'on sache que le sirop employé dans cette circonstance contenait une quantité double de principes actifs, comme celui dont la formule figure dans le *Bulletin de thérapeutique*.

répétée une ou deux fois dans les vingt-quatre heures. La noix de galle y figure à la dose d'un quart de gros par once, et l'extrait de cette excroissance à celle d'un huitième de gros.

SIROP D'ŒILLETS.

Pétales frais d'œillets rouges	2 livres.
Eau bouillante	4 l. 4 onc.
Sucre	8 livres.

Privez les pétales de leurs onglets, pour les faire infuser dans l'eau ; coulez l'infusé, dont le poids doit être de quatre livres ; après décantation, faites-y dissoudre dans un matras ou dans un vase d'étain, au bain-marie, le sucre réduit en grosse poudre, et coulez.

Lorsqu'on est privé d'œillets frais, on doit recourir au procédé suivant, que nous devons à Baumé.

Pétales secs d'œillets rouges	8 onces.
Girofles concassés, ou plutôt en poudre grossière	n. 48.
Eau bouillante.	5 livres.
Sucre en poudre grossière	8 »

Faites une infusion; recueillez, par expression et décantation, quatre livres de colature, dans lesquelles vous ferez dissoudre, au bain-marie, les huit livres de sucre; puis coulez le produit.

On recueille, par ce dernier mode, un sirop d'une belle couleur, très aromatique, beaucoup moins fermentescible que le précédent, et d'ailleurs préférable sous plus d'un rapport, en l'absence des principes aromatiques des clous de girofles, la dessiccation bien entendue des œillets ne paraissant pas plus nuire à l'arôme qui les caractérise qu'à leur partie colorante, qui se développe très bien dans le véhicule. Il faut ajouter que la couleur du produit a plus de fixité.

Le sirop d'œillets est réputé cordial, tonique, sudorifique; il figure souvent dans les potions cordiales, le plus ordinairement à la dose d'une once.

SIROPS D'ŒUFS.

Œufs de poule, du jour, une 10me, soit.	1 livre.		
Sucre en poudre.	1	»	10 onces.
Sel marin			1/2 »
Eau de fleurs d'oranger. . .			1/2 »

Cassez les œufs au-dessus d'un couloir ou vase à bec; divisez-les avec un balai d'osier, de manière à former un tout à peu près homogène, en y comprenant l'eau de fleurs d'orangers; versez ce magma mousseux dans un matras de verre contenant déjà le sucre et le sel; reprenez ce matras de temps à autre, pour agiter le sirop, que vous coulerez au bout de quelques jours, soit lorsque la solution sera complète, afin d'en séparer les germes des œufs.

Il résultera de cette pratique un composé homogène, opaque et jaunâtre, que vous pourrez conserver longtemps, et qui trouvera d'utiles applications comme analeptique, adoucissant, chez les personnes épuisées par de longues maladies; chez celles surtout dont les organes digestifs font très péniblement leurs fonctions, pour cause d'irritation chronique. Il peut être utilisé aussi, dit M. Payen, auteur de la formule, pour édulcorer les limonades, diverses boissons acidules et les tisanes non astringentes, qu'il rend nutritives et plus légères. Il pourrait, ajoute l'auteur, être substitué, en plusieurs circonstances, au sirop d'orgeat, dont la digestion est quelquefois fort pénible; plus encore être employé en cas d'empoisonnement, surtout par le deuto-chlorure de mercure, et comme adoucissant dans d'autres cas d'empoisonnement.

On sait, au surplus, que M. Payen, réduit à ne prendre pour toute nourriture que des œufs étendus d'eau, par suite d'une maladie très grave, vit ses forces digestives reprendre leur état normal, sous l'empire de cette alimentation, soutenue pendant deux années consécutives.

(Voir, pour de plus amples détails, le *Journal de chimie médicale* de l'année 1831, au f° 685).

La combinaison du blanc d'œuf avec le sucre constitue un sirop que l'on peut utiliser à la clarification des sirops, à certaines époques de l'année qui ne nous permettent pas de nous procurer des œufs frais. C'est d'ailleurs un moyen de mettre l'albumine à l'abri des chances d'altération, lorsque nous ne trouvons dans le moment que l'emploi du jaune.

SIROP D'OGNONS BLANCS.

Ognons blancs de grosse espèce	1 livre.
Eau pure	1 l. 1[2.
Sirop de sucre.	4 livres.

Dépouillez les bulbes de leur pellicule extérieure; pilez-les dans un mortier de marbre, pour en former une pulpe que vous délayerez dans l'eau, et que vous placerez ensuite sur un linge à mailles serrées, à l'effet d'en séparer toute la partie liquide par expression; filtrez au papier Joseph la colature, dont le poids devra s'élever à une livre environ; ajoutez-la au sirop réduit à trois livres, et passez à l'étamine.

Conformément au procédé connu, il faudrait soumettre les ognons à une coction d'une heure, dans quatre livres d'eau clarifiée; passer au blanchet le décocté et le faire réduire avec le sirop, pour ramener le tout à 30 degrés.

Si je ne me trompe, cette pratique n'offre rien de très rationnel. En effet, le sirop d'ognons, pourvu à la fois de l'huile volatile, de la matière gommeuse et des autres principes solubles du bulbe, peut, ce me semble, trouver des applications plus variées que celui qui appartient à l'ancien mode.

Quelque soit du reste le moyen mis en pratique pour la confection de ce sirop, il donne pour résultat un saccharolé qui se caractérise par une grande tendance à la cristallisation, quoiqu'il renferme de la matière visqueuse.

En raison de l'existence simultanée de presque tous les principes actifs des ognons, le sirop dont il est question doit avoir non-seulement une propriété pectorale, qui doit le rendre recommandable dans les rhumes, les catarrhes chroniques, mais encore une action diurétique qui peut le faire considérer comme utile dans certaines maladies de voies urinaires, et surtout dans toutes les hydropisies. Il faut ajouter pourtant que l'âcreté qu'il possède alors, bien qu'à un moindre degré que le bulbe, ne le rend guère propre à combattre avec succès les affections aiguës de la poitrine, tandis que celui qui résulte de la coction de ce corps végétal est purement adoucissant, béchique, et partant tout-à-fait approprié à ces cas pathologiques. Le sirop d'ognons s'emploie à la dose de demi-once ou de deux onces au plus.

SIROP D'OR.

Or réduit en poudre.	48 grains.
Sirop de sucre.	2 onces.

Opérez un simple mélange, par agitation, dans un mortier de porcelaine ou de verre.

C'est une préparation que Niel a employée avec succès dans le traitement des chancres et autres ulcères vénériens, toujours comme moyen externe.

On parvient à réduire l'or en poudre fine, en triturant des feuilles de ce métal avec environ huit fois leur poids de sulfate de potasse; puis en précipitant l'or divisé par une addition d'eau, qui détermine en même temps la solution du sel. On y parvient avec plus de succès, en traitant un soluté aqueux de chlorure ou muriate d'or par un soluté concentré et filtré de sulfate de protoxide de fer, dans un flacon dont les trois quarts sont d'abord remplis du premier soluté, et l'autre quart du second. On laisse opérer la réaction dans le flacon ; puis au bout d'un laps de temps de 24 à 36 heures, on sépare le dépôt formé pour le laver avec soin et le faire sécher. L'amalgame d'une partie d'or et de six parties de mercure, selon Brugnatelli, peut également produire un bon résultat, s'il est traité par l'acide nitrique, cet agent dissolvant le mercure pour laisser l'or dans un état parfait de division.

SIROP D'ORANGES.

Suc d'oranges mûres, filtré	16	onces.
Sucre très blanc en poudre	30	»

Opérez, à la chaleur d'un bain-marie et dans un matras, la solution du sucre, puis coulez le sirop.

Il est entendu que le suc d'orangers doit être soumis à la filtration immédiatement après son extraction du fruit, la fermentation n'étant ici d'aucune utilité : elle n'aurait pour résultat que la détérioration du suc.

On prend ce sirop à titre de boisson d'agrément, de tempérant, d'anti-plogistique, dans les ardeurs de poitrine, d'estomac, de la gorge même, dans les fièvres inflammatoires, etc.

SIROP D'ORGEAT.

Amandes douces	1	livre.
amères	5	onces.
Sucre blanc	6	livres.
Eau de rivière	3	livres 4 onces.
Hydrolat de fleurs d'oranger	8	»

Mondez les amandes de leur pellicule ; écrasez-les d'abord seules ; ajoutez-y quatre onces d'eau et huit onces de sucre ; réduisez-les ainsi en une pâte très fine, dans un grand mortier de marbre, ou mieux sur une pierre à chocolat ; délayez cette pâte dans le reste de l'eau ; soumettez à la presse, pour recueillir l'émulsion, à laquelle vous ajouterez le sucre, que vous laisserez dissoudre en grande partie à froid, et dont vous achèverez la solution à la chaleur d'un bain-marie très modérément chauffé. Après, additionnez le sirop de l'hydrolat; passez-le avec une forte expression à travers un linge blanc très serré, et couvrez-le jusqu'à complet refroidissement; puis enfin mettez-le dans des bouteilles que vous tiendrez renversées sur une planche percée de trous.

Il est très peu de sirops qui aient donné lieu à autant de procédés divers que celui-ci. Depuis quelques années surtout ces procédés se sont assez multipliés pour faire naître l'embarras du choix, si l'expérience que nous avons acquise à l'égard de chacun d'eux ne nous forçait de donner la préférence à celui dont la formule vient d'être décrite.

De tous ces nouveaux modes, ceux qui ont pu fixer un moment l'attention des hommes de l'art se portent à un petit nombre. Ainsi on peut citer d'abord celui de M. Pellerin, dont les conditions consistent dans la dessiccation des amandes mondées, et dans l'épistation partielle de ces semences (quatre onces), avec une égale quantité de sucre; ensuite celui de M. Gruel, de Versailles, qui offre pour principal caractère la division des amandes simultanément avec le double de leur poids de sucre; puis enfin celui de M. Germain, de Fécamp, qui a pour objet essentiel cette même division avec la totalité du sucre.

En mettant à exécution ces divers moyens, on atteint bien à peu près le but que se proposent leurs auteurs (l'association intime de la matière oléo-albumineuse et du sucre); mais on tombe dans un inconvénient plus fâcheux que celui qu'ils cherchent à prévenir. C'est ainsi qu'en établissant une certaine fixité dans les constituants du sirop, on introduit dans sa masse une quantité de parenchyme plus ou moins considérable, et d'autant plus considérable d'ailleurs que l'opérateur a eu recours à une proportion de sucre plus grande, lors de l'épistation des amandes; c'est ainsi que cette union intime du sucre et des principes émulsifs rend extrêmement difficile le passage du produit à travers l'étamine, et met l'opérateur dans l'alternative de sacrifier une partie de ce produit ou de lui donner des caractères défectueux. D'autres que moi l'ont dit, notamment MM. Guibourt et Soubeiran : le sirop est pâteux (celui de M. Germain surtout) et très épais.

Aussi, délayé dans l'eau, il laisse dans la bouche une matière qui simule une poudre farineuse, dont l'existence se trahit aussi par les traces qu'elle laisse sur la paroi interne du verre. Il est plus émulsif, ajoute M. Guibourt, que le sirop dont on a commencé la préparation par simple mélange de l'eau et des amandes; mais il est moins agréable au goût et surtout à la vue.

Quant à l'emploi d'une once de gomme arabique que proposent MM. Henry et Guibourt, je trouve qu'il est à peu près insignifiant, eu égard à la faible quantité de cet auxiliaire. Il faudrait, pour arriver à un résultat à peu près tel que celui qui a motivé les diverses tentatives que l'on a faites, que la gomme figurât en quantité majeure dans le produit comme dans le procédé de M. Blondeau; mais alors on aurait un sirop d'amandes à la gomme, et non un sirop d'orgeat proprement dit.

Il me semble que pour satisfaire autant que possible à toutes les conditions, il est à propos de ne recourir qu'à une faible quantité de sucre, lors de la division des amandes, comme dans la formule que j'ai exposée. Cette proportion m'a en effet toujours paru suffisante pour enchaîner assez fortement la matière émulsive, sans rendre l'épistation beaucoup plus pénible qu'en son absence, tandis qu'en introduisant de prime-abord dans la pâte amygdaline, soit la totalité, soit une grande partie, soit même la livre de sucre que prescrivent les pharmacopées, on rend cette opération très-fatiguante, la résistance que l'opérateur trouve sous le pilon ou sous le rouleau étant en raison de la quantité de sucre employée.

Il est d'ailleurs un autre moyen de rendre à peu près constante dans toute la masse l'interposition de la matière : c'est de remplacer par du lait écrêmé la moitié de l'eau. Alors on fait une première émulsion, à l'aide de l'eau et de l'hydrolat ; on procède à une seconde au moyen du lait ; puis on a recours à une douce chaleur, pour opérer le fonte du sucre dans ces deux produits réunis (1).

Cette substitution, fort innocente sans doute, a de plus cela d'avantageux qu'elle donne au produit un plus bel aspect, sans qu'il soit pour cela plus disposé à se détériorer.

Au reste, je crois qu'il est assez peu important de rendre durable l'homogénéité du sirop d'orgeat, d'autant plus que chaque pharmacien doit renouveler souvent ce produit, qui d'ailleurs est moins exposé aux chances d'altération depuis que, d'après le conseil de M. Germain, les vases qui le renferment sont placés de manière à reposer sur leur goulot, au moyen d'une planche percée de trous.

(1) En interposant dans le sirop de la magnésie calcinée (4 grains par livre), ou du bi-carbonate de potasse (8 grains), on atteint également le résultat voulu ; c'est-à-dire qu'à l'aide de cette légère addition, on rend assez durable la fixité des constituants, tout en ajoutant à la blancheur du sirop. J'ajouterai même qu'un looch blanc, sans huile d'amandes, peut se conserver à peu près une quinzaine de jours, à une température moyenne, s'il est additionné de deux grains de magnésie ou de quatre grains de bi-carbonate, et qu'un looch du Codex ne se conserve pas moins de huit jours ; mais que l'un et l'autre perdent un peu de leur consistance, au bout de quelques jours.

Le sirop d'orgeat, qui tire son nom de l'orge que les anciens comprenaient au nombre de ses composants, est pris à titre de rafraîchissement, d'humectant, de délayant, de calmant. Administré à la dose d'une once, au moment du sommeil, il est un hypnotique à peu près certain pour beaucoup de personnes chez lesquelles les opiacés ne réussissent pas toujours, lors même qu'ils ne sont pas contre-indiqués. Il a cela d'avantageux sur les émulsions ou laits d'amandes, qu'il ne fatigue pour ainsi dire pas l'estomac, lorsqu'il n'est associé à aucun liquide aqueux.

SIROP D'ORGEAT AU LAIT.

Amandes douces.	1 l. 1/2.
Sucre en pain.	6 livres.
Lait de vache, récemment trait et écrémé avec beaucoup de soin. . . .	4 »
Hydrolat de laurier cerise	4 onces.
de fleurs d'oranger.	4 »

Dépouillez les amandes de leur pellicule, après une longue macération dans l'eau; formez-en une pâte fine, avec quatre onces de lait et autant de sucre; ajoutez à cette masse deux livres douze onces de lait, afin de compléter trois livres de véhicule; soumettez ensuite l'émulsion à la presse, pour reprendre le tourteau avec la livre restante de lait et les eaux distillées, afin de former une seconde émulsion, que vous passerez comme la première; faites dissoudre dans ces deux liquides réunis le sucre en poudre grossière, avec l'aide d'un bain-marie, chauffé le moins possible; puis enfin passez le saccharolé avec expression à travers un linge à mailles un peu serrées, et mettez-le en bouteilles, que vous boucherez soigneusement et que vous renverserez sur leurs goulots.

Il résulte de ce procédé un produit dont les caractères physiques ne laissent rien à désirer, et d'ailleurs tel, qu'il peut supporter un assez long séjour en bouteilles sans subir aucune altération notable. Il est pourvu d'un arôme prussique qui efface complètement la saveur du lait, pour le moins aussi bien que pourraient le faire les amandes amères qui figurent dans la formule du sirop d'orgeat.

Ce produit réunit à la fois les propriétés du lait et de l'orgeat; il constitue non-seulement un véritable médicament qui peut être mis à profit dans toutes les circonstances où il peut être convenable de recourir aux boissons émulsives, mais encore un agent diététique doué de propriétés nutritives qui peuvent trouver d'utiles applications dans une multitude de cas que le praticien seul doit savoir apprécier. Je pense de plus, et mon expérience semble justifier mon opinion, que le sirop d'orgeat au lait peut être supporté par certains sujets dont l'idiosyncrasie se refuse obstinément à l'usage d'un lait d'amandes ou du sirop d'orgeat lui-même. En effet, totalement privé de la substance butyracée du lait, ce produit peut et doit être facilement supporté par les personnes délicates ou valétudinaires, dont l'état des organes digestifs se refuse même à la diète lactée, et, sous ce rapport, il présente à peu près les avantages du sirop de lait de M. Robinet.

SIROP DE PENSÉE SAUVAGE.

Feuilles sèches de pensée sauvage . . . 8 onces.
Eau de fontaine bouillante. . . . . . . Q. S.
Sirop de sucre . . . . 8 livres.

Réduisez la plante en grosse poudre; exercez sur elle une dilution, avec une quantité suffisante d'eau, pour produire un magma liquide, que vous verserez bouillant sur plusieurs filtres; déplacez par de l'eau bouillante le liquide retenu dans la masse végétale jusqu'à épuisement complet, pour réaliser quatre livres d'hydrolé; puis faites réduire ensemble cette liqueur et le sirop, jusqu'au moment où vous n'aurez plus dans la bassine que huit livres de produit, que vous passerez à l'étamine.

Cette opération est un peu longue, en raison de la nature essentiellement mucilagineuse de la pensée; néanmoins elle est préférable au traitement de cette violariée par infusion, attendu que ce dernier moyen ne réclame pas moins de seize livres d'eau pour arriver au même degré d'épuisement. Il est bon, du reste, de faire observer qu'en soumettant le magma à l'action du feu, jusqu'à ébullition, on favorise puissamment le passage du liquide.

Voici encore une des circonstances qui militent en faveur de la dilution, sans elle le déplacement ne pouvant s'effectuer en aucune manière, et sans elle d'ailleurs, quelque secours que l'on réclame, l'inconvénient signalé plus haut ne pouvant être évité. On peut, il est vrai, exercer, comme M. Soubeiran, l'infusion avec dix parties d'eau, au lieu de seize que prescrivent MM. Guibourt et Henry, mais on n'épuise alors que très incomplétement la plante.

D'après l'opinion de divers auteurs sur la pensée sauvage, il est permis de considérer le sirop comme dépuratif, surtout utile contre les affections cutanées, et en particulier contre les croûtes laiteuses des enfants, les dartres; on peut le croire aussi diaphorétique, fondant, incisif. Comme la plante dont il porte le nom, il est très riche en gélatine végétale, ce qui justifierait peu cette croyance; cependant il est de fait que la jacée jouit depuis long-temps d'une réputation populaire qu'elle semble justifier jusqu'à un certain point. Quoiqu'il en soit, elle et son sirop trouvent de fréquents usages dans telles ou telles contrées, et long-temps encore ils trouveront sans doute de nombreux partisans parmi les basses classes. On peut porter la dose du sirop assez haut sans nul inconvénient, bien que Bergius considère la plante comme purgative, attendu qu'elle n'a nullement cette propriété, du moins à l'état de siccité.

SIROP DE PIVOINE AVEC LA FLEUR.

Pétales frais de pivoine . . . . 1 livre.
Eau de fontaine . . . . Q. S.
Sucre. . . . . 4 livres.

Faites infuser les fleurs dans deux livres quatre onces d'eau; passez l'infusé en exprimant les fleurs; décantez-le ; reconnaissez-en le poids, qui doit être de deux livres, et faites-y fondre, au bain-marie chaud, le sucre grossièrement pulvérisé ; puis coulez le sirop.

On remplace souvent les pétales frais par les pétales secs; alors on opère comme il suit :

Pétales secs de pivoine	4 onces.
Eau.	4 livres.
Sirop de sucre	4 »

On expose les fleurs à l'eau bouillante; on passe l'infusé, on le filtre bouillant, pour en additionner le sirop, que l'on fait réduire convenablement.

Ce dernier produit est plus transparent que l'autre, et beaucoup moins disposé à fermenter; mais, par contre, il jouit d'une action médicale moindre.

C'est comme anti-spasmodique que l'on emploie presque toujours ce sirop. A ce titre, il fait partie de la plupart des potions que l'on oppose aux convulsions, au catarrhe suffocant, aux tremblements, à la paralysie même, et enfin à presque toutes les affections nerveuses. On en porte la dose le plus ordinairement à une once; mais il est rare qu'il soit pris isolément.

SIROP DE PIVOINE AVEC LA RACINE.

Suc de racine de pivoine.	1 livre.
Sucre grossièrement pulvérisé	2 livres.

Préparez, par solution, en un vase clos modérément

chauffé, un sirop, que vous ferez passer à travers un molleton.

On peut encore obtenir un sirop de pivoine, en traitant, au moyen de la dilution, quatre onces de racine en poudre par une livre d'eau, dont on recueille la totalité par filtration et déplacement, pour en former un tout, avec deux livres de sirop de sucre, que l'on fait concentrer convenablement; mais il en est de celui-ci comme du sirop qui résulte de l'emploi des fleurs sèches : il est peu actif, et par conséquent incapable de justifier l'antique et brillante réputation dont jouissait la pivoine.

A mon avis, on ne devrait voir figurer dans les officines que le sirop de pivoine, dont le suc de la racine forme la base; les autres ne le valant pas, à beaucoup près, même celui que l'on prépare avec les pétales frais. Il est même présumable que le discrédit qui pèse aujourd'hui sur la pivoine et ses dérivés tient plutôt aux mauvais emplois que l'on en fait qu'aux propriétés réelles de la plante, la racine de cette renonculacée étant sinon telle que l'enthousiasme exagéré des anciens nous la représente, au moins douée de beaucoup plus d'énergie que ne lui en accordent les modernes. L'odeur nauséeuse et presque vireuse de cette partie du végétal, pourvue de tout son suc de végétation, semble justifier pleinement cette opinion, que l'on est, du reste, disposé à repousser en présence du végétal sec.

SIROP DE POLYGALA DE VIRGINIE.

Polygala de Virginie en poudre. . . .	4 onces.
Eau commune	16 »
Sirop de sucre	4 livres.

On fait un mélange des seize onces d'eau et du polygala, et l'on recueille, sous un filtre de papier, la totalité du liquide employé, en recourant au déplacement

La racine de polygala étant épuisée en entier, ou à peu près, par ce simple traitement, on réduit, par l'action du feu, le sirop à trois livres; on y incorpore la teinture aqueuse, et l'on coule immédiatement le produit, dont l'âcreté et l'amertume sont assez prononcées pour témoigner de l'énergie du médicament.

Diverses formules de polygala sont consignées dans la pharmacopée universelle de M. Jourdan. Aucune d'elles ne renferme des proportions bien conformes aux règles voulues, pas plus que les moyens manuels conseillés. J'ai cru plus convenable d'établir la base de l'agent thérapeutique dans la proportion d'un seizième, et d'appliquer à sa préparation la dilution, attendu que le polygala est doué d'assez ds puissance, et qu'il est d'ailleurs assez altérable par l'action de la chaleur, pour que le sirop figure, par rapport à lui, dans cette proportion multiple, et pour qu'il soit important, ou au moins utile, de le soustraire à cet agent destructeur.

Il est, du reste, inutile d'ajouter que je ne me suis

arrêté au procédé de dilution qu'après avoir essayé, sans succès, la méthode de déplacement. Le polygala est en effet, comme l'a reconnu aussi M. Soubeiran, un de ces corps végétaux qui se montrent tout-à-fait réfractaires au déplacement, par leur nature par trop tuméfiable.

Le sirop de polygala senega est un excitant utile contre les affections bronchiques qui offrent un caractère de chronicité, et qui réclament le secours des expectorants puissants; il est diurétique, apéritif. Dans les cas qui nécessitent son emploi, sous ses divers rapports, il est bien de l'administrer à des doses qui ne dépassent guère une once; dans ceux qui veulent qu'on le fasse agir comme émétique et purgatif tout à la fois, il doit être employé à des doses plus fortes, attendu qu'il peut alors produire ce double effet.

SIROP DE POMMES SIMPLE.

Suc de pommes filtré. . . . . 1 livre.
Sucre blanc pulvérisé. . . . . 30 onces.

Faites fondre le sucre à la chaleur d'un bain-marie, et coulez le sirop.

Pour préparer le suc, on prend des pommes de reinette à peu près mûres; on les pulpe avec une râpe, et on exprime la pulpe entre deux couches de paille de seigle hâchée et lavée à l'eau tiède; on laisse le produit en repos pendant deux jours, puis on le filtre. Tel est, au surplus, le procédé mis en pratique pour l'extraction du suc de coings et autres.

On se sert du sirop de pommes comme rafraîchissant, tempérant, humectant, adoucissant, anti-phlogistique; il convient conséquemment dans les ardeurs de poitrine, les fièvres inflammatoires, l'état bilieux des premières voies, le catarrhe, les affections des organes urinaires, les fièvres éruptives, etc. Il entre dans les boissons des malades à des doses indéterminées.

SIROP DE POMMES COMPOSÉ.

Séné mondé	8	onces.
Fruits de fenouil concassés	1	»
Clous de girofles	1	gros.
Suc de bourrache clarifié	3	livres.
de buglosse idem	3	»
de pommes de reinette idem	4	»
Sirop de sucre	6	»

On prépare un infusé avec le séné et quatre livres d'eau bouillante. Ce produit, obtenu par expression des feuilles et filtré bouillant, est ajouté aux sucs dépurés par coagulation, de même qu'au sirop, pour être concentré avec eux jusqu'au point où le tout peut être ramené à 30 degrés aréomètriques, par l'addition d'un second infusé filtré, résultant du traitement des semences de fenouil et des gérofles par huit onces d'eau bouillante, dans un vase bien clos.

Mieux vaudrait peut-être de faire infuser d'abord le séné dans les sucs; de le reprendre par deux livres d'eau seulement, au lieu de quatre; de faire évaporer ensemble les liqueurs filtrées et le sirop, et de terminer, comme ci-dessus, l'opération par l'addition de l'infusé aromatique. Ce travail aurait pour effet d'épuiser plus complètement les feuilles de séné, avec une moindre quantité de véhicule. Ce serait, du reste, une modification du procédé de l'ancien Codex, en ce qui concerne les traitements du séné.

Ce sirop, qui fut inventé pour un roi des Mèdes, nommé *Sapor* ou *Sabor*, est un doux minoratif, un moyen que l'on oppose à l'hypochondrie, à l'hystérie, à l'aménorrhée, etc. La dose est de une à deux onces.

SIROP DE POMMES ELLÉBORÉ.

Racine d'ellébore noir, en poudre . .	1	once.
Sel de tartre	1	gros.
Teinture de safran	1/2	gros.
Sirop de pommes composé	2	livres.

Exercez une dilution sur l'ellébore, avec deux onces d'alcool de commerce, afin d'obtenir, par déplacement, deux onces d'alcoolé, que vous mettrez en réserve; continuez les affusions avec de l'eau, pour compléter l'épuisement; cessez-les lorsque vous aurez quatre onces d'hydrolé; faites dissoudre dans ce dernier produit le sous-carbonate de potasse; formez deux extraits mous, par évaporation lente des deux liquides; combinez-les au sirop chaud, de même que l'alcoolé de safran; coulez promptement le saccharolé et couvrez-le jusqu'à refroidissement.

Trois conditions capitales se présentent dans cette préparation : l'extraction de tous les principes actifs de l'ellébore, leur conservation intégrale, plus celle des parties aromatiques du sirop de pommes. Or aucune de ces conditions n'est observée dans le procédé connu, attendu qu'en attaquant l'ellébore par l'eau seulement, on n'entraîne qu'une partie de la matière active, que l'action du feu dissipe presque entièrement, de même que l'arome du sirop lui-même. Par le procédé que je viens de décrire, on réalise, au contraire, un produit qui ne peut rien laisser à désirer sous ces différents rapports, et cela sans beaucoup compliquer l'opération, ou du moins sans la rendre beaucoup plus longue et beaucoup plus difficile.

Le sirop dont il s'agit est complètement tombé en désuétude ; cependant il est de fait bien avéré qu'il est doué d'excellentes propriétés qui le rendent très recommandable dans les obstructions viscérales, la suppression du flux menstruel, la mélancolie, la manie, etc. C'est un purgatif un peu plus actif que le précédent ; aussi les doses doivent-elles en être un peu plus ménagées.

Le sel alcalin qui fait partie de ce composé n'y a été introduit, à ce qu'il paraît, que dans l'intention de corriger l'âcreté de l'ellébore.

SIROP DE PORTAL.

Racines de gentiane	2	onces.
» de garance	1	»
Ecorce de quinquina jaune	1	»
Eau commune	2	livres.

Coucassez les substances végétales, pour les épuiser par l'eau, que vous ferez agir en deux fois, à une température soutenue de soixante degrés environ, chaque digestion devant durer environ six heures. Après avoir coulé les digestés, faites sur le résidu des affusions d'eau chaude, afin de lui enlever à peu près le liquide qu'il aura pu retenir, et mettez en réserve ces deux livres de colature.

Prenez après cela :

Racines de raifort sauvage	2 onces,
Cresson de fontaine . . Cochléaria	de chaque 24 onces.

Pour recueillir, par contusion, forte expression et filtration instantanée à froid, de suc clarifié 24 onces.

Opérez un mélange des deux produits, dont le poids doit être de trois livres et demie ; puis ajoutez-les à

Sirop de sucre . . . . 16 livres.

que vous aurez préalablement réduit à 13 livres et demie, par évaporation, et dont vous aurez attendu en partie le refroidissement, pour former un mélange intime, que vous passerez à la chausse, et que vous additionnerez de

Deuto-chlorure de mercure . . . . . . gr. viij.

en solution dans une quantité suffisante d'alcool rectifié.

Ce produit est employé dans les affections vénériennes constitutionnelles, dans les maladies cutanées, dans celles qui tiennent à un vice scrofuleux, scorbutique : en somme, c'est un dépuratif, un tonique, surtout applicable chez les enfants. On le prend pur ou associé à une boisson appropriée, depuis une jusqu'à deux onces.

SIROP DE PUNCH AU RACK.

Rack ou arak (1) . . . . 1 pinte 1/2.
Suc dépuré de limons . . . . 1 chopine.
Sirop de sucre . . . . 6 livres.

Faites concentrer le sirop jusqu'au petit cassé; ajoutez-y le suc de limons; laissez prendre un bouillon couvert; retirez du feu; attendez que le refroidissement soit complet, et additionnez le sirop de la liqueur.

On peut remplacer le rack par du rhum.

Ce sirop constitue une espèce de liqueur d'agrément, que l'on peut prendre seule, ou convenablement étendue de rack, auquel on met le feu, dans l'intention d'imiter le punch.

SIROP DE QUINQUINA A L'EAU.

Quinquina calisaya . . . . 2 livre.
Eau commune . . . . Q. S.
Sirop de sucre. . . . . 8 livres.

Diluez le quinquina, en grosse poudre, dans quatre fois son poids d'eau; placez sur un grand filtre la pâte

(1) Liqueur indienne provenant du riz soumis à l'acte de la fermentation. On fait dériver son étymologie du mot *arec*, appliqué au palmier qui produit le cachou (*areca betel*), le fruit de ce palmier figurant dans la préparation pour ajouter à son agrément.

liquide qui résulte de ce premier travail, ou, si vous aimez mieux, versez-la sur une étamine recouverte d'un papier-Joseph et formant le sac; puis chassez par une nouvelle quantité d'eau celle que la poudre a pu retenir, afin d'obtenir quatre livres d'hydrolé.

En second lieu, introduisez dans un vase de terre la matière végétale, déjà en grande partie épuisée par ce premier traitement; immergez-la dans quatre autres livres d'eau; faites lui subir l'action de ce véhicule, à une température presque voisine du point d'ébullition, durant un laps de temps de six heures; coulez le liquide à travers une étoffe de laine, disposée comme il a été dit, et procédez à de nouvelles affusions, mais avec de l'eau chaude, pour complèter, à peu de chose près, l'épuisement de l'écorce, c'est-à-dire pour réaliser en tout dix livres environ de produit, y compris les quatre livres recueillies par suite de la dilution.

Cela mis à exécution, placez le sirop sur le feu; faites-le concentrer jusqu'à un certain point; ajoutez-y d'abord, et en plusieurs fois, les liqueurs troubles décantées provenant du second traitement; continuez les affusions, en recourant au produit translucide de la dilution; attendez que le produit soit réduit au poids de huit livres et versez-le bouillant sur un molleton.

Ce n'est pas sans motif que je recommande d'ajouter snccessivement les liqueurs quinacées, en commençant par celles qui résultent de l'infusion, et finissant par les autres: c'est que j'ai reconnu qu'en opérant en sens inverse, ou même qu'en formant le mélange préalable des deux produits, on a pour résultat un sirop qui ne tarde pas à laisser précipiter une partie de la matière active, tandis qu'en procédant méthodiquement comme je le prescris, on n'est presque jamais exposé à cet inconvénient.

Le sirop de quinquina ainsi préparé porte le cachet d'un excellent produit. Il serait d'autant plus abusif de le filtrer au papier, comme le recommandent et le Codex et MM. Henry et Guibourt, que le public, surtout à Lyon, le veut avec son aspect louche, et en cela j'estime qu'il n'a pas tout-à-fait tort, attendu qu'il voit là un caractère certain d'activité qui ne le trompe guères. M. Soubeiran a donc raison, à mon avis, lorsqu'il dit que le sirop de quina ne doit pas être clarifié, et lorsqu'il s'affranchit lui-même de cette condition, qui n'est pas d'ailleurs exempte de grandes difficultés, que l'on filtre les liqueurs quinacées au papier, selon MM. Henry et Guibourt, ou bien le sirop froid lui-même, d'après l'avis du Codex.

M. Soubeiran fonde son opinion sur les faits suivants : trois décoctions de quinquina ont entraîné les deux tiers de la quinine, tandis que des infusions exercées sur du quinquina calisaya, de même qualité, n'en ont extrait qu'un tiers. Mais il fait observer que ces rapports doivent varier en raison du temps consacré à ces opérations et des quantités d'eau employées; en sorte qu'il ne faut faire qu'une estimation approximative des résultats.

A bien prendre la chose pourtant, il serait peut-être convenable que nous adoptassions la formule de MM. Boullay, et que nous eussions dans nos officines un sirop de quina trouble et un sirop de quina translucide, de même que nous avons un extrait mou et un extrait sec (1). On pourrait satisfaire par là à un plus

(1) Telle n'est pas l'opinion de M. Béral. Cet estimable confrère pense qu'il faut opter entre ces deux sirops, et voudrait que l'on donnât la préférence à celui qui est transparent, comme plus flatteur à l'œil, et d'ailleurs parce que la limpidité des sirops, en général, est un signe certain de leur bonne préparation. Mais, attendu que le sirop qui résulte du mode proposé par MM. Boullay contient moins de quinine que celui qui a été préparé par décoction, il serait d'avis que l'on augmentât convenablement la proportion du quinquina.

Ce praticien préférerait à mon procédé celui qu'il a consigné à la suite, dans le 7e cahier du *Journal de Chimie médicale*, au f° 325 du tom. IV, 2e série. Selon lui, il conviendrait d'opérer de la manière suivante :

SIROP HYDROLIQUE DE QUINQUINA, PRÉPARÉ PAR DÉCOCTION.

Quinquina jaune, en poudre fine ou grosse. . . .	2 livres.
Eau	24 »

Faites bouillir le quinquina dans huit livres d'eau, pendant quinze minutes, et passez à travers un blanchet de laine ; enlevez le marc de dessus l'étamine, faites-le bouillir dans une nouvelle quantité d'eau, et passez, comme la première fois, en vous servant du même filtre ; enfin, soumettez le marc à un troisième traitement, avec le surplus de l'eau prescrite.

Alors,

Pr. : Hydrolé obtenu.	La totalité.
Sucre blanc.	10 livres 1/2

Concentrez par l'ébullition, de manière à obtenir un sirop, dont la quantité, après refroidissement, devra être de seize livres.

M. Béral fait observer que quelques pharmaciens clarifient ce sirop avec l'albumine (un blanc d'œuf pour la quantité ci-dessus). Je pense comme lui que ce mode de clarification est blâmable, et comme lui, je serais d'avis d'augmenter de quatre onces la quantité de quina, pour rémédier à l'action de l'albumine. Au surplus, je ne vois pas pourquoi on userait de ce moyen, lorsqu'on peut, à l'aide du déplacement, arriver à peu près au même résultat, sans avoir à sacrifier une partie de la matière active de l'écorce péruvienne.

grand nombre d'indications ; car, bien que le sirop de quinquina, fait selon le procédé de ces Messieurs, soit doué de beaucoup plus d'activité qu'on ne le pense généralement, on peut estimer qu'il est au sirop trouble ce que l'extrait de Lagaraye est à l'extrait mou de quinquina.

Cette considération me porte tout naturellement à reproduire ici le procédé de MM. Boullay, pour ceux de mes confrères qui peuvent encore l'ignorer.

Ces Messieurs prennent :

Quinquina en poudre très fine. . . . . 6 onces,

qu'ils placent dans un vase cylindrique allongé, dont la base se termine en entonnoir. Ils tassent la poudre soigneusement, et la recouvrent, à quelques lignes au dessus de sa surface, d'un disque percé de petits trous ; puis ils versent sur ce disque :

Eau froide. . . . . 3 livres 12 onces.

Ils recueillent d'hydrolé, de couleur ambrée . . . . . . 3 »

et font dissoudre dans cette liqueur, à une douce chaleur,

Sucre blanc, en morceaux. . 2 livres ;

enfin, ils réduisent le sirop au poids de trois livres, et le passent à l'étamine.

Ils recueillent ainsi un sirop transparent, presque incolore, et très amer, ainsi que j'en ai acquis la certitude, après avoir répété leur procédé, dont la réussite n'est guère possible, du reste, dès que l'on a à opérer sur une masse un peu considérable. C'est ainsi qu'il m'a été impossible de traiter une livre de quinquina en poudre fine par déplacement. Ici, comme partout ailleurs, on trouve la poudre grossière moins réfractaire à l'opération ; cependant elle l'est assez pour rendre ce genre de traitement beaucoup trop long, si l'écorce n'est pas divisée en deux parties égales, que l'on épuise séparément. Or, il est plus convenable de recourir alors à la dilution, toujours applicable avec un égal succès, que l'ont ait à faire à de petites ou à de grandes quantités.

Ce qui précède prouve que l'on doit toujours faire un appel à ce moyen, que l'on veuille ou non préparer un sirop de quinquina translucide, surtout lorsque la quantité d'écorce à épuiser n'est pas au dessous de douze onces ou d'une livre. Disons pourtant qu'il est très possible de rendre le déplacement applicable à des quantités assez considérables de quinquina, même en poudre impalpable, en interposant entre ses particules, soit du verre pilé, soit du sable fin, en proportion égale, selon M. Béral.

Quant au degré de division de la poudre, il doit être tel que je l'indique, lorsqu'on met en pratique mon procédé, en considérant que j'opère en second lieu à chaud, tandis qu'il doit être conforme aux indications de MM. Boullay, alors qu'on veut opérer à froid, soit par simple déplacement, soit par dilution.

Baumé, et après lui Morelot, M. Virey et autres pharmacologistes distingués, ont donné la préférence à la macération sur l'infusion ou la décoction, d'après cette croyance que l'eau froide peut dissoudre tous les principes actifs de quinquina. Je n'examine pas jusqu'à quel point ces hommes honorables ont eu tort ou raison ; mais ce qui me paraît certain, c'est que le sirop de quinquina qui a pour excipient un hydrolé, plus un decocté ou un infusé, comme celui qui résulte de mon procédé, est plus amer que celui que procurent les macérations seules, préférées par ces Messieurs. MM. Boullay ont reconnu, il est vrai, que le quinquina, attaqué par l'eau froide, au moyen de la lixiviation, fournit plus de matière extractive soluble que celui sur lequel on a exercé la décoction ou l'infusion ; ils ont aussi reconnu qu'en traitant par déplacement et par quatre ou cinq livres d'eau animée d'un cinquantième d'acide hydrochlorique, une livre de quinquina calisaya, on peut le dépouiller complètement de sa quinine, etc. (1) ; mais ces faits sont loin de prouver que le sirop que nous devons au déplacement pur et simple, tel qu'ils l'obtiennent, soit aussi actif que le produit de ce nom, tel que je l'obtiens moi-même, par un double traitement. Toutefois, je le répète, la macération et le déplacement procurent un médicament très actif, et beaucoup plus actif qu'on ne paraît disposé à le croire généralement, et je suis très fort d'avis que dans le cas où l'on persisterait à conserver la formule du sirop de quinquina trouble, on devrait au moins faire figurer avec elle celle du sirop de MM. Boullay, non seulement parce que l'une et l'autre présentent des garanties suffisantes de succès, mais encore parce que

(1) Il est des pharmaciens qui usent de ce moyen, dans la préparation du sirop de quinquina.

cette dernière permet d'obtenir un sirop qui doit nécessairement inspirer moins de répugnance que son rival.

Que l'on prépare ou non d'ailleurs un sirop trouble, il faut bien se pénétrer de cette vérité : c'est qu'il est abusif, et diamètralement contraire à nos connaissances, de faire concentrer une ou plusieurs fois les liqueurs, après épuisement de l'écorce, pour en séparer la matière insoluble formée après refroidissement, cette pratique ne servant qu'à les appauvrir, si je puis m'exprimer ainsi : car les dépôts formés ne sont ni de la matière résineuse, comme l'on a paru le croire dans le temps, ni même une combinaison de tannin et d'albumine, devenue insoluble par l'action de la chaleur, mais bien plutôt un composé de quinine et de cinchonine. Au reste, il en est de ce fait comme des concentrations successives que l'on fait subir à l'hydrolé d'opium, lorsqu'on veut obtenir l'extrait d'opium de Cornette : dans l'un et l'autre cas, on ne fait qu'épuiser toujours davantage les principes actifs, à tel point, que si les récidives étaient poussées trop loin, on finirait par n'avoir que des produits, sinon inertes, au moins très peu énergiques. C'est une vérité dont j'ai reconnu l'évidence en multipliant jusqu'à huit fois des concentrations exercées sur un même extrait d'opium, autant de fois redissout; le produit avait tellement dégénéré, qu'il calmait à peine à la dose de quatre grains. Au surplus, qui peut ignorer que cette observation, tout-à-fait en harmonie avec les connaissances du jour, est applicable à tous les liquides chargés de matières solubles? Il est un principe duquel on ne doit pas s'écarter dans la préparation des saccharolés liquides : c'est de combiner avec un sirop simple, ou avec le sucre, lorsqu'il y a lieu, la liqueur qui doit constituer les propriétés du produit, et de faire concentrer les deux liquides réunis, au lieu d'opérer isolément la concentration. De cette manière, on évite à peu près toute perte de matière active, la densité du liquide, plus sa nature visqueuse, rendant l'union des corps plus intime, tout en mettant obstacle à l'action de l'air, dn moins jusqu'à un certain point. Baumé, qui croyait à l'existence d'une matière résineuse dans un décocté de quinquina, disait : *Le sucre que l'on fait fondre dans l'infusion de quinquina, avant de la faire évaporer, sert à empêcher la dépuration de la résine de cette substance ; du moins il s'en sépare une moindre quantité que lorsqu'on la fait évaporer d'abord seule.*

Pour en finir avec le sirop de quina, je dois dire qu'on peut l'employer dans toutes les affections qui revêtent un caractère de périodicité, notamment dans toutes les fièvres à types intermittents bien prononcés; qu'il est un tonique très puissant, et partant un stomachique, un anti-scorbutique, un anti-septique, etc. La tonicité qu'il imprime à l'organisation, le rend utile aussi dans quelques fièvres continues qui accompagnent la débilité; dans celles également qui laissent apercevoir une remittence, soit obscure, soit marquée; dans certains cas d'obstructions, de rhumatismes, de goutte, dus à des causes débilitantes, etc., etc.

On en prend depuis deux gros jusqu'à une once et demie, et même davantage, selon les circonstances.

SIROP DE QUINQUINA AU VIN.

Extrait mou de quinquina.	14 gros.
Vin blanc de Lunel.	2 livres.
Sucre blanc	3 »

Préparez un soluté avec le vin et l'extrait; ajoutez-le au sirop, après l'avoir filtré; faites-lui exercer sur le sucre son action dissolvante, à froid et dans un vase clos, et lorsque vous aurez complété la solution, enfermez le produit dans des vases que vous boucherez soigneusement.

Ce sirop, préparé selon le nouveau Codex, représente, par once, douze grains d'extrait de quinquina. Il semblerait offrir en cela une garantie plus constante et plus sûre que le sirop dont la formule repose sur l'emploi de l'écorce péruvienne; cependant, comme cette formule est très ancienne, et d'ailleurs très rationnelle, d'après les modifications que je lui ait fait subir, je crois devoit la reproduire ici :

Poudre de quinquina jaune royal.		4 onces.
Extrait de quinquina		1/2 »
Alcool à 22 degrés.		2 »
Vin blanc sec de bonne qualité.	1 liv. 14	»
Sucre en pain	3 »	

Pratiquez une solution sur le quinquina, avec une partie des deux excipients réunis; arrosez la poudre sur le filtre, à mesure que le liquide s'écoulera. Lorsque tout le vin alcoolisé est employé, ajoutez-en un léger excès, puis remplacez ces affusions par des additions d'eau, pour compléter deux livres d'œnolé, dans lesquelles vous ferez dissoudre l'extrait de quinquina, puis ensuite le sucre, après toutefois filtration du soluté.

Il serait plus que superflu d'employer une plus grande quantité de quinquina, soit les six onces que prescrivent Baumé, M. Soubeiran et autres, le vin n'exerçant pas sur cette écorce une action dissolvante assez puissante pour en épuiser une proportion aussi forte, même par dilution et déplacement.

Des expériences comparatives, faites à l'occasion du vin de quinquina, m'ont prouvé jusqu'à l'évidence que l'écorce, dans la proportion de un sur seize, est plus que suffisante pour saturer à excès l'excipient. Il résulte de ces mêmes expériences, qu'en donnant la préférence à un vin sec sur le Malaga, le Lunel, ou tout autre vin sucré, on épuise beaucoup mieux le quinquina qu'en recourant aux vins liquoreux, l'état de saturation dans lequel sont ces liquides ne leur permettant guères d'agir sur les principes solubles du quinquina. Je ne citerai que deux faits comparatifs pour ne laisser aucun doute à cet égard.

Après avoir fait agir sur 500 grammes de poudre de quina 8,000 grammes de vin de Malaga, dans lesquels étaient compris 250 grammes d'alcool 3[6, on a arrosé la masse avec de l'eau, jusqu'à cessation d'amertume, par déplacement; puis on a fait concentrer les liqueurs aqueuses jusqu'à consistance d'extrait mou. A mon grand étonnement, j'ai trouvé dans la capsule 46 grammes de masse extractive, dont la majeure partie était évidemment saccharine.

D'un autre côté, on a fait une expérience comparative, en traitant par du vin blanc de Condrieux, alcoolisé comme précédemment, et dans les mêmes proportions relatives d'excipient et d'écorce. Cette fois l'eau qui a servi à compléter l'épuisement n'a laissé dans le vase évaporatoire que 13 grammes de matière extractive, franchement amère et bien différente de la première.

Or, il est patent que la présence d'une certaine quantité de substance sucrée dans un vin, tel que celui de Malaga, nuit essentiellement à la bonté du produit, en ce sens que le vin ne peut se saturer des parties solubles du quinquina qu'en se dépouillant de sa matière sucrée, qui, du reste, doit porter obstacle à cette saturation, en affaiblissant la propriété dissolvante du vin.

J'ai dû relater ces faits, non seulement pour ce qui concerne le sirop de quinquina au vin, mais encore pour faire cesser l'abus qui consacre l'usage des vins de Malaga, de Lunel, etc., dans la préparation de divers œnolés, tels que ceux de quinquina, de scille, d'opium composé, etc., et cela avec d'autant plus de raison d'ailleurs, que j'ai eu occasion de trouver beaucoup de matière sucrée dans l'extrait que j'ai retiré du marc du laudanum, après les traitements œnoliques.

Les propriétés médicales et les doses du sirop de quina au vin sont à peu près les mêmes que celles du précédent, avec cette différence pourtant qu'elles peuvent être contraires aux sujets irritables, en raison de la présence du vin; aussi doit-on exclure ce produit dans quelques circonstances favorables à l'emploi du sirop de quinquina à l'eau.

SIROP DE RATANHIA AVEC L'EXTRAIT.

Extrait sec de ratanhia.	1	once.
Alcool à 22°	2	»
Sirop simple.	2	livres.

On réduit en poudre fine l'extrait de ratanhia, dont on opère la solution dans le mortier; puis on additionne de ce soluté alcoolique le sirop bouillant, que l'on ramène, par évaporation, au poids de deux livres.

Ces constituants donnent un produit dont une once représente exactement dix-huit grains d'extrait sec, pourvu de tous les principes actifs de la racine, y compris, bien entendu, l'apothème, qui y figure dans une forte proportion.

J'ai eu occasion d'exprimer le regret de ne pas voir figurer le sirop de digitale dans le Codex, parmi les sirops qui ont pour base un extrait, tels que ceux de jusquiame, de belladone, d'ipécacuanha, diacode, etc. Ici je suis appelé par mon sentiment à exprimer un regret contraire, le sirop de ratanhia, aussi bien que celui de salsepareille, dans lequel on fait également entrer l'extrait, ne devant pas plus être classés dans cette catégorie que tant d'autres non moins actifs, au nombre desquels se trouvent les sirops de quinquina, de valériane, de safran, de rhubarbe, etc. De deux choses l'une, ou le principe est bon pour tous ces sirops, ou il ne l'est pour aucun : or il eût mieux valu ne pas l'adopter que d'en faire une mesure exceptionnelle, d'autant plus que ces divers produits, bien que doués de beaucoup d'énergie, sont loin de présenter les dangers que peuvent faire craindre, par exemple, ceux qui ont pour bases les principes narcotiques des solanées. J'ajouterai même que les sirops de ratanhia, de salsepareille et autres, que je classe au même rang, doivent tous résulter de traitements directs des corps végétaux qui leur donnent leurs noms, et s'il est un exemple à présenter à l'appui de mon opinion, c'est, bien certainement, celui qui fait suite à cet article.

SIROP DE RATANHIA AVEC LA RACINE.

Ratanhia en poudre grossière . . . . . 8 onces.
Eau pure . . . . 2 livres.
Hydralcool à 20° . . . . 1 »

On introduit la poudre dans l'allonge de l'appareil Robiquet et Boutron; on la tasse exactement; on fait de fréquentes affusions d'eau froide, de manière à recueillir deux livres d'hydrolé, que l'on complète toutefois, en faisant succéder l'alcool à l'eau; puis on chasse à part l'alcoolé avec de l'eau froide, jusqu'à ce que celui-ci cesse d'être transparent, terme voulu pour l'épuisement à peu près complet de la masse végétale.

Lorsqu'on est arrivé là, on prend :

Sirop simple. . . . . 4 livres.

que l'on fait d'abord concentrer seul jusqu'à un certain point. On ajoute l'hydrolé pour continuer la concentration, puis après l'alcoolé, dont on chasse tout l'alcool par le même moyen, afin d'arriver à n'avoir plus dans le vase évaporatoire que quatre livres de sirop que l'on coule aussitôt.

Ce sirop marque 33 degrés lorsqu'il est bouillant, et 37 lorsqu'il est froid. Il est très fortement chargé en couleur ; néanmoins il n'est pas trouble lorsqu'on a usé des précautions indiquées plus haut, c'est-à-dire lorsque les liqueurs ont été introduites dans le saccharolé sans avoir subi entre elles aucun mélange préalable. Il aurait un tout autre aspect dans le cas contraire, attendu que l'apothème ne serait plus qu'en suspension.

Ce mode donne pour résultat un produit assez énergique pour qu'il soit superflu de recourir à une plus forte proportion de base ; ce qui fait que l'on doit considérer comme trop élevée celle que prescrivent MM. Henry et Guibourt, plus encore celle que MM. Boullay et Soubeiran ont adoptée.

On croit assez généralement aujourd'hui, d'après l'opinion émise par MM. Boullay et Soubeiran, que les propriétés du ratanhia résident plus particulièrement dans les principes qui se laissent dissoudre par l'eau froide. Aussi croit-on opérer le plus rationnellement possible en traitant cette racine, à froid, par déplacement et sans le secours de l'alcool. Il est pourtant certain que le moyen est complètement insuffisant, et qu'il y a un avantage immense à mettre à profit la matière extractive qui se laisse entraîner par l'alcool, après qu'on a fait agir une quantité convenable d'eau froide, cette matière complexe, à laquelle se trouve associé l'apothème, pouvant rivaliser avantageusement avec l'extrait aqueux obtenu par déplacement, ainsi que le constatent les divers essais cliniques dont j'étaie mon opinion dans mon mémoire sur le ratanhia, (*Considérations médicales et pharmaceutiques sur le ratanhia.*), et comme le dénotent d'ailleurs les caractères physiques de cette matière, lorsqu'elle est tenue en solution dans un liquide alcoolique, quelque faible qu'il soit. L'action astrictive de ce corps, ainsi dissout, est en effet tellement prononcée, qu'il serait absurde de méconnaître là un agent puissant, même sur la foi des hommes honorables qui nient cette propriété, mais qui la nient sans examen, et par cela seul qu'elle ne se décèle nullement sur les organes du goût, lorsque la matière n'est qu'en suspension dans l'eau, ou qu'elle existe à l'état d'isolement.

Qu'on ne s'y trompe pas : c'est à la réunion de tous les principes solubles dans l'eau bouillante qu'est due la célébrité de la fameuse polygalée, célébrité à laquelle l'apothème lui-même, tout inerte qu'il nous paraît, lorsqu'il est entièrement dépouillé de toute substance étrangère à sa nature, a peut-être contribué pour sa part. Or, je ne vois pas pourquoi nous priverions les préparations de ratanhia de la moitié, ou à peu près, de ces principes. Est-ce à dire que parce qu'un corps n'est pas soluble dans l'eau il ne soit susceptible d'aucune action médicale? ou bien faut-il le placer parmi les nullités parce qu'il ne fait aucune impression sensible sur nos organes, lorsqu'il n'est pas dans un état d'association capable de développer ou de favoriser l'énergie qui lui est propre? Mais alors il nous faudrait rayer du catalogue pharmacologique une multitude d'agents qui ne sont ni solubles dans l'eau ni sapides, et qui jouissent pourtant d'une grande activité. Mieux vaut donc, sans aucun doute, mettre à profit le double traitement que je propose que de se borner au seul emploi de l'eau froide.

Dans mon travail sur le ratanhia, je me suis élevé avec énergie contre le peu de justice que les praticiens français semblent rendre à cette racine, tout en m'efforçant de la remettre en crédit, et en signalant les principaux cas pathologiques dont elle peut triompher. J'ai dit alors ce que je dis pour le sirop, que toutes les fois qu'il faut combattre un état phlegmasique très prononcé; toutes les fois qu'il y a sur-excitation, exaltation de vitalité, ce produit peut trouver des contre-indications, en raison de la tonicité qu'il peut imprimer à l'organisme; mais qu'à l'exception de ces cas et de quelques autres, qu'il n'appartient qu'aux hommes compétents de discerner, il est un de ces agents héroïques qu'il ne s'agit que d'employer à propos pour atteindre le but. Je ne crains pas non plus de répéter que le propre des astringents tannants est d'augmenter plus ou moins la tonicité, et d'exciter momentanément les propriétés vitales des tissus, tout en les resserrant; et que des nombreux toniques qui peuplent la thérapeutique, le ratanhia et ses dérivés sont très certainement ceux dont on doit redouter le moins les effets, dans les cas assez fréquents où ces agent peuvent ou doivent être à craindre, tandis que dans toutes les circonstances où il y a épuisement des facultés vitales, asthénie, avec indication toutefois des astringents toniques, ce sirop peut être d'un très grand secours, ainsi que le constatent les faits multipliés cités par les praticiens français et espagnols qui l'ont expérimentée, tels que Ruiz, Bourdois de Lamotte, Hurtado, Bonafos et Sinesta.

Le sirop de ratanhia doit être employé à la dose de demi-once, d'une once et de deux onces au plus, dans les vingt-quatre heures.

SIROP DE RÉGLISSE, OU GLYCYRRHIZÉ.

Racine de réglisse en poudre	4 onces.
Eau de fontaine	Q. S.
Sirop simple	4 livres.

Faites une dilution, avec environ 375 grammes d'eau; filtrez et déplacez jusqu'à concurrence de 750 grammes de liqueur hydrolique, que vous ferez évaporer avec le sirop, pour recueillir 2000 grammes de produit.

On a la faculté de traiter, par des macérations, la

réglisse seulement coupée en tronçons ou écrasée; mais le travail est beaucoup plus long, et la quantité d'eau voulue pour l'épuisement beaucoup plus considérable.

C'est un adoucissant, un pectoral, un béchique, etc., dont on peut retirer quelques avantages dans les affections de poitrine, le rhume, les maladies des voies urinaires, les fièvres inflammatoires, etc., etc.

SIROP DE RHUBARBE SIMPLE.

Rhubarbe de Chine, en grosse poudre . 6 onces.
Eau pure. . . . . Q. S.
Sirop de sucre. . . . . 6 livres.

Introduisez la poudre dans l'appareil Boullay, muni des deux disques (inférieur et supérieur), ou, à défaut, dans un entonnoir de verre, garni d'un disque inférieur et d'une mèche; pratiquez des affusions d'eau froide pour obtenir d'abord une livre de teinture aqueuse, que vous mettrez en réserve, ensuite deux livres, que vous ferez réduire avec le sirop, jusqu'à concentration voulue, pour que l'addition du premier hydrolé puisse compléter six livres de sirop.

On pourrait remplir à peu près le même but, en pratiquant une dilution sur la rhubarbe, et divisant les liqueurs comme ci-dessus; mais cette opération, beaucoup plus prompte que l'autre, ne peut être préférée qu'avec l'intention de gagner du temps, le simple déplacement étant facilement praticable sur la quantité de rhubarbe prescrite, lorsqu'elle est grossièrement pulvérisée, bien entendu, car dans le cas où elle ne serait pas en poudre fine, ce moyen ne saurait réussir qu'autant que l'on interposerait dans la masse une quantité au moins double de sable fin bien lavé.

On pourrait aussi exercer deux macérations de douze heures chacune sur de la rhubarbe divisée par petits fragments; faire rapprocher, comme précédemment, le liquide le moins chargé et le sirop; puis mettre fin à l'opération par l'incorporation du premier macéré; ou bien encore se contenter d'une seule macération de douze heures, et de la solution de quatre livres de sucre dans deux livres de *maceratum*, comme le veulent et le Codex et M. Soubeiran; mais alors il ne faudrait pas compter sur un produit aussi énergique, surtout dans ce dernier cas.

Par le procédé de MM. Henry et Guibourt, on n'obtiendrait pas un médicament plus actif, attendu que ces honorables confrères ne font subir qu'une macération (de trente-six heures) à la rhubarbe. On remarque d'ailleurs qu'il n'est pas très rationnel de faire concentrer toute la colature avec le sirop, vu que le principe odorant de la racine se dissipe entièrement par l'action prolongée de la chaleur, qui nuirait, il est vrai, plus essentiellement à certains principes actifs, s'ils étaient sous cette influence, en l'absence de la matière sucrée, matière dont la viscosité oppose un grand obstacle à la séparation d'une partie de la résine, et partant de la quantité de substance soluble qu'elle peut entraîner avec elle en se précipitant.

On trouve, dans le tome X du *Journal de chimie mé-*

dicale (f° 287), une formule de sirop de rhubarbe qui pourrait être mise à profit dans un moment d'urgence, attendu qu'elle est basée sur de bons principes, comme toutes celles que nous devons au même auteur.

On prendrait avec M. Béral :

Extrait alcoolique de rhubarbe	2 onces.
Eau pure.	14 »

On opérerait la solution à froid et l'on filtrerait; puis on ajouterait au soluté

Sucre blanc	26 onces.
Sirop de sucre.	6 »

afin d'obtenir, par solution à chaud, trois livres de sirop.

On pourrait arriver au même résultat, en faisant concentrer ensemble quarante-six onces de ce sirop et les seize onces d'hydrolé de rhubarbe, pour recueillir quarante-huit onces de produit.

Les deux onces d'extrait représentant quatre onces de rhubarbe, il résulte de ces proportions qu'une once de sirop contient un scrupule d'extrait ou la substance active de deux scrupules de racine, soit un vingt-quatrième de base médicamenteuse; ce qui constitue un médicament plus actif que le sirop de rhubarbe des pharmacopées. Aussi me paraîtrait-il plus convenable de n'employer qu'une once et demie d'extrait, pour ne pas s'écarter des proportions généralement adoptées.

Il entre dans une once de sirop de rhubarbe des officines la matière soluble d'un demi-gros de racine. A cette dose, il peut purger un enfant du premier âge; à celle de deux onces ou de deux onces et demie, il peut produire le même effet chez un adulte. En raison de l'action purgative qu'il exerce spécialement sur le duodénum, il peut être considéré comme un bon cholagogue; comme utile dans les maladies bilieuses, les dévoiements bilieux ou muqueux, les diarrhées, qu'il fait cesser par une action consécutive ou secondaire, due à la tonicité et à l'astriction qu'il imprime à l'intestin. Il est de plus stomachique, mais employé à la dose de deux gros, d'une demi-once au plus, un peu avant les heures des repas. C'est plus particulièrement aux petits enfants, chez lesquels il remplace avec avantage le sirop de rhubarbe et de chicorées composé, qu'est destiné ce médicament. Il évacue le *meconium* des enfants nouveau-nés; dissipe les obstructions du bas ventre, les aphtes, l'engouement intestinal, etc., de ceux qui comptent déjà quelques années, plus ou moins, d'existence; aussi est-il peut-être à déplorer que l'usage en soit trop négligé de nos jours.

Le sirop de rhubarbe de Déodat étant, comme je l'ai dit à l'occasion du sirop de chicorée composé, une espèce d'imitation de ce dernier, je dois me dispenser d'en donner la formule. Je me bornerai à rappeler qu'il a pour constituants : séné et rhubarbe, de chaque une once et demie, canelle fine un gros et demi, sous-carbonate de potasse deux scrupules, gingembre un demi-gros, infusé de chicorée neuf onces, de roses pâles quatre onces, sucre trois livres.

SIROP DE RICIN.

Semences récentes de ricin, dépouillées . 1 livre.
Eau commune . . . . 3 livres.
Hydrolat de menthe poivrée, ou tout autre . . . . 8 onces.
Sucre en poudre grossière . . . . 5 livres.

Prenez des semences de ricin aussi récentes que possible ; séparez-en l'enveloppe ou double membrane, qui constitue au moins le tiers de leur poids total ; écrasez-les dans un mortier de marbre ; formez-en une pâte fine, à l'aide de quatre onces d'eau ; ajoutez-y l'eau restante, pour former une émulsion, que vous ferez chauffer à 50 degrés centigrades, et dont vous recueillerez trois livres, avec le secours d'une forte presse.

Faites fondre dans ce produit lactescent, et au bain-marie, les cinq livres de sucre ; coulez, laissez refroidir dans un vase clos ; mettez en bouteilles et renversez celles-ci sur leur goulot, pour assurer la conservation du sirop, dont le poids doit s'élever à huit livres.

Vous aurez pour résultat un produit que l'on ne peut mieux comparer, pour l'aspect et le goût, qu'à un bon sirop d'orgeat, et qui est susceptible, comme lui, de se diviser en deux parties distinctes, mais à la longue, ce qui justifie la recommandation que je fais de renverser les bouteilles qui le contiennent.

Le sirop de ricin est un moyen que l'on ne doit guères mettre en pratique que dans les cas qui réclament l'usage des éméto-cathartiques. Cependant je dois dire avec vérité que l'action vomitive n'a lieu, le plus ordinairement, que chez les sujets délicats ou peu robustes, tandis que le médicament est seulement purgatif chez ceux que la nature a doués d'une forte constitution. A la dose de deux onces, il procure à ces derniers de huit à dix selles copieuses, sans production de coliques, ni de la moindre nausée, s'il faut en juger par sept cas que M. le docteur Sauveton a observés. Il est rare, par contre, que les enfants, surtout en bas âge, n'en soient pas plus émétisés que purgés, ce qu'on peut presque dire, du reste, de l'huile de ricin elle-même et de beaucoup d'évacuants intestinaux.

En somme, le ricin me semble pouvoir se recommander aux praticiens, sous plusieurs rapports ; mais comme je ne peux asseoir mon opinion à son égard que sur quelques cas isolés, je suis loin de préciser ceux qui doivent le mieux s'accommoder de son emploi. Toutefois, je puis, quant à présent, assurer qu'il n'est pas plus à redouter qu'une foule de médicaments que l'on met journellement en pratique, sans nul danger, et qu'il peut être essayé sans crainte, pourvu que ce soit avec discernement et toute connaissance de cause. J'ajouterai même que son association avec d'autres purgatifs, tels que la rhubarbe, le séné, les sels neutres surtout, ne lui permet pas d'agir comme vomitif.

On peut constituer une espèce de sirop de ricin, en interposant dans six gros de sirop d'orgeat deux gros d'huile récente de ricin, avec le secours de deux grains de magnésie calcinée, à peu près à l'instar du sirop de copahu ; mais ce produit extemporané, que l'on aromatise avec une huile essentielle d'une odeur agréable, telle que celle de menthe, ne peut guères convenir qu'aux enfants en bas âge qui s'en accomodent du reste très bien, attendu qu'il n'est pas susceptible de leur inspirer la moindre répugnance. Il les purge assez bien, à la dose d'une once, prise en deux fois, dans un intervalle de demi-heure. Au dessus de deux ans, on doit en prendre de une once et demie à deux onces. Mais il est important de désigner ce médicament sous la dénomination de *sirop d'huile de ricin*, afin qu'on ne puisse le confondre avec le sirop de ricin proprement dit.

SIROP DE ROSES PALES.

Suc dépuré de roses pâles . . . . 1 livre.
Sucre blanc . . . . 1 »

Dépurez le suc de roses au moyen du filtre; mêlez-le avec le sucre, et faites réduire jusqu'à consistance de sirop; puis passez le produit à l'étamine.

Peu importe que le suc reçoive l'action un peu prolongée de la chaleur, les propriétés du sirop résidant dans la matière extractive, et non dans l'arome de ce liquide végétal. Dans tous les cas, ce procédé est plus rationnel que celui de Baumé, qui consiste à faire infuser 12 livres de pétales de roses contusées dans 8 livres d'eau, et à faire concentrer l'infusé filtré avec 5 livres de sucre ou cassonnade, après clarification au blanc-d'œufs.

Morelot et autres, dans l'intention de conserver l'arôme de la rose, sont d'avis de préparer d'abord un sirop avec le produit de la distillation, puis un second avec le liquide extractif; mais, je le répète, le sirop n'en serait pas plus efficace, parceque l'on n'a rien à attendre des principes volatils, que l'on pourrait, au surplus, faire figurer dans le sirop, en additionnant ce saccharolé très concentré de quelques onces d'hydrolat de roses; ou bien réserver une partie de suc pour ramener de même le sirop à sa densité voulue; ou mieux encore, en incorporant dans la masse quelques gouttes d'essence de roses.

Démachy, dans son *Manuel du pharmacien*, prescrit deux parties de suc sur une de sucre; il fait concentrer les deux corps ensemble pour les amener à consistance sirupeuse, en les additionnant d'un peu d'eau de roses. Il obtient par là un composé dont l'action est double de celle du produit qui résulte du mode du Codex.

On a appelé *sirop de roses solutif* un saccharolé résultant de trois traitements exercés sur douze livres de pétales de roses, par huit livres d'eau une fois employées; soit neuf onces de cette liqueur fortement chargée et 16 onces de sucre. On le distinguait ainsi d'un sirop dont les proportions étaient une livre et demie du même infusé et deux livres de sucre, produit auquel on donnait le nom de *sirop de roses simple*.

C'est un laxatif assez doux que le sirop de roses pâles; il s'emploie presque toujours dans la médecine des enfants. Indépendamment de sa propriété évacuante, on lui reconnaît une action légèrement tonique, astringente même, qui se prononce secondairement, à peu près à l'instar du sirop de rhubarbe, quoique d'une manière moins prononcée. Il agit chez les enfants à la dose d'une once, de deux onces, tout au plus.

SIROP DE ROSES COMPOSÉ.

Roses pâles, fraîches.	12 livres.
Séné mondé.	4 onces.
Agaric blanc.	2 »
Semences d'anis	1/2 »
Gingembre.	2 gros.
Bi-tartrate de potasse.	1/2 once.
Eau commune	Q. S.
Sirop de sucre	6 livres.

Pilez les roses dans un mortier de marbre; soumettez-les à la presse, à l'effet d'en extraire le suc, dont le poids doit s'élever à environ une livre et demie, après filtration. Faites chauffer ce suc jusqu'à ébullition, pour le verser sur les semences d'anis et le gingembre, finement concassés; couvrez le vase et laissez infuser ces aromates durant douze heures, à une très douce chaleur.

Versez, d'un autre côté, quatre livres d'eau bouillante sur les feuilles de séné et sur l'agaric, divisé par petits fragments, entretenez également l'infusion durant douze heures ; faites y dissoudre la crême de tartre ; puis filtrez l'infusé bouillant au papier.

Alors, placez sur le feu le sirop et ce dernier produit; faites rapprocher ces deux corps réunis, jusqu'à ce qu'ils aient perdu assez de leur poids pour que le sirop puisse reprendre sa densité par l'addition de la liqueur aromatique filtrée ; enfin coulez ce produit dès que vous aurez rendu le mélange intime.

Cette pratique est préférable à celle des anciens, non-seulement parce qu'elle tend à conserver l'arôme dessubstances aromatiques, mais encore en ce qu'elle ne nuit nullement à la matière extractive.

Je ne discuterai pas longuement sur le plus ou le moins de convenance qu'il y aurait à remplacer la crême de tartre par six onces de suc de citron, comme le fait Baumé, parce que c'est, à mon avis, une chose d'une importance moindre que celle que quelques pharmacologistes y ont attachée, et attendu d'ailleurs que je ne crois pas avec Baumé que la crême de tartre se précipite pendant la concentration du sirop, et non plus avec Morelot et autres, qu'elle soit susceptible de favoriser la dissolution des parties résineuses qui pourraient, d'après eux, nuire à la transparence du produit, en l'absence de ce sel.

On doit employer le sirop de roses composé à titre de purgatif. Il purge en effet très bien à la dose de demi-once pour les enfants en bas âge, et à celle de une once et demie à deux onces pour les adultes.

SIROP DE ROSES ROUGES.

Roses rouges en poudre mi-fine . . . . 8 onces.
Eau bouillante (1). . . . . 6 livres.
Sirop de sucre. . . . . 4 »

Formez un magma à demi-liquide avec les roses et l'eau bouillante ; après quelques instants de contact, versez le mélange sur plusieurs filtres de papier Joseph; déplacez par de l'eau bouillante tout le liquide que la plante a pu retenir, afin de compléter six livres d'hydrolé; réunissez ce produit et le sirop; soumettez le tout à l'action du feu, pour le réduire au poids de trois livres douze onces ; puis, en retirant le saccharolé du feu, versez-y quatre onces d'hydrolat de roses, et coulez-le instantanément.

Il ne faudrait pas penser à traiter les roses par simple déplacement parce qu'elles sont au nombre des corps végétaux qui se refusent le plus à ce moyen. Il ne faudrait pas plus penser à exercer la dilution sur elles, en raison de la grande quantité d'excipient qu'elles exigent, si cette pratique n'avait pour résultat l'épuisement beaucoup plus complet de ces parties végétales. Les roses, à cause de leur texture extrêmement serrée, cèdent très imparfaitement leurs principes solubles à l'eau bouillante, si elles n'ont été préalablement divisées comme je l'entends. Il leur faut, d'ail-

(1) L'eau froide n'agit que très faiblement sur les principes solubles des roses, tandis que l'eau bouillante, qui facilite, du reste, singulièrement le passage de l'hydrolé à travers le papier, les dissout très bien.

leurs, dans tous les cas, une proportion de véhicule considérable. Or, j'estime tout-à-fait insuffisante celle que MM. Henry et Guibourt emploient dans la préparation du sirop de roses. Quant à celle de quatre parties sur une que M. Soubeiran fait figurer dans le même cas, je ne puis la considérer que comme le résultat d'une erreur, puisqu'il est de toute impossibilité d'obtenir une très faible partie de liqueur de la masse pâteuse épaisse qui résulte de ce mélange. L'infusion n'est vraiment praticable sur les roses rouges qu'autant que l'on emploie douze parties d'eau sur une de ces fleurs, comme je le fais moi-même en usant de la dilution; mais elle présente cela de fâcheux, qu'elle ne donne pour résultat qu'une quantité d'infusé, dont le poids se trouve réduit de beaucoup. Or, comme rien n'est perdu dans la dilution, le produit auquel elle donne lieu doit contenir une plus grande quantité de matière extractive que celui de l'infusion, et c'est en effet ce qui a lieu, comme je m'en suis convaincu en comparant les deux sirops.

On estime le sirop de roses stomachique, tonique, astringent; aussi peut-on le prescrire dans tous les cas d'atonie, dans le dévoiement chronique, la leuchorrhée, l'hémoptysie; dans la toux chronique, dépendante de débilité, d'amaigrissement, de diarrhée, etc. On en fait prendre depuis demi-once jusqu'à une once, et plus.

SIROP DE RUE (BÉRAL).

Alcoolé du suc de rue . . . . 2 onces.
Eau distillée . . . . 7 »
Sucre en poudre grossière . . . . . . 15 »

Formez du tout un sirop, par simple solution du sucre, dans un vase clos, que vous agiterez de temps en temps ; puis coulez.

Ou bien mêlez ensemble :

Alcoolé de suc de rue. . . . . 80 gouttes.
Sirop simple . . . . 8 gros.

Il y a dans une once de ce produit un scrupule de suc de rue et une égale quantité d'alcool, soit un vingt-quatrième de l'un et de l'autre.

Ce sirop est emménagogue, anthelmintique, anti-spasmodique, etc. C'est un médicament qu'il faut employer avec quelque réserve, depuis demi-once jusqu'à deux onces.

SIROP DE SAFRAN.

Safran en poudre fine . . . . 1 once.
Vin de Madère sec . . . . 1 liv. 3 »
Sucre en poudre . . . . 1 liv. 6 »

Soumettez le safran à une dilution dans six onces de vin ; filtrez l'œnolé, et déplacez avec le vin mis en réserve, pour obtenir une livre de produit, dans laquelle vous ferez dissoudre le sucre, soit à froid, soit au bain-marie modérément chauffé, et à l'abri de l'air extérieur.

Le Codex de 1837, d'accord avec MM. Henry et Guibourt, fait entrer le sucre dans la proportion d'une livre et demie, tandis que la pharmacopée de Londres, M. Virey et autres, en admettent une livre et dix onces. De ces deux proportions, la première est, sans contredit, la plus convenable; cependant elle est encore trop forte, eu égard à la tendance manifeste du sirop de safran pour la cristallisation. C'est pourquoi je réduis à une livre six onces la proportion de sucre, tout en complétant par une addition de trois livres de vin (quantité que retient toujours le marc de safran), une livre d'œnolé. Les constituants se trouvent ainsi dans des rapports tels, que le sirop, de très bonne consistance d'ailleurs, ne permet guère la formation des cristaux que l'on voit ordinairement figurer en abondance dans ce composé.

C'est sans doute pour prévenir la cristallisation que M. Soubeiran ne fait entrer dans le sirop de safran que vingt onces de sucre. Cette quantité est en effet telle, qu'elle doit établir un rapport à peu près convenable pour remplir le but, bien qu'elle soit encore un peu au-dessus de ce qu'elle devrait être, eu égard aux trois onces de vin qui restent dans le marc.

Je dois également signaler, comme une autre cause de la cristallisation du sirop de safran, la présence d'un vin liquoreux comme le vin de Malaga. Aussi me reste-t-il à conseiller de préférence l'emploi d'un vin blanc sec, de la nature de celui de Madère, et cela avec d'autant plus de raison, qu'ainsi que je l'ai fait observer à l'occasion du sirop de quinquina au vin, de même que dans mon mémoire sur les vins médicinaux (*Journal de chimie médicale*, f° 558 du tome IV), les vins chargés de matière sucrée sont de très mauvais dissolvants des principes solubles des végétaux.

Le sirop de safran est, sur toutes choses, un puissant emménagogue, un bon stomachique, un antihystérique; il peut être employé dans quelque cas d'asthme, de spasmes, etc., mais en l'absence de tout phénomène d'irritation. On le formule depuis deux gros jusqu'à une demi-once, et même jusqu'à une once.

SIROP DE SALSEPAREILLE AVEC L'EXTRAIT.

Extrait alcoolique de salsepareille . . .	6	onces.
Eau pure	4	livres.
Sucre blanc	8	»

Faites dissoudre l'extrait dans l'eau à la faveur d'une douce chaleur; filtrez la liqueur chaude; additionnez-la du sucre, dont vous opérerez la solution au bain-marie, et coulez le sirop chaud.

Tel est le procédé que l'on trouve dans le Codex et dans la pharmacopée de M. Soubeiran; tel est à peu près aussi celui que nous a communiqué antérieurement M. Béral, dans le *Journal de chimie médicale*, au f° 166 du tome VIII.

Ici l'extrait figure à la dose d'un trente-deuxième; dans la formule de M. Béral il constitue la vingt-quatrième partie de la masse. Cette première proportion, établie d'abord par M. Soubeiran, et adoptée ensuite par MM. les rédacteurs du nouveau Codex, doit paraître la plus convenable, attendu que trois livres de salsepareille fournissent assez ordinairement six onces d'extrait, par suite des digestions alcooliques que l'on fait subir à cette racine. Cependant il est de fait qu'en soumettant 500 grammes de ces parties végétales, d'abord à deux digestions de douze heures, au moyen de l'eau, puis à deux autres digestions de quarante-huit heures, avec le secours de l'alcool à 20 degrés, j'ai pu réaliser jusqu'à 125 grammes de masse extractive pilulaire, soit 75 grammes d'extrait aqueux et 50 grammes d'extrait alcoolique (1).

Or, il faudrait, pour que le procédé ne laissât rien à désirer, que l'extrait résultât de ce double traitement, et qu'il y figurât dans la proportion de douze onces. Alors on pourrait dire avec certitude que telle quantité d'extrait représente exactement telle autre quantité de salsepareille, et que le produit dont il fait partie est vraiment doué de toute l'activité du végétal, du moins autant que peut l'être un médicament dont la base réside dans un extrait, ce qui n'est pas tout-à-fait la même chose.

Mais comme cette observation pourrait être appli-

(1) Je dois dire que je n'ai fait succéder les traitements alcooliques aux traitements aqueux qu'après avoir desséché la salsepareille. On peut consulter, au surplus, mon mémoire sur l'extraction des parties médicamenteuses de la salsepareille par fermentation, *Journal des Sciences physiques*, t. II, f° 24.

cable à divers cas, avec une égale force, et que d'ailleurs ce n'est pas chose facile que l'adoption d'un moyen qui peut froisser à la fois et les préjugés fondés sur l'habitude, et des vues mesquines que je me garderai bien de qualifier, je laisse à la marche progressive du temps de nous conduire malgré nous-mêmes à cet autre genre d'amélioration, dont le sirop de salsepareille suivant s'accommoderait très bien.

Toutefois, je considère le sirop d'extrait alcoolique de salsepareille, établi ainsi qu'il l'est, comme un bon produit qui, à défaut de celui dont je vais m'occuper, peut satisfaire assez bien à toutes les indications thérapeutiques, qui admettent l'usage de la racine ou de ses composés. On calcule que d'après les proportions existantes, l'extrait figure dans ce produit à la dose de dix-huit grains par once.

SIROP DE SALSEPAREILLE AVEC LA RACINE.

Racine de salsepareille séparée de ses souches, coupée et non fendue.	3 livres.
Sirop de sucre à 41 degrés	12 livres.

Lavez rapidement la salsepareille à plusieurs eaux; mettez-la en immersion dans 16 livres d'eau, à une température voisine de 80 degrés centigrades; après six heures de digestion, filtrez le liquide que vous aurez fait chauffer jusqu'à ébullition; renouvelez l'opération avec douze livres d'eau, puis avec huit seulement; réunissez les liqueurs filtrées, et faites les concentrer avec le sirop jusqu'à ce que vous ayez retrouvé le poids de celui-ci; enfin faites passer le produit à travers une chausse d'hippocrate.

MM. Guibourt et Soubeiran emploient une quantité d'eau beaucoup plus considérable, qu'ils font agir sur de la salsepareille fendue et écrasée; ils décantent les digestés, les font évaporer pour les réduire à quatre ou cinq litres; puis, après refroidissement et décantation, ils terminent l'opération, le premier, en clarifiant le sirop par coagulation de quelques blancs d'œufs, à 25 degrés de densité; le second, en combinant avec le sirop les colatures tirées au clair, et tous deux enfin en concentrant convenablement le sirop.

Fendre la salsepareille pour l'écraser après, est, seselon moi, une opération d'autant plus inutile, d'autant plus nuisible même, qu'elle tend évidemment à introduire de la fécule dans le menstrue, au préjudice de la matière active, ainsi que je l'ai démontré assez clairement, je crois, dans mes expériences comparatives sur la salsepareille. (Voir mon mémoire inséré au f° 324 du XVIIIe volume du *Journal de pharmacie de Paris*).

Employer aux traitements de la racine une grande masse d'eau pour la réduire isolément à un petit volume, par évaporation, c'est méconnaître complètement le principe fondamental que ces honorable pharmacologistes professent si bien en mille autres circonstances. S'il est vrai que la salsepareille réclame, pour son entier épuisement, de très fortes quantités d'eau, il n'est pas moins certain que l'action combinée de l'air et du calorique dénature ses produits d'une manière déplorable, lorsqu'elle a une longue durée; et je ne vois pas qu'il faille se réduire à une telle extrêmité, pour faire figurer dans ces mêmes produits une faible quantité de plus de salsepareille, ou de telle autre substance active : car, pour me servir d'une expression proverbiale bien connue, *le remède alors serait pire que le mal.*

A l'aide des traitements que je fais subir à la salsepareille, on l'épuise suffisamment pour n'avoir pas à s'inquietter de ce qui reste dans l'axe ligneux, plus particulièrement. On n'ignore pas d'ailleurs qu'on ne peut pousser plus loin ce moyen d'extraction, sans introduire dans les dernières liqueurs une certaine quantité de matière féculacée, qui rendrait presque impossible leur filtration au papier, tandis qu'en le bornant à trois digestions, sur de la salsepareille non fendue et non écrasée, mais seulement divisé par tronçons, on peut très bien, en multipliant les filtres et maintenant le liquide très chaud, filtrer en quelques heures tout celui que je destine à la préparation du sirop.

Il faut dire aussi, comme je l'ai dit ailleurs, qu'il est extrêmement avantageux de faire concentrer simultanément avec le sirop les liqueurs filtrées, parce qu'alors on ne peut avoir à regretter la séparation de la quantité assez majeure de matière active que l'eau saturée laisse précipiter à mesure qu'elle se charge davantage, par concentration, des principes solubles de la racine, qui d'ailleurs subissent une fâcheuse influence durant l'opération. La viscosité du sirop rend suffisamment raison de l'union intime qui règne dans le mélange des deux corps, pour faire comprendre que toute séparation de principes non volatils devient à peu près impossible entre eux, quelque longue que soit leur exposition sur le feu. Aussi faut-il poser comme règle générale : *que tout liquide aqueux* qu'il est indispensable de faire concentrer, *soit décocté, soit infusé, sait tout autre, que l'on destine à la préparation d'un sirop, doit toujours subir, avec le sirop de sucre qui doit lui être associé, la concentration que sa présence rend nécessaire.*

M. Guibourt nie la possibilité d'extraire plus de matière soluble de la salsepareille non fendue et non écrasée sous le pilon que de celle qui a subi cette double opération.

Quant à moi, j'avoue franchement que je persiste dans l'opinion contraire, parce que j'ai la conviction que l'emploi de la salsepareille fendue et écrasée est un grand abus. En effet, je trouve non-seulement que la peine attachée à cette manière d'opérer est purement gratuite, mais encore que ces résultats sont tout-à-fait préjudiciables au produit, attendu que la division de la racine ne permet pas d'en extraire autant de principes solubles que peut en fournir cette substance végétale seulement coupée en tronçons, à moins que l'on n'ait recours à de grandes masses de véhicule. C'est plus particulièrement dans la partie corticale de cet exotique que dans son centre féculacé que réside la matière extractive (1) ; et s'il est vrai que l'axe ligneux

(1) C'est l'opinion de la plupart des auteurs, et en particulier de M. Ri-

renferme quelque peu de salseparine, la quantité en est trop minime pour que le contraire de ce que j'ai observé plusieurs fois ait lieu, c'est-à-dire pour que la concassation du corps végétal fournisse plus d'extrait soluble. Il est un fait au moins certain, c'est qu'en attaquant la salsepareille dans cet état de division, on met un obstacle à la solution des parties actives, en interposant la fécule entre elles et le liquide dissolvant; or, il n'est pas nécessaire d'être théoricien pour comprendre que la présence de ce corps inerte affaiblit d'autant la capacité de saturation du menstrue.

M. Guibourt désapprouve aussi les lavages et la filtration des colatures.

Sans attacher à ces lavages plus d'importance qu'il ne faut, je crois qu'ils peuvent être pratiqués sans inconvénient, surtout lorsqu'on a le soin d'accélérer cette opération; cependant, comme il ne peut résulter rien de fâcheux de leur abandon, je pense qu'on peut les négliger sans aucun scrupule, surtout lorsque la salsepareille a été criblée avec soin, comme le recommande M. Guibourt. Je ne suis pas du même avis pour ce qui concerne la filtration, parce que je la trouve très praticable sur les liqueurs qui résultent des traitements de la racine entière. Elle est un peu longue, il est vrai, mais elle peut être amenée à bonnes fins, en multipliant les filtres, et surtout en entretenant les colatures toujours bien chaudes, sinon bouillantes. On compren-

chard Bartley, qui ne veut pas plus que moi que l'on fende la salsepareille, et qui recommande de la faire infuser dans l'eau de chaux, dans le but d'activer ses propriétés. (*Journal de Médecine d'Edimbourg*, 16,473).

dra que si je tiens à remplir cette condition, c'est uniquement parce qu'elle a pour objet de soustraire une partie de la matière extractive à l'action de l'albumine. Du reste, je sais qu'en opérant la clarification du sirop, lorsqu'il n'est qu'à 25 degrés de densité, on ne peut guère nuire au produit; je sais, de plus, que cette opération est très facile, puisqu'il m'est arrivé de la pratiquer plusieurs fois : aussi suis-je d'avis qu'elle peut être mise à profit, lorsque le temps presse, attendu qu'elle est assez expéditive. Au surplus, on pourrait, à la rigueur, se contenter de l'hydrolature non filtrée, mais décantée avec soin, lorsque la salsepareille aurait été traitée d'après mon procédé. On aurait un sirop assez transparent, surtout si la troisième colature seule avait été soumise à la filtration, parce qu'elle seule contient un peu de fécule.

Revenant sur ce que j'ai dit, à l'occasion du sirop de salsepareille avec l'extrait, je ferai observer qu'il serait à désirer que l'on fît suivre les traitements aqueux des traitements alcooliques, et qu'après distillation de l'excipient spiritueux, on réunît, dans le sirop, les produits chargés de matières extractives, pour faire concentrer le tout ensemble. L'opération ne serait pas au profit de l'opérateur, j'en conviens, mais le produit, dont on pourrait élever le prix du reste, y gagnerait beaucoup, et peut-être aurions-nous à compter moins d'insuccès de la part d'un médicament qui représenterait fidèlement tout ce que le végétal possède de principes actifs.

C'est comme puissant sudorifique que se recommande le sirop de salsepareille. C'est aussi à ce titre que les praticiens l'opposent aux maladies dans lesquelles il est utile de produire la diaphorèse, telles que la syphilis invétérée ou constitutionnelle, le rhumatisme, la goutte, les affections du système cutané, les engorgements glanduleux, les obstructions, etc. On est assez dans l'usage de le prendre sans aucun mélange, à la dose de quelques cuillerées à bouche par jour; on l'associe pourtant assez souvent, dans le premier cas, aux mercuriaux, surtout au chlorure mercurique, qu'il ne change pas en proto-sel, comme feraient le sirop de Cuisinier, le rob anti-syphilitique et autres composés de ce genre, ainsi que l'a fait observer le premier M. Guibourt.

SIROP DE SCAMMONÉE.

(**Remède contre la goutte, ou élixir anti-arthritique**),

Scammonée d'Alep, en poudre fine. . 4 gros.
Sucre en morceaux. . . . . 8 onces.
Hydralcool à 21 degrés . . . . 16 »

Placez dans un poëlon d'argent, ou dans une capsule de porcelaine, ces trois corps réunis; mettez le feu au menstrue alcoolique, que vous laisserez brûler jusqu'à solution complète de sucre. Ajoutez à ce produit encore chaud

Sirop de violettes . . . . 4 onces;
formez du tout un corps homogène; et coulez à travers un molleton.

Cette formule diffère, quant aux proportions constituantes, de celle du Codex de 1818, qui n'est autre que celle qui figure dans le formulaire magistral. Elle est telle que nous l'a transmise Baumé, et telle que l'ont reproduite MM. Henry et Guibourt. Elle fournit douze grains de scammonée par once, ce qui est bien suffisant pour qu'elle puisse bien purger depuis une jusqu'à deux cuillerées à bouche.

Ce prétendu sirop éloigne non-seulement les accès de goutte, mais il les prévient souvent. On le prend d'abord après l'accès; puis, lorsqu'on éprouve une amélioration sensible, par suite de son usage, on se borne à n'en prendre qu'à chaque renouvellement de saison et au déclin de la lune, comme dit l'auteur, qui prescrit un bouillon gras, à prendre deux heures après, et un lavement d'eau pure, pour le lendemain.

SIROP DE SCILLE SIMPLE.

Ognons de scille en poudre mi-fine . . 3 onces.
Eau commune. . . . . Q. S.
Sirop de sucre. . . . . 6 livres.

Une dilution au mortier est opérée, à froid, avec une livre d'eau, dont on chasse, dans le filtre, les parties retenues par la poudre, plus une seconde livre, que l'on fait évaporer avec le sirop ; on ajoute la première livre d'hydrolé au sirop, convenablement concentré et à moitié refroidi ; et enfin on passe immédiatement le produit à l'étamine.

La proportion d'une once de scille par livre de sirop, comme l'ont établi quelques pharmacologues, m'ayant toujours paru trop forte, j'ai cru devoir la réduire à moitié, d'autant plus que le traitement que je fais subir aux bulbes fournit un hydrolé beaucoup plus chargé que l'infusion, et d'ailleurs parce que la nature du médicament permet de l'employer à plus haute dose que l'oxymel, dont il approche du reste beaucoup par les quantités proportionnelles.

En opérant ainsi le mélange de l'hydrolé le plus chargé et du sirop à un degré de chaleur peu élevé, on remplit à peu près l'intention de M. Etoc-Demazi, tout en évitant les inconvénients que présente son procédé touchant l'oxymel.

En résumé, le sirop ainsi préparé est un produit plus énergique que le sirop scillitique que procure le procédé connu, comme le dénotent l'âcreté et l'amertume bien prononcées qui le caractérisent.

Ce saccharolé est un des meilleurs expectorants et des meilleurs diurétiques connus. A ce premier titre, il est recommandable dans les catarrhes chroniques, dans plusieurs cas d'asthmes humides, au déclin de certaines péripneumonies, dans l'infiltration pulmonaire. Comme c'est à une propriété incisive puissante qu'il doit de réussir dans ces divers cas, il peut être employé dans les engorgements, les obstructions, les squirrhes commençants, etc. Pour ce qui est de sa propriété diurétique, on peut dire qu'il est très bien appliqué dans les hydropisies, telles que l'ascite, l'hydrothorax, l'anasarque. Il peut être encore utile dans les catarrhes de la vessie, de l'arèthre, etc. On l'emploie depuis deux gros jusqu'à demi-once, et quelquefois jusqu'à une once, mais rarement seul, et toujours avec circonspection, attendu qu'à des doses un peu trop élevées, il produirait des nausées, le vomissement même, des évacuations alvines, des coliques, etc.

SIROP DE SCILLE COMPOSÉ.

Squames de scille secs et contus. . . . 2 onces.
Gingembre concassé. . . . . 1 »
Hysope sèche. . . . . 4 »
Eau de menthe poivrée . . . . 4 livres.

Faites digérer toutes ces substances ensemble, pendant vingt-quatre heures, dans un vase clos; passez en exprimant, pour recueillir, par décantation, trois livres de liqueur, destinées à opérer la solution, à l'abri de l'air extérieur, de

Sucre blanc, ... 6 livres.

Cette solution reconnue complète, passez le sirop à l'étamine.

Cette préparation possède à peu près les propriétés du sirop de scille simple : or, elle est incisive, expectorante, diurétique, dans les catarrhes chroniques de la poitrine, l'asthme humide, les hydropisies, etc. Elle se prend à la dose d'un gros, de deux gros, de demi-once, plus ou moins répétée dans la journée.

On en voit figurer la formule dans les pharmacopées d'Oldembourg, de Stockholm, de Louvain, etc., mais avec des modifications.

SIROP DE SEIGLE ERGOTÉ, OU DE CALCAN.

Seigle ergoté récemment pulvérisé. 1 once 1/2.
Vin blanc de bonne qualité. . . . . 8 »
Sucre en pain . . . . 1 livre.

Diluez le seigle ergoté dans quatre ou cinq onces de vin ; versez le magma dans un filtre de papier ; laissez écouler librement le liquide qui peut s'en séparer ; puis arrosez souvent la surface de la pâte végétale avec le vin que vous aurez destiné à cet emploi, plus un petit excès. Continuez les affusions avec de l'eau, pour chasser le vin retenu, afin de compléter huit onces d'œnolé, qui serviront de dissolvant à une livre de sucre en poudre. Exercez cette solution dans un vase clos, sans recourir à l'action du feu, à moins que ce ne soit à une chaleur très douce.

Ce sirop contient, par once, la matière active de demi-gros de seigle ergoté.

On le prépare, d'après le procédé originel, par macération de l'ergot dans onze onces de vin, expression et filtration du *maceratum*, dont le poids n'est guères que de huit onces ; puis ensuite par simple solution du sucre.

Ce mode ne vaut pas l'autre, en ce sens qu'il ne réclame pas moins de huit jours, et qu'il ne conduit pas à un résultat aussi avantageux, sans compter qu'il cause la perte d'une partie du menstrue.

On prend le sirop de seigle ergoté à la dose de une à deux onces, que l'on peut répéter au besoin, dans les cas d'inertie de l'utérus, pour faciliter la parturition déjà commencée; dans les hémorrhagies immodérées qui suivent parfois les accouchements, par suite de cette même inertie de la matrice; dans certaines circonstances où les lochies donnent trop abondamment, dans les leucorrhées abondantes qui proviennent plutôt de l'utérus que du vagin, etc., etc.

SIROP DE SEMEN-CONTRA, OU SIROP VERMIFUGE DU DOCTEUR BOUILLON-LAGRANGE.

Eau distillée de semen-contra, saturée. 2 livres.
Essence de semen-contra . . . . 1 gros.
Sucre blanc, réduit en grosse poudre . 4 livres.

Faites dissoudre le sucre dans l'hydrolat, à la faveur d'un bain-marie modérément chauffé, et en un vase exactement clos; laissez refroidir le sirop, incorporez-y l'huile essentielle, d'abord divisée avec soin dans une faible partie de la masse, et filtrez au papier.

D'après la première formule de M. Bouillon-Lagrange, on devrait constituer un simple mélange, en additionnant de quatre-vingt-seize gouttes d'essence une livre de sirop (six gouttes par once). (Voir t. VII du *Journal de Pharmacie*).

On prend de ce sirop une cuillerée à bouche, matin et soir, pendant trois ou quatre jours; puis, on se purge avec un mélange, à parties égales, de sirop de fleurs de pêcher et d'huile de ricin.

Ce traitement doit être secondé par une décoction d'orge miellée, que l'on boit dans le courant du jour.

(*Journal de Pharmacie de Paris*, f° 94 du vol XXII).

SIROP DE STŒCHAS COMPOSÉ.

Epis secs de stœchas arabique.	24	gros.
Sommités sèches de calament.	12	»
» d'origan.	12	»
» de thym.	12	»
» de bétoine.	4	»
» de romarin	4	»
» de sauge.	4	»
Semences de fenouil	4	»
» de rue.	4	»
Racine d'acore vrai.	2	»
» de gingembre.	2	»
Cannelle fine.	2	»

Prenez toutes ces substances bien sèches et divisées convenablement, réduisez-les en poudre mi-fine ; faites leur subir une dilution, avec environ deux livres d'eau ; retirez, par déplacement, deux livres d'hydrolé, que vous placerez en réserve : recueillez, par de nouvelles affusions, jusqu'à une livre et demie de liqueur hydrolique, pour compléter l'épuisement ; ajoutez ce dernier produit à

Sirop de sucre. . . . . 8 livres,

que vous aurez préalablement réduit à un poids moindre, par évaporation ; puis, après avoir poussé la concentration de manière à n'avoir plus que six livres de sirop, ramenez-le à son poids primitif, avec les deux livres d'hydrolé obtenues en premier lieu, et coulez rapidement le produit obtenu.

Ce sirop est à peu près chargé de tous les principes actifs des substances végétales qui entrent dans la formule ; il est plus aromatique, et d'ailleurs plus énergique celui que l'on prépare par distillation, ainsi que je m'en suis assuré par comparaison. On peut l'obtenir facilement dans l'espace de quelques heures, tandis que le mode ordinaire ne permet pas de lui consacrer moins de trente-six heures. (Voir le mémoire que j'ai publié au sujet de quelques sirops composés, dans le *Journal des sciences physiques, chimiques*, etc., tome IV, f° 272).

Le sirop de stœchas de Fernel convient parfaitement dans le catarrhe pulmonaire chronique, l'asthme; il est diaphorétique, anti-hystérique, emménagogue, stimulant, stomachique, céphalique, nervin, etc. La dose est de deux à douze gros.

SIROP DE STRAMOINE.

Extrait de Stramoine . . . . 32 grains.
Eau distillée. . . . . 4 gros.
Sirop simple. . . . . 16 onces.

Faites un soluté avec l'extrait et l'eau ; versez-le dans le sirop bouillant, que vous ramènerez au poids de seize onces, et que vous passerez au blanchet.

On obtient un excellent produit en procédant comme le conseille M. Béral pour ses sirops opoliques, c'est-à-dire en associant ensemble deux onces d'alcoolé de suc de stramoine, fait à parties égales d'alcool à 35 degrés et de suc, sept onces d'eau pure et quinze onces de sucre. Autrement, en opérant un mélange de quatre-vingt gouttes de suc de pomme épineuse et d'une once de sirop simple.

SIROP DE STYRAX LIQUIDE.

Teinture de styrax, au quart. . . .	2	onces (1).
Sucre en pain.	4	livres.
Eau commune.	2	»
Blancs d'œufs. . . . . n°	2	

Préparez ce sirop comme celui de baume de Tolu.

Pour me justifier d'avoir ainsi modifié la formule de M. L'héritier, je renvoie le lecteur à ce que j'ai pu dire touchant le sirop de Tolu, des raisons à peu près de la même valeur ayant motivé cette modification.

M. L'héritier propose d'employer ce sirop dans les cas de blennorrhée et de leucorrhée, en remplacement du baume de copahu, dont il possède, dit-il, tous les avantages, sans en offrir les inconvénients. Selon lui, il faut en faire prendre six cuillerées à bouche dans la journée. J'avoue franchement que j'ai souvent vu échouer ce moyen, et que je lui préférerais les bols de styrax comme beaucoup plus actifs. En somme, l'une et l'autre préparations sont loin d'égaler en énergie la fameuse térébenthine du copaïer; aussi ne faut-il pas s'étonner de la préférence presque exclusive que l'on accorde à cette dernière.

(1) D'après M. l'Héritier, on doit employer autant de styrax liquide que j'emploie d'alcoolé.

SIROP DE SULFATE DE FER.

Sulfate de fer cristallisé	2	gros.
Eau pure	1	once.
Sirop de gomme arabique	17	»

Faites dissoudre le sulfate de fer dans l'eau, filtrez le soluté au papier et ajoutez-le au sirop.

On compte, par once de ce sirop, huit grains de sulfate de fer.

C'est un puissant tonique, emménagogue, astringent, vermifuge, anti-fébrile; un apéritif, un fondant, pris à la dose de deux gros à une once; à plus haute dose, il devient vomitif et propre à remédier à l'empoisonnement produit par des champignons vénéneux, etc.

SIROP DE SULFATE DE QUININE.

Sulfate de quinine.	32	grains.
Eau distillée.	4	gros.
Alcool sulfurique	16	gouttes.
Sirop de sucre incolore	15	onces 1/2.

Dissolvez le sulfate de quinine dans l'eau ainsi que l'acide sulfurique alcoolisé, à l'aide d'un mortier de verre, et mélangez le soluté au sirop de sucre froid.

Ce sirop offre un coup-d'œil légèrement opalescent, ou, pour mieux dire, un aspect nacré, commun du reste à tous les solutés de sulfate de quinine auxquels on ajoute de l'eau. Il paraît, et c'est l'opinion de

MM. Henry et Guibourt, que l'affinité de l'eau pour l'acide sulfurique détermine un commencement de précipitation, qui n'est autre chose que ce phénomène dont l'effet nous rappelle celui des anneaux colorés.

La formule du sirop de sulfate de quinine est due à M. Magendie, qui a vu céder des fièvres d'accès à six cuillerées de ce composé, dont les propriétés sont du reste celles du sirop de quinquina.

D'après le même auteur, on prépare un sirop de sulfate de cinchonine, en faisant figurer dans une livre de sirop quarante-huit grains de ce sel. Ce produit peut être employé dans les mêmes cas et aux mêmes doses que le sirop de quinine.

SIROP DE SULFURE DE POTASSE, OU DE FOIE DE SOUFRE.

Foie de soufre pur.	8	grains.
Eau distillée	16	»
Sirop simple blanc.	1	once.

Faites, avec le sulfure de potasse sec et l'eau distillée, un soluté, que vous ajouterez au sirop.

C'est du sulfure de potasse pur qu'il faut faire entrer dans ce composé, et non du foie de soufre du commerce, qui contient toujours du sulfure de fer, formé et dissous pendant l'opération, dans les marmites de fonte dont on se sert lorsqu'on opère sur de grandes masses.

Le procédé proposé dans le temps par MM. Planche et Boullay (Voyez *Bulletin de pharmacie*, tome V, p. 528) ne vaut pas celui que je viens de décrire, d'après le Codex de 1837. On pourrait en dire autant de celui qui figure dans la pharmacopée de MM. Henry et Guibourt, attendu que le sulfure de potasse liquide se conserve moins bien que le sulfure sec, qui contient d'ailleurs le tri-sulfure de potassium que le professeur Chaussier a eu l'intention de faire figurer dans cette préparation, ainsi que le fait observer M. Soubeiran. Le sulfure préparé par la voie sèche, avec du carbonate de potasse pur, est entièrement soluble dans l'eau. Or, il est évident que MM. Planche et Boullay n'ont signalé l'incomplète solubilité de ce produit que parce qu'ils n'avaient soumis à leurs épreuves qu'un composé impur, qui a motivé de leur part la formule suivante.

Ces Messieurs prennent :

Soude pure préparée à l'alcool . . . . . 1 gros,
qu'ils font dissoudre dans

Eau distillée . . . . 5 gros.

Ils chauffent le soluté dans un matras, y ajoutent par petite parties une quantité de soufre sublimé, qu'ils évaluent à un gros quarante-huit grains ; puis ils complètent, avec de l'eau distillée chaude, qui remplace celle que l'évaporation a pu faire perdre, une once de sulfure alcalin liquide, dont l'équivalent en sulfure solide est de deux gros deux scrupules, soit le tiers de la masse ; ce qui représente bien les huit grains de base que doit renfermer une once de sirop.

Bateus, Willis, Boerhaave et Chaussier s'accordent tous pour faire entrer du foie de soufre dans le sirop de ce nom, et non du sulfure du soude. Il n'en est pas de même relativement à l'excipient : l'un veut le vin d'Espagne, l'autre parties égales d'eau de fontaine et d'hydrolat de fenouil; le troisième prescrit l'eau pure, et le dernier l'eau distillée d'hysope. De ces quatre auteurs, Boerhaave seul a raison, l'eau pure, comme le pensent MM. Planche et Boullay, et comme doivent le penser du reste tous les hommes de notre époque, convenant beaucoup mieux que les eaux distillées aromatiques, et que le vin surtout, que Chaussier a supprimé comme nuisible au foie de soufre, pour lui préférer l'eau d'hysope, qui ne l'est peut-être guère moins, en raison de la faible quantité d'acide libre que contiennent les hydrolats aromatiques.

De ce qui précède, il faut conclure que la formule du sirop de sulfure de potassium doit être invariablement établie comme elle l'est dans le Codex et ici, bien que je ne voie aucun inconvénient à substituer le sulfure de sodium au foie de soufre, dont les propriétés médicales sont absolument les mêmes; mais je le répète, la préférence doit toujours être en faveur d'un sulfure sec et pur.

Le sirop de foie de soufre peut être considéré comme une préparation magistrale, quoiqu'on puisse le conserver, exempt d'altération, pendant assez long-temps, dans des vases bien pleins et soigneusement bouchés. Au reste, il serait d'autant plus abusif de le préparer d'avance, qu'il peut être constitué extemporanément et à la minute, comme le plus simple mélange.

En 1674, T. Willis a préconisé ce produit dans

l'asthme et autres maladies pulmonaires très graves: En 1811, Chaussier l'a recommandé dans les affections catarrhales chroniques, dans les embarras muqueux des poumons, le croup, etc. Il agit comme incisif et comme béchique, ce qui lui a fait donner la dénomination de *sirop béchique de Willis*. Il faut se persuader, du reste, qu'il est loin de justifier tout ce qu'on a pu dire de son efficacité, surtout contre le croup, et qu'il serait dangereux de le conseiller dans les cas d'inflammation, de fièvre hectique, etc. On le prend depuis deux gros jusqu'à demi-once, deux fois le jour; mais le plus souvent à cette dernière dose.

SIROP DE THÉ.

Thé perlé, ou thé poudre à canon. . .	2	onces.
Eau pure.	8	»
Sirop de sucre	2	livres.

Disposez d'une manière convenable, dans un entonnoir de verre, le thé, que vous aurez réduit en poudre mi-fine, et arrosez-en souvent la surface avec de l'eau froide, jusqu'à ce que vous ayez recueilli huit onces de teinture.

La poudre se trouvant à peu près épuisée lorsque vous avez réalisé cette somme de produit, faites réduire le sirop à une livre et demie; opérez le mélange des deux corps et filtrez le saccharolé à vase clos.

On peut encore exercer le déplacement sur quatre onces de thé. Au delà de ce terme, il n'y a de praticable que la dilution, suivie du déplacement. Cette dilution réclame au moins deux parties de menstrue pour une de poudre.

Ce sirop se trouve constitué de manière à pouvoir remplacer avec quelque avantage l'infusion de thé. Il peut être utile en ce sens qu'il permet de préparer extemporanément cette boisson dans les moments d'urgence, son simple mélange avec de l'eau chaude lui donnant les qualités requises. Il y a mieux, c'est qu'il est plus facile de régler à volonté la force du breuvage, en raison de la proportion à peu près invariable des principes solubles du thé.

Une once de ce sirop étant la représentation fidèle d'un demi-gros de thé, il en résulte qu'une forte cuillerée à bouche doit suffire pour une tasse d'eau chaude, à moins que l'habitude n'en réclame une plus forte dose. Au reste, il est inutile de dire que l'arome de la feuille chinoise réside ici dans toute son intégrité, et pour le moins aussi bien que dans une infusion ordinaire.

Le sirop de thé est digestif, stomachique, tonique, diaphorétique. L'action qu'il exerce sur le cerveau le rend propre au développement momentané des facultés intellectuelles, à la production d'un bien-être passager. En raison de sa propriété digestive, excitante, il convient à merveille dans les cas d'atonie des viscères : aussi favorise-t-il à merveille les fonctions nutritives. Comme diaphorétique, il est quelquefois utile dans certaines affections cutanées, le rhumatisme chronique, etc., etc. Comme anti-spasmodique, si tant est qu'il le soit, il pourrait être indiqué dans les cas de névroses avec débilité. Il est encore un certain nombre de cas qui peuvent permettre l'usage du sirop de thé ; cependant il s'en faut de beaucoup qu'il soit pour nous ce que le thé est pour les Chinois, c'est-à-dire une panacée presque universelle.

SIROP DE THRIDACE.

Thridace, (ou extrait d'écorce de
tiges de laitue) . . . . 7 gros 8 grains.
Eau pure . . . . 8 onces.
Sirop simple . . . . 4 livres.

Faites dissondre l'extrait dans l'eau chaude ; ajoutez le soluté au sirop bouillant; laissez évaporer l'excédant dans l'eau, et coulez immédiatement le produit.

On fait entrer la thridace dans ce sirop à raison de huit grains par once. Cependant il est à remarquer que ces huit grains n'y sont pas intégralement, lorsqu'on a fait passer le médicament à travers un blanchet, attendu que cette base médicamenteuse n'est pas, bien s'en faut, entièrement soluble dans l'eau. Il faudrait, pour que le calcul fut exact, que l'opérateur n'eût pas recours à l'étamine, dût le produit être un peu trouble, et ce que nous disons ici du sirop de thridace, nous pourrions l'appliquer à tous ceux qui ont pour base un extrait, surtout un extrait alcoolique.

Avant la publication du nouveau Codex, j'avais recours au procédé qui a pour objet de faire dissoudre à chaud trente ou trente-deux onces de sucre dans seize onces de suc d'écorce de laitue; mais je clarifiais au préalable ce dissolvant, au lieu de l'utiliser brut comme moyen de clarification, mes observations relatives à ce point de pratique m'ayant prouvé que l'emploi d'un suc végétal non dépuré entraîne infailliblement une perte assez sensible de produit, par la coagulation de la matière albumineuse. (Voir *Journal des sciences physiques*, f° 425, tome III, ou dans cet ouvrage ce que j'en dis au sujet du mellite de mercuriale).

Je n'ai jamais fait usage du procédé qui consiste à opérer à froid, parce que je l'ai toujours considéré comme défectueux, en ce que le sirop est très disposé à fermenter. Il ne serait admissible qu'avec la condition de renouveler souvent le produit ; mais il faudrait bien se garder d'y faire entrer l'extrait de la tige entière, celui qui est fourni par l'écorce seule étant doué de beaucoup plus de vertu. C'est là, en effet, que réside le suc laiteux de la plante, le seul qui paraisse posséder les propriétés que l'on recherche dans la thridace.

A mon avis, cette thridace est d'autant plus active qu'elle est mieux dépouillée des principes étrangers au suc laiteux; or, je crois que rien ne se rapproche mieux du *lactucarium* que la thridace alcoolique de M. Dublanc ou la mienne. Il n'en est pas moins vrai cependant que les deux procédés sont tombés dans un profond oubli, sans doute parce qu'ils ont été jugés peu dignes d'être adoptés. M. Dublanc a dit, avec juste raison, que l'extrait alcoolique de laitue, comparé médicalement, est à la thridace aqueuse ce que un est à trois; et ce que j'ai dit à mon tour, en publiant mon travail sur le même sujet, est venu confirmer cette assertion, sous le poids d'une expérience bien acquise. (Voir le *Journal de chimie médicale*, tome X, f° 552).

M. Soubeiran passe si légèrement sur ce qui a été publié à l'égard de la thridace alcoolique qu'il ne peut que jeter de la défaveur sur ce médicament. Il me semble qu'afin de mettre ses nombreux lecteurs à même de porter un jugement quelconque sur cette matière, il eût été convenable de reproduire sommairement, dans son excellent traité de pharmacie, les points capitaux des deux mémoires.

Je pourrais reprocher aussi à ce savant confrère de n'avoir pas inséré dans son ouvrage la formule du sirop de thridace, lorsque celle du sirop de laitue lui a paru digne d'y figurer. Le sirop de laitue, préparé d'après le mode de MM. Soubeiran et Martin Solon, est très certainement un bon médicament; mais ce n'est pas une raison suffisante pour lui sacrifier celui de thridace, qui, selon moi, lui est bien préférable, qu'il soit ou non préparé avec l'extrait.

Le sirop de thridace, qu'il faut bien distinguer du sirop de laitue, est calmant, anodin. Il peut remplacer avec avantage, dans certains cas, les préparations opiacées, notamment les sirops d'opium et diacode, attendu qu'il ne produit aucun narcotisme, qu'il n'irrite nullement l'estomac, ne cause pas d'engorgement capillaire; qu'il ralentit la circulation, au lieu de l'accélérer, etc. On l'emploie pour calmer la toux férine, les coliques, les douleurs. Il réussit également dans les affections nerveuses, le rhumatisme; enfin, il peut être administré dans la plupart des circonstances qui s'accommodent de l'usage de l'opium. Il ne faut pas craindre de dire ici que s'il échoue souvent, c'est qu'il est préparé assez généralement, soit avec le suc de la tige entière, soit avec la thridace qui provient de ce même suc. Il faudrait, ce me semble, pour avoir un produit digne jusqu'à un certain point de la confiance que les médecins accordent à la thridace, que cette préparation eût pour base, sinon le *lactucarium* lui-même, au moins l'extrait que fournit l'écorce de la tige. On réaliserait alors assez souvent les bons effets que MM. les docteurs Coxe, Duncan, Barbier, François et autres ont obtenus de la thridace, au lieu du mécompte que son usage fait essuyer journellement aux praticiens.

C'est sans mélange que le sirop de thridace devrait être employé, son union avec des eaux distillées et autres médicaments qui servent à constituer une potion, un julep, etc., nuisant à ses propriétés aussi bien que l'association d'un corps liquide nuit à la thridace elle-même. Bien préparé, il agit assez puissamment pour qu'il suffise de l'employer depuis demi-once jusqu'à deux onces.

SIROP DE TORTUES.

Chair de tortues.		1 livre.
Chair d'écrevisses de rivière		1/2 »
Orge mondée.		2 onces.
Dattes sans noyaux		2 »
Raisins secs de Damas, ouverts. . . .		1 »
Racine de réglisse ratissée		1 »
Jujubes ouvertes.		1 »
Pignons doux.	aa	1/2 once.
Pistaches mondées		
Cacao dépouillé de son enveloppe. . .		2 gros.
Semences froides.		1 once.
Feuilles de pulmonaire officinale. . .		4 gros.
Fleurs de violette sèches	aa	1 gros.
de nénuphar id.		
ou récentes, de chaque		1 once.
Sucre blanc		4 livres.
Huile volatile de fleurs d'oranger. . .		4 goutt.

Disposez toutes ces substances d'une manière convenable ; c'est-à-dire coupez par morceaux la chair des tortues, lavez l'orge à l'eau bouillante, ouvrez les fruits, divisez la réglisse par rondelles ou écrasez-là; concassez les pignons, les pistaches, les semences froides et le cacao; incisez la pulmonaire, etc.

Ces préalables remplis, introduisez toutes ces substances dans une grande boule d'étain, munie d'une soupape et d'un couvercle à vis; immergez-les dans quatre livres d'eau; plongez la boule dans un bain d'eau, dont vous entretiendrez l'ébullition pendant deux heures; renouvelez cette opération avec une égale quantité de véhicule; réunissez les décoctés après les avoir décantés; ajoutez-y le sucre, quelques blancs d'œufs, divisés dans un peu d'eau; portez à l'ébullition; écumez avec soin; projetez ensuite dans le sirop de l'eau albumineuse pour achever la clarification; puis, après avoir enlevé toute l'écume, laissez opérer la concentration du saccharolé jusqu'à ce qu'il marque 31 degrés, point convenable pour sa conservation; coulez enfin le produit et laissez-le refroidir en partie, pour l'aromatiser avec un oléo-saccharum d'essence de fleurs d'oranger.

Il est tout-à-fait convenable de procéder à deux traitements aqueux, pour épuiser les substances de tous leurs principes solubles. Aussi M. Virey fait-il bien, à défaut de ces traitements, de préparer un bouillon avec les matières animales, un décocté avec l'orge, les fruits et la réglisse; puis un autre avec les pignons, les pistaches, les semences émulsives, etc.; et enfin un infusé avec les feuilles et les fleurs. Il est évident que ces deux modes sont préférables au seul traitement que les anciens mettaient en pratique; mais s'il est une préférence à accorder à l'un d'eux, elle doit être nécessairement en faveur de la double décoction en vase bien clos et au bain-marie, bien que l'on soit ensuite dans l'obligation de concentrer les décoctés à l'air libre, pour arriver à la densité voulue, soit à trente-un degrés.

S'il fallait se borner à une seule décoction, il serait

à propos d'user du bain-marie et d'un vase clos, comme le pratiquait Simon Morelot, et comme nous le pratiquons d'ailleurs nous-mêmes, lorsque nous procédons à la préparation du sirop de mou de veau, du bouillon de tortues et autres, les produits gagnant beaucoup à ce genre de traitement, toutes les fois qu'il est exercé sur des substances animales.

Imitant M. Virey, j'ai jugé convenable de faire figurer de nouveau, dans cette préparation, les écrevisses qui en avaient été retranchées, fort mal à propos, à mon avis aussi, ces crustacés jouissant de propriétés qui concordent très-bien avec celles que l'on recherche dans le sirop de tortues.

Par contre, j'ai cru devoir supprimer les semences de laitue, de mauve et de pavôt, dont la quantité est du reste très minime, et partant insignifiante, pour les remplacer par autant de semences froides, dont l'emploi supplée très bien celui de ces parties végétales.

Le sirop de tortues, auquel les anciens attachaient la qualification de *résomptif*, est doué de beaucoup trop d'efficacité pour vieillir ignoré dans les anciennes pharmacopées. A l'exemple de nos devanciers, nous pourrions en effet en tirer un bon parti à la suite des maladies d'épuisement, dans les cas où il est utile de rétablir les forces physiques, par une propriété restaurante, analeptique ; dans les catarrhes chroniques, la phthisie commençante, l'enrouement, etc., par son action adoucissante, expectorante. On doit en user à la dose de demi-once, d'une et même de deux onces à la fois, le plus souvent sans mélange, et quelquefois concurremment avec un breuvage approprié.

Il est bien de rappeler en terminant que nos pères avaient pour habitude de faire entrer du sucre rosat dans cette composition d'antique origine, à la place du sucre ordinaire dont nous nous servons.

SIROP DE TUSSILAGE.

Fleurs de tussilage sèches . . . . 2 onces.
Eau bouillante . . . . 2 livres.
Sirop de sucre. . . . . 4 »

Versez l'eau bouillante sur le *pas-d'âne*; laissez infuser jusqu'à refroidissement complet du liquide; passez en exprimant; porter l'infusé à l'ébullition pour le filtrer au papier; placez-le dans une bassine avec le sirop; attendez que l'évaporation ait réduit le tout au poids de quatre livres, et coulez.

Je renvoie, pour les raisons à faire valoir en faveur de ce procédé, à ce que j'ai pu dire à l'occasion du sirop de coquelicots, parce qu'il ne me paraît pas plus convenable d'appliquer ici le mode du Codex, qui consiste à traiter les fleurs fraîches par l'eau bouillante, pour recueillir un poids double d'infusé, auquel on ajoute du sucre dans la proportion voulue, pour obtenir un sirop par simple solution.

J'estime que les auteurs qui élèvent la proportion du tussilage jusqu'à quatre onces n'ont pas mûrement réfléchi aux inconvénients qui en résultent. En effet, cette fleur fournit un infusé tellement chargé en couleur, et d'ailleurs d'une répugnance telle, qu'en réduisant ce poids à la moitié, on se trouve au delà des conditions voulues pour constituer un sirop convenablement chargé de matière extractive. En somme, ce produit est tel, que je serais plutôt disposé à réduire encore la quantité proportionnelle de tussilage qu'à l'augmenter. Ainsi je pense que ce serait assez d'une once de cette base pour quatre livres de ce sirop simple, comme dans le sirop de capillaire et autres; cependant, pour ne pas trop m'écarter des proportions adoptées par les pharmacologistes, j'ai cru devoir prendre un terme moyen, d'autant plus que le sirop de tussilage ne saurait être compris parmi les sirops d'agrément.

Le sirop de *pas-d'âne* est pectoral, béchique, adoucissant. Il doit à ces propriétés d'être employé dans les toux catarrhales, et en général dans les affections pulmonaires. Il sert ordinairement à édulcorer les tisanes, à l'instar des sirops de guimauve, de capillaire et autres.

SIROP DE VALÉRIANE.

Valériane en poudre grossière. . . . . 8 onces.
Eau commune. . . . . Q. S.
Sirop simple. . . . . 4 livres.

Introduisez la valériane dans un entonnoir de verre, au bas duquel sera placée une mèche de coton; exercez des affusions fréquentes sur la racine jusqu'à épuisement à peu près complet, soit jusqu'à ce que vous ayez pu réaliser 500 grammes de produit, que vous ajouterez au sirop réduit à trois livres et à moitié refroidi; opérez le mélange et coulez instantanément le saccharolé.

Ce procédé est, de tous ceux que j'ai mis en pratique, celui qui m'a paru le plus avantageux, sous tous les rapports. Le déplacement est facilement praticable sur la racine de valériane, pourvu qu'elle ne soit qu'en poudre grossière. Quant à l'épuisement, il se complète en moins de quelques heures, et beaucoup mieux que par tout autre moyen, sans qu'il soit nécessaire de recourir à une grande quantité de véhicule : car, bien que je recommande de recueillir 500 grammes de teinture aqueuse, il n'en est pas moins certain qu'il ne reste plus rien de soluble dans la racine, du moins par l'eau, lorsqu'on a réalisé seulement 450 grammes de ce produit.

La dilution ne présente pas ici les mêmes avantages, bien s'en faut, vu qu'elle ne réclame pas moins de deux livres d'eau pour le traitement de la racine, soit une livre et demie pour elle-même, et demi-livre pour opérer le complément de la lixiviation. Pourtant je la préférerais à tous les modes qui ont été proposés, parce qu'elle permet d'opérer beaucoup plus promptement, d'une manière plus simple et avec moins de menstrue.

Avant de connaître la méthode de déplacement, je traitais huit onces de valériane, d'abord par deux livres d'eau, que j'entretenais, pendant douze heures, à une température soutenue de 60 degrés centigrades, et en vase clos, pour recueillir, par expression et filtration, une livre d'hydrolé, riche en matière active; ensuite par deux autres livres du même véhicule, et de la même manière, pour obtenir un second digesté, dont j'additionnais le sirop déjà réduit autant que possible. Enfin, après une nouvelle réduction, je versais le premier produit dans le sirop, pour ramener celui-ci au poids de quatre livres, et je coulais promptement.

J'arrivais ainsi à un très bon résultat; mais le travail était long et assez compliqué, sans donner lieu à un produit aussi parfait que celui qui résulte de la lixiviation.

On atteint assez bien le but en usant du procédé de M. Soubeiran; mais s'il est vrai que le produit réunisse à peu près les qualités requises, il n'en est pas moins certain que le procédé est également long et compliqué. Il faut convenir aussi que la distillation que cet habile pharmacologiste fait subir à une partie de l'excipient qui baigne la valériane peut être considérée comme abusive, puisqu'elle doit nécessairement céder le pas à la simple lixiviation, la seule de toutes les méthodes qui soit vraiment exempte de reproches, qu'on l'envisage dans ses moyens ou dans ses résultats, pour ce qui concerne le sirop de valériane.

M. Soubeiran prend quatre onces de valériane concassée qu'il introduit, avec trente-sept onces d'eau bouillante, dans la cucurbite d'un alambic. Il laisse infuser la valériane durant dix ou douze heures; il recueille par distillation six onces de liqueur, qui lui servent à donner à deux livres de sirop, dont l'évaporation a été opérée simultanément avec le liquide extractif filtré, la densité qu'il doit avoir.

Notre honorable collègue pense que cette formule, qui appartient également au Codex de 1837, peut être comparée, quant à son résultat, à celle qui aurait pour objet de combiner à deux livres de sirop de sucre rapproché, un soluté filtré d'extrait alcoolique de valériane et d'eau. (Extrait un gros, excipient six onces.)

Il préfère, du reste, l'un et l'autre modes à celui de MM. Henry et Guibourt, et en cela je suis parfaitement de son avis, attendu que ce dernier fournit un produit beaucoup moins aromatique, par suite de l'évaporation que subit l'infusé combiné au sirop, dont la densité est rétablie par deux onces d'hydrolat de valériane.

Il les préfère encore à un autre dont il a fait l'essai, et qui consiste à mettre en contact deux parties d'eau chaude et une de poudre de valériane; à exprimer après quelques heures; à ajouter une livre d'eau sur le marc; à exprimer une seconde fois; à faire évaporer ce second produit avec deux livres de sirop de sucre, et enfin à additionner le saccharolé de la première colature, pour le ramener au poids de deux livres.

Quoiqu'il en soit, j'insiste sur la préférence à accorder à la lixiviation, parce qu'elle seule répond parfaitement, de la manière la plus simple, aux conditions voulues pour la confection d'un sirop de valériane très actif; et je tiens d'autant plus à faire prévaloir mon opinion, que ce médicament doit jouer un grand rôle dans la thérapeutique des affections spasmodiques et autres. C'est en effet un excellent moyen à opposer, avec plus ou moins de chances de succès, aux névroses, telles que l'épilepsie, l'hystérie, la danse de Saint-Guy, la paralysie, etc., etc. Contre les fièvres intermittentes, son efficacité peut être quelquefois aussi d'un assez grand secours, de même que dans des cas de fièvres ataxiques et adynamiques. On peut même le citer comme un assez bon vermifuge, et comme un tœnifuge, que l'on peut faire figurer, avec quelque succès, sinon comme principal agent, au moins comme auxiliaire de certains remèdes propres à expulser le tœnia. On doit l'administrer généralement à assez fortes doses, c'est-à-dire depuis une once jusqu'à deux et même jusqu'à quatre, selon les circonstances. A doses moins fortes, il peut échouer très souvent, surtout s'il a été préparé, comme on le préparait naguère encore, d'une manière tout-à-fait irrationnelle, cause certaine du peu de crédit dont il a joui jusqu'à nos jours.

SIROP DE VERJUS.

Suc dépuré de verjus . . . . 1 livre.
Sucre blanc . . . . 28 onc.

Prenez des raisins à gros grains, connus sous le nom de Verjus; exprimez-en le suc à travers une étamine; décantez-le, filtrez-le et pesez-en 16 onces, qui serviront d'excipient à 28 onces de sucre, dont la solution se fera au bain-marie, dans un matras de verre.

Vous obtiendrez un sirop qui pourra être employé

comme astringent, rafraîchissant, humectant, etc., à l'instar des autres sirops acidules, et qui trouvera plus particulièrement d'utiles applications dans l'angine, la lipothymie.

Les anciens préparaient avec le verjus, qu'ils nommaient *omphacium*, et le miel, un oximellite, dont ils faisaient un fréquent usage dans les maux de gorge. Ses vertus étaient du reste ce que sont celles du sirop.

SIROP VERMIFUGE PURGATIF, OU SIROP DE SÉNÉ ET DE SEMEN-CONTRA COMPOSÉ.

Feuilles de séné	4	onces.
Mousse de mer	2	»

D'une part, faites infuser ces deux substances dans six livres d'eau bouillante; coulez, exprimez fortement le marc; faites chauffer l'infusé, et filtrez-le bouillant.

D'autre part, exercez une dilution, avec deux livres d'eau, sur les ingrédients suivants :

Semen contra, en poudre fine.	2	onces.
Rhubarbe de Chine, en poudre grossière	2	»
Ecorce d'oranges amères, idem	1	»
Canelle fine, en poudre fine	1/2	»

Placez dans un filtre le magma à demi liquide qui résulte de cette dilution; laissez écouler librement le produit; puis déplacez avec de l'eau, jusqu'à ce que vous ayez trois livres d'hydrolé, terme de l'épuisement à peu près complet de la masse végétale.

Alors, pesez

Sirop de sucre . . . . 18 livres;

Faites-le concentrer d'abord seul; ajoutez-y ensuite l'infusé de séné et de mousse de Corse; continuez l'action du feu jusqu'au moment favorable pour l'addition de l'hydrolé ; opérez un mélange parfait et coulez aussitôt le sirop, que vous aurez amené à son état primitif.

On peut, au lieu de recourir à la dilution, soumettre toutes les substances réunies à deux infusions, avec assez d'eau pour recueillir d'abord un premier infusé, du poids de trois livres, puis un second de quatre livres, et réserver le premier pour ramener le produit à 18 livres, après l'avoir fait réduire comme je viens de le conseiller.

Ce procédé est bon; cependant il le cède à l'autre, bien qu'il soit de beaucoup préférable à la seule infusion que l'on met ordinairement en pratique, attendu que celle-ci n'épuise que très imparfaitement la matière.

Ce sirop s'emploie chez les enfants, comme vermifuge et purgatif, depuis une cuillerée à bouche jusqu'à deux, selon l'âge, et toujours le matin à jeun. Rarement on en porte la dose à trois cuillerées, à moins que ce ne soit chez les enfants du second âge.

SIROP DE VINAIGRE.

Vinaigre rouge très fort . . . . 1 livre.

Sucre blanc . . . . 28 onces.

Préparez un sirop par simple solution, à la chaleur d'un bain-marie, et coulez.

On obtient un sirop de vinaigre framboisé, en faisant dissoudre le sucre dans du vinaigre aromatisé à la framboise. Ce produit, en raison de son parfum agréable, est généralement préféré au sirop de vinaigre simple.

Le vinaigre framboisé doit se préparer dans les proportions de deux parties de fruit et de trois d'excellent vinaigre rouge. On prend des framboises imparfaitement mûres ; on les dépouille de leur calice et du réceptacle sur lequel reposent les ovaires, pour les mettre, pendant quinze jours au plus, en contact avec l'acide ; puis on recueille, sans exprimer le fruit, toute la partie liquide qui le mouille.

On pourrait, dans le dessein d'abréger l'opération, et de la rendre plus productive, écraser les framboises, avant de les faire macérer dans le vinaigre ; se contenter de quelques jours de macération et exprimer fortement le fruit ; mais on aurait pour produit un vinaigre moins fort, peut-être moins suave et plus facilement altérable. Du reste, il est toujours bien de ne prendre pour le sirop qu'un vinaigre framboisé récemment préparé, surtout lorsqu'il résulte de ce dernier moyen, attendu qu'il tend toujours à dégénérer un peu en vieillissant.

C'est comme rafraîchissant, tempérant, antiputride ; comme moyen à opposer aux fièvres inflammatoires, adynamiques, à l'angine, etc., que se recommande le sirop de vinaigre.

SIROP DE VIOLETTES.

Pétales de violettes récents . . . . . . 1 livre.
Eau bouillante . . . . S. Q.
Sucre très pur. . . . . 4 livres.

Dépouillez les pétales de leur calice et de leur onglet; placez-les dans un vase d'étain, dit bain-marie; immergez-les, durant quelques minutes, dans une quantité d'eau suffisante (six livres environ), chauffée à 40 ou 45 degrés centigrades; agitez continuellement, puis jetez le tout sur un linge très propre et exprimez avec une force modérée.

Cette opération préalable, fondée sur les observations de Fourcy et de Deyeux, a pour objet d'enlever aux violettes une matière jaunâtre très soluble, très fermentescible et déliquescente, qu'il importe fort d'en séparer, attendu qu'elle serait pour le sirop une cause puissante d'altération.

MM. Henry et Guibourt ont raison de donner la préférence à ce moyen sur celui qui consiste à arroser les pétales avec de l'eau chaude, sur une toile tendue, parce qu'il est évident que le lavage se fait d'une manière plus complète. Je conçois aussi qu'il est encore préférable d'opérer à ce terme moyen de chaleur qu'avec de l'eau bouillante, durant quelques secondes, parce que l'action de celle-ci, quoique beaucoup plus forte, n'est pas assez durable pour enlever toute la matière que l'on cherche à éliminer, et l'est cependant assez pour dissoudre une quantité plus notable de celle qui colore le sirop.

Ce lavage opéré, versez sur les pétales un peu plus du double de leur poids d'eau bouillante, dont le contact devra durer douze heures, temps pendant lequel vous agiterez plusieurs fois la masse ; passez l'infusé, avec forte expression, à travers un linge bien lavé, pour en recueillir deux livres, par décantation.

Versez ce produit sur le sucre, dont vous aurez opéré la pulvérisation dans un mortier de marbre. Après douze heures de séjour dans un vase d'étain, placez celui-ci dans un bain d'eau chaude, pour achever la solution du sucre, et passez le sirop au blanchet.

Cette préparation demande à être faite dans un vase d'étain, eu égard à la facile oxidabilité de ce métal. En effet, en s'emparant de l'acide qui a pu se développer dans les fleurs trop épanouies, l'étain ne permet pas à l'infusé de contracter la couleur rougeâtre qu'il peut prendre dans tout autre vase. Aussi ce liquide, loin de perdre la belle couleur bleue qui caractérise les violettes peu épanouies, prend une intensité plus vive, pendant son contact avec le métal, et donne lieu par conséquent à un produit à la fois plus stable et plus solide.

Une autre condition essentielle que réclame la bonne confection du sirop de violettes, c'est l'emploi de linges privés de toute substance alcaline résultant des lessives, sous peine de voir ce produit passer de la couleur bleue intense à une couleur bleue verdâtre. C'est pour ce motif, que l'on recommande toujours de soumettre ces tissus à l'action réitérée de l'eau, avant de passer l'infusé ou le sirop.

Il est digne de remarque que les pharmacologistes, sans nulle exception, recommandent, comme préférables, les violettes simples, et que tous les pharmaciens, du moins à Lyon, accordent une préférence exclusive aux violettes doubles. C'est que, s'il est vrai que les fleurs simples aient une odeur plus prononcée que les fleurs doubles, il n'en est pas moins positif que ces dernières fournissent beaucoup plus de matière colorante. Or, comme la belle couleur du produit est pour le public le caractère qu'il apprécie le plus, il résulte que les pharmaciens ont raison d'abandonner les fleurs simples pour les doubles, qui, au surplus, ne sont guère moins odorantes, guères moins suâves que les autres. C'est assez pour eux de recourir à ces dernières lorsque le printemps est très peu productif ; et personne n'ignore que c'est dans cette saison, la seule du reste qui produise les fleurs doubles, que les violettes ont le plus d'odeur, le plus de suavité. Cette même pénurie de fleurs, au printemps, peut même les autoriser à user des fleurs d'automne, libre à eux d'en proportionner alors la quantité à la somme de matière colorante et d'arome qu'elles peuvent fournir.

Au reste, que ce soit au printemps ou en automne que l'on ait à préparer le sirop de violettes, il faut toujours donner la préférence aux premières fleurs, et, dans tous les cas, à celles qui sont peu développées, les fleurs tardives et les fleurs trop épanouies étant non seulement moins chargées en couleur et moins odorantes, mais encore tournant au pourpre, par le développement d'un acide (oxidation signalée par le célèbre

Vauquelin). Or, s'il était toujours permis de suivre ces préceptes à la lettre, peu importerait d'user de tel vase de préférence à tel autre, le secours de l'étain n'étant alors que peu efficace, ou ne l'étant pas du tout; mais il est assez rare qu'il en soit ainsi, lorsqu'on doit opérer sur des masses assez considérables de fleurs.

Il peut arriver que le sirop de violettes prenne, soit par suite d'une légère fermentation, soit par tout autre cause, une teinte purpurine. Cette altération tient souvent à si peu de chose, qu'il suffit, la plupart du temps, de chauffer le produit dans un vase d'étain, et de l'y laisser séjourner, au contact de l'air, pour le ramener à sa couleur primitive, que peuvent lui rendre aussi quelques gouttes d'acide hydrochlorique et autres agents neutralisants, tels que l'acide oxalique, le gaz acide carbonique, lorsqu'une légère teinte verdâtre dénote la présence d'une faible quantité de substance alcaline, de la chaux, par exemple, que le sucre peut quelquefois recéler; mais on ne doit pas ignorer que ces derniers moyens ne tendent rien moins qu'à nuire à la bonté du produit. Le mieux est, pour éviter ces inconvénients, de faire choix d'un sucre bien pur, de rincer soigneusement les linges, pour les purger de tout alcali de lessive, de remplir exactement les bouteilles et de les bien boucher, sans recourir à la couche de sucre, non plus qu'à celle d'huile d'amandes douces, d'esprit de vin, etc., que proposent, mal à propos, quelques auteurs, aussi mal inspirés que Baumé, lorsqu'il recommande d'agiter le sirop froid, avec l'intention d'aviver sa couleur, par l'interposition d'une certaine quantité de molécules d'air, dont la présence doit nécessairement déterminer une prompte fermentation, comme le font observer MM. Henry et Guibourt.

J'ai dit plus haut qu'il faut faire choix d'un sucre bien pur, et je fonde cette recommandation sur l'expérience d'une foule de praticiens, comme sur la mienne propre. Nous savons, en effet, depuis très longtemps, et les expériences de Lescot, ancien pharmacien de Paris, le prouvent, que le sirop de violettes est d'autant plus beau, d'autant plus éloigné des chances d'altération, que le sucre employé est d'une pureté plus parfaite. Ainsi, d'après ce principe, il ne serait pas déraisonnable de donner la préférence, sinon au sucre candi, au moins au sucre royal, le mieux raffiné de tous les sucres en pain. Il est très rare qu'avec un tel sucre et les mesures de précautions voulues, le sirop violat ne se conserve pas très long-temps, dans toute son intégrité, tandis qu'avec un sucre imparfaitement raffiné, il peut s'altérer en peu de mois, en perdant de sa couleur et tournant au pourpre, par l'effet d'une réaction acide due à la présence d'un peu de matière mucoso-sucrée fermentescible ou de chaux.

Ce n'est pas sans fondement aussi que tous les auteurs recommandent de n'opérer la solution du sucre qu'à un degré de chaleur peu élevé, la décoloration du sirop étant d'autant plus sensible, d'autant plus forte que ce saccharolé est plus fortement chauffé. Ainsi il est rationnel de ne pas dépasser soixante degrés centigrades, pour l'eau du bain-marie, comme le conseille Simon Morelot. On a souvent remarqué, et Baumé le permier, que la chaleur du bain-marie un peu trop élevée, ou un peu trop prolongée, suffit pour donner au sirop une couleur de feuille morte, tant est fugace la couleur du produit ; mais aussi on a acquis la certitude que la revivification peut avoir lieu, lorsque le degré de chaleur n'a pas été trop élevé. Dans ce cas, il s'agit de battre le sirop au contact de l'air, comme je l'ai dit antérieurement, et comme l'ont dit Baumé et MM. Henry et Guibourt. Il est d'ailleurs reconnu que le sirop, en refroidissant, reprend souvent une partie de la couleur qu'il avait perdue, s'il ne la reprend pas toute.

MM. Henry et Guibourt expliquent le phénomène de la décoloration du sirop, en admettant une action désoxigénante, de la part de l'étain, sur la matière bleue elle-même, indépendamment de la coloration en bleu qui résulte de la saturation de l'acide, et ils comparent cet effet à la décoloration de l'indigo, ou à celle de l'encre formée de gallate de fer, que l'immersion d'une feuille d'étain blanchit et rend incolore.

Qu'il y ait ou non quelque chose de vrai dans cette théorie, il n'en est pas moins certain que le fait en lui-même est réel, et qu'on ne peut l'éviter qu'en ménageant avec soin l'action du feu.

Le sirop de violettes est adoucissant, pectoral. Il s'emploie à ce double titre dans les affections catarrhales, les inflammations légères des voies aëriennes ou digestives. On lui reconnaît aussi une action légèrement laxative, qui peut le rendre particulièrement utile chez les enfants en bas âge. Il fait souvent partie constituante des loocks, des émulsions, etc.; sert à former la marmelade de Tronchin et autres préparations pectorales et laxatives de ce genre, etc.

DES MELLITES

OU

MIELS MÉDICINAUX EN GÉNÉRAL.

utile chez les enfants en bas âge. Il fait souvent partie constituante des loochs, des émulsions, etc.; sert à former la marmelade de Tronchin et autres préparations pectorales adoucissantes de ce genre, etc.

DES MELLITES,

OU

MIELS MÉDICINAUX EN GÉNÉRAL.

HYDROMELLÉS DE M. BÉRAL).

Les mellites sont des sirops de miel, composés de cette matière et d'un liquide presque toujours aqueux, dans des proportions invariables. Pour le mellite simple, c'est l'eau qui sert de véhicule ; pour les autres, ce sont des sucs de plantes dépurés, des décoctés, des infusés, du vin, etc.

Ces produits, qui portaient autrefois le nom de *miels médicinaux*, sont simples ou composés, selon qu'ils contiennent la matière active d'une ou de plusieurs substances.

Leur origine date d'une époque beaucoup plus éloignée que celle des sirops de sucre. Les anciens faisaient du miel la base de leurs sirops et de tous les condits, en y comprenant pourtant le *sapa* ou mont de raisin. Aujourd'hui le sucre le remplace dans une infinité de préparations; aussi son usage est-il très borné, notamment pour ce qui concerne les mellites et les oximellites, dont le nombre est peu considérable. On doit chercher la cause de cette défaveur dans la mauvaise nature des produits, qui les rend assez facilement altérables, aussi bien que dans le peu d'agrément qu'ils offrent aux consommateurs. Cependant on reconnaît aux miels des propriétés qui doivent les faire préférer dans certains cas, et c'est à cette considération que les mellites connus de nos jours doivent leur existence.

A raison de la facile altérabilité des mellites, il convient de leur faire atteindre un degré de concentration supérieur à celui que réclament les sirops en général. Or, j'estime que le Codex et autres pharmacopées ont tort de ne donner à ces produits que 30 degrés, au lieu de 31 que leur accordent MM. Henry et Guibourt. Les sirops de miel, étant moins disposés à cristalliser que les sirops de sucre, présentent rarement ce phénomène à ce dernier point de densité, lorsqu'ils séjournent dans un milieu dont la température ne dépasse pas le 10e degré du thermomètre de Réaumur. Il ne m'est presque jamais arrivé d'observer aucun signe de cristallisation à mes mellites, bien que je les amène tous à 31 degrés.

Au reste, comme tous les miels ne sont pas de même nature, il serait possible que certains d'entre eux ne permissent pas de suivre ce précepte. Tels seraient alors ceux de Narbonne, du Gatinais, ceux que l'influence d'une forte gelée aurait rendus presque saccharins, à l'instar des miels de l'Ukraine et de la Moldavie, que l'on modifie par une exposition de quelques semaines, dans des vases opaques et excellents conducteurs du calorique. Mais il est rare que les praticiens fassent usage de ces produits, attendu qu'ils sont d'un prix trop élevé, et d'ailleurs moins convenables que ceux qui ne présentent aucune granulation, et qui ont conséquemment une apparence lisse, tels que les miels de la Provence et autres contrées. On peut reprocher à ces derniers de se caractériser par un goût particulier qui ne vaut certainement pas cet arome agréable des miels de Narbonne, par exemple; mais, par contre, on est forcé de leur reconnaître des qualités qui doivent les rendre préférables pour la bonne confection des produits dont il s'agit.

La différence que l'on observe dans la nature des miels ne tient pourtant pas toujours aux contrées qui nous les fournissent. Il est diverses circonstances qui peuvent fortement modifier l'état physique de ces corps : ainsi nous savons qu'un essaim nouveau produit de meilleur miel qu'un ancien; que le printemps convient mieux à la récolte que l'automne, dans l'arrière saison les abeilles n'ayant pour toute ressource que le *miellat* des fruits, des arbres, etc. Nous savons que les miels anciens, qui ont vieilli et fermenté sous l'influence des fortes chaleurs de l'été, sont bien différents de ce qu'ils étaient dans le principe; que ceux enfin qui résultent de l'expression des gâteaux est jaune, mêlé de propolis, de cire, de pollen ou *roujet*, d'une substance albumineuse, et quelquefois de couvain, tandis que l'écoulement libre, et, en temps opportun des miels vierges, permet de recueillir ces produits dans toute leur pureté. Or, telles contrées, réputées pour ce genre de produit, peuvent en fournir qui ne présentent nullement les caractères voulus pour la bonne confection des mellites, tandis que d'autres, comme les pays de bruyères, la Bretagne, la Normandie, etc., etc., sont pourtant susceptibles d'en produire que nous puissions employer, bien qu'en général les miels de ces contrées soient de mauvaise nature ou peu estimés.

Lorsqu'on procède à la préparation des mellites, soit simples, soit composés, on doit s'abstenir, dans la presque totalité des cas, de recourir à l'albumine, la dépuration des miels ne réclamant que très rarement le secours de cet agent. Les miels, par leur propre nature, se clarifient très bien d'eux-mêmes. Le mouvement ascensionnel imprimé par l'ébullition donne lieu à la séparation de la matière albumineuse, qui, elle-même, entraîne avec elle les corps étrangers dont les liqueurs melliteuses sont souillées. Il suffit donc d'écumer ces liqueurs lorsqu'elles ont jeté un bouillon, et lorsqu'elles arrivent au terme de leur concentration, pour obtenir des produits assez transparents pour les usages auxquels on les destine, bien que cette transparence ne soit pas toujours aussi parfaite que celle qui caractérise les sirops de sucre bien préparés. L'ébullition rend ces médicaments tellement écumeux, qu'il serait extrêmement abusif de les écumer pendant tout le temps voulu pour leur concentration. On les épuiserait en pure perte, si l'on s'écartait de la recommandation qui vient d'être faite, d'autant plus qu'il suffit même de n'enlever les écumes, dans la plupart des cas, qu'au moment de couler les mellites, pour les avoir tels qu'ils doivent être.

Mais quelque bon que soit ce mode de clarification, il est insuffisant lorsqu'on a affaire à des miels de mauvaise nature, à des miels qui contiennent, soit une quantité assez forte de cire, de couvain, soit des principes colorants et odorants en abondance, ou qui sont fortement acides, par suite de la fermentation, etc. Alors il convient de les traiter non-seulement par l'albumine, mais encore par un carbonate calcaire, tel que les écailles d'huitres, la craie, etc. ; par du charbon animal dépuré, dans des proportions variables. On peut cependant se contenter, dans bien des cas, de l'emploi du noir animal, surtout lorsqu'on n'a en vue que la décoloration des produits. Il faut bien se rappeler d'ailleurs que ces différents moyens ne sont applicables qu'à la préparation du mellite simple proprement dit, leur emploi devant nécessairement nuire à tous les mellites qui contiennent des corps médicamenteux, quelle que soit leur nature. Il faut se rappeler aussi que s'il est parfois convenable d'user d'une forte quantité de véhicule, il est abusif d'en agir ainsi lorsque les liqueurs ne sont pas souillées par une quantité majeure d'impuretés, les miels, quel que beaux, quelque blancs qu'ils soient, se colorant fortement, devenant même âcres et amers, lorsqu'on les soumet à une longue ébullition. Il est donc convenable de n'avoir recours qu'à une quantité de liquide strictement nécessaire.

Ainsi traité, le sirop de miel se rapproche beaucoup de la nature du sirop de sucre. Il a perdu en effet la saveur et l'odeur particulières qui le caractérisent, et sa tendance à la fermentation en est beaucoup moins forte ; aussi pourrait-on alors l'utiliser dans une foule de circonstances où l'on fait jouer au sucre le rôle de condiment, comme la chose eut lieu aux époques malheureuses qui privaient les classes pauvres ou peu aisées de l'usage du sucre. Au reste, les bienfaits de l'industrie nous mettant désormais à l'abri du monopole étranger, pour ce qui concerne le sucre ; et cet important produit ne pouvant plus, quoiqu'il arrive, atteindre un prix élevé, il faut, à l'avenir, laisser au miel ses applications particulières, et chercher dans la betterave ce que pourra nous refuser la canne à sucre.

MELLITE SIMPLE.

(SIROP DE MIEL).

Miel blanc de bonne qualité . . . . . . 6 livres.
Eau pure . . . . 2 »

Opérez à chaud la solution du miel; laissez jeter quelques bouillons au liquide; écumez-le pendant ce temps ; retirez-le du feu et passez-le au blanchet.

Tel est le mellite simple des officines. En cet état, il se caractérise par une odeur et une saveur particulières au miel, que l'on peut détruire, en grande partie du moins, en opérant de la manière suivante :

Miel blanc du Gatinais . . .	6	livres.		
Eau pure	1	»	8	onces.
Charbon animal, dépuré. . .			6	»
Eau albumineuse (bl. d'œufs 2)			12	»

Faites bouillir le miel et l'eau pure durant deux minutes; ajoutez le charbon animal et l'eau albumineuse, mêlés ensemble; opérez le mélange de ces liquides; donnez un bouillon pour coaguler l'albumine, et jetez le mellite dans une chausse d'Hippocrate. Reprenez les premières portions, que vous passerez de nouveau à la chausse, jusqu'à transparence parfaite du produit, ou, en d'autres termes, jusqu'à séparation complète du noir animal qu'il aura entraîné avec lui.

On arrive à un résultat plus satisfaisant encore, en neutralisant par un carbonate de chaux l'acide végétal qui existe dans les miels, dans les vieux miels surtout. Ainsi la craie, les écailles d'huitres calcinées, sont souvent employées à cet usage, dans la proportion de trois onces environ sur six livres de miel. Passé ce terme, le mellite courrait le risque de contracter une espèce d'âcreté, et même un certain goût de brûlé dont il faut bien le préserver.

Traité par ces derniers moyens, le miel a acquis des qualités qui le rapprochent beaucoup du sucre ou du sirop de sucre ; aussi usait-on de cette ressource lorsque le prix élevé du sucre des Colonies n'en pouvait permettre l'usage à la classe pauvre. Aujourd'hui on ne doit guère l'employer qu'à titre d'agent purement médical, d'autant plus qu'on lui reconnaît une propriété laxative, peu marquée à la vérité, qui ne peut être convenable dans tous les cas, bien qu'elle le soit particulièrement chez les enfants en bas âge, qui en sont légèrement purgés à la dose d'une once ou deux. C'est, du reste, un produit dont on peut faire usage avec avantage pour édulcorer les tisanes des malades qui s'accommodent des boissons laxatives, rafraîchissantes, délayantes, émollientes, adoucissantes, expectorantes, etc. Ainsi il convient dans les affections aiguës, telles que fièvres inflammatoires et bilieuses, catarrhes pulmonaires, etc. On l'emploie aussi en gargarisme, en collatoire, dans la stomatite, l'angine, etc., presque toujours associé à d'autres agents.

MELLITE DE CONCOMBRES SAUVAGES, OU D'ÉLATERIUM.

(MIEL DE CONCOMBRES SAUVAGES).

Concombres sauvages, presque murs . 1 partie.
Miel jaune. . . . . 2 parties.

Il faut piler les concombres, en extraire le suc, le clarifier par filtration avec un peu d'eau (deux onces), et former un mellite par despumation, à un feu doux, au lieu de recueillir à la cave la liqueur sirupeuse qui s'échappe du sac suspendu, dans lequel le suc et le miel se trouvent mélangés ; d'exprimer le marc et de faire concentrer la colature en sirop épais.

On l'emploie en lavements seulement, à titre d'hydragogue, de violent drastique. La dose varie depuis un jusqu'à quatre gros.

MELLITE DE MERCURIALE SIMPLE.

(MIEL MERCURIAL).

Suc dépuré de mercuriale. .	de chaque P. E.
Miel blanc	

Prenez de la mercuriale annuelle, et non de la mercuriale vivace ; exprimez-en le suc après contusion ; clarifiez ce suc, soit à froid, soit par coagulation ; reconnaissez-en le poids, faites-y fondre autant de miel blanc ; écumez avec soin, et dès que vous reconnaîtrez au produit une densité de 31 degrés aréométriques, passez-le au blanchet.

La plupart des pharmacologistes recommandables ont adopté pour principe de donner la préférence au suc non dépuré, sans considérer que l'albumine végétale entraîne avec elle, en se coagulant, une quantité assez majeure de matière sucrée. Dans l'intention de mettre un terme à cet abus, j'ai cru devoir me livrer dans le temps à quelques essais comparatifs, qui ont donné pour résultat immédiat la preuve certaine de son existence, ainsi que les abonnés du *Journal des sciences physiques* ont pu le vérifier dans ce recueil, au f° 485 du tome III. On a vu, en effet, que 1,700 grammes de suc bourru de mercuriale, et autant de miel, n'ont produit que 1,750 grammes de mellite, à 31 degrés, tandis qu'une même quantité de suc clarifié et de miel en a fourni 1,820, soit 70 de plus. On a vu que 2,000 grammes de suc non dépuré de turions d'asperges, et 3,750 grammes de sucre, n'ont donné pour résultat que 4,990 de sirop, tandis qu'avec le suc dépuré le produit s'est élevé à 5,200, et a donné par conséquent un excédant de 210 grammes.

Il y a dans ces faits quelque chose de trop concluant pour qu'à l'avenir les pharmaciens soient disposés à donner la préférence aux sucs non clarifiés. Aussi les rédacteurs du nouveau Codex ont-ils eu le bon esprit de renoncer à cette pratique abusive, soit qu'ils en aient reconnu, par leur propre expérience, le côté défectueux, soit qu'ils aient pu prendre en considération et mes propres assertions, et les preuves dont je les accompagne.

Le mellite de mercuriale est un purgatif assez doux, que l'on utilise dans une multitude de cas, toujours en lavements. On lui reconnaît aussi des propriétés hydragogues, diurétiques, emménagogues, désobstruantes, anti-hystériques, etc. On en varie les doses depuis une jusqu'à quatre onces.

MELLITE DE MERCURIALE COMPOSÉ.

(SIROP DE LONGUE VIE, OU DE CALABRE).

Suc dépuré de mercuriale annuelle . .	2 livres.
» de bourrache.	1/2 »
» de Buglosse	1/2 »
Racines fraîches d'iris commune, de flambe (*iris germanica, iris nostras.*)	2 onces.
Racines sèches de gentiane, en poudre.	1 »
Vin blanc	12 »
Miel blanc	3 livres.

Mettez en macération, dans le vin blanc, pendant vingt-quatre heures, les racines de flambe contusées et la gentiane pulvérisée ; passez avec expression le macéré ; additionnez-le des sucs et du miel ; portez tous ces constituants à l'ébullition, écumez-les et faites les cuire à consistance de mellite, soit à 31 degrés aréomètriques.

Il serait peut-être mieux entendu de n'ajouter l'œnolé au sirop qu'au moment de le couler, comme le conseille M. Virey, pour ne rien perdre des principes volatils de la flambe, et d'ailleurs pour conserver la partie alcoolique du vin. Cependant, comme la racine d'*iris germanica*, dans toute son intégrité, jouit de propriétés très actives, qui s'affaiblissent par l'action du feu, il serait peut-être imprudent de ne pas soumettre le *maceratum* à cette influence modificative, d'autant plus que le mellite qui résulte de la formule originelle est doué d'une énergie telle qu'il soit prudent de la maintenir intacte.

C'est à Zwinger que nous sommes redevables de cette préparation qui, sans posséder les propriétés merveilleuses que lui attribue fastueusement son auteur, est assez recommandable pour qu'il soit intéressant de la tirer de l'espèce d'oubli dans lequel elle est tombée. C'est en effet un bon anti-asthmatique, un bon pectoral, dans les catarrhes chroniques ; un vermifuge, un emménagogue, un apéritif, un évacuant utile pour chasser les sérosités. On le prend depuis deux gros, demi-once, jusqu'à une once et demie, et même quelquefois jusqu'à deux onces. Quelques pharmaciens lui associent le séné, pour ajouter à sa vertu purgative, qu'il possède, du reste, à un degré suffisant.

MELLITE DE NÉNUPHAR.

(MIEL DE NÉNUPHAR).

Fleurs récentes de nénuphar	4	livres.
Eau de fontaine, bouillante.	12	»
Miel blanc.	4	»

Versez l'eau bouillante sur les fleurs ; coulez après refroidissement ; exprimez les fleurs ; laissez former le dépôt ; séparez-en, par décantation, l'infusé, et faites concentrer celui-ci avec le miel, pour former un mellite de 31 degrés, que vous écumerez et que vous passerez.

Dans le cas où les fleurs fraîches manqueraient, on pourrait avoir recours à la formule suivante :

Pétales secs de nymphœa. . . . . . . 8 onces.
Eau bouillante . . . . 6 livres.
Miel blanc . . . . 4 »

Procédez comme ci-dessus.

Ce dernier produit est plus chargé en couleur que le précédent, quel que soin qu'on ait mis à séparer les sépales des fleurs; mais aussi il présente cet avantage qu'il est moins sujet à fermenter. Quant aux propriétés, elles doivent être les mêmes, ou à peu près, la dessiccation n'enlevant au nénuphar que l'eau de végétation.

Les propriétés de ce mellite sont reconnues rafraîchissantes, adoucissantes, humectantes. Les anciens lui reconnaissent de plus des vertus calmantes, hypnotiques, anti-aphrodisiaques, qu'il ne justifie guère. Il est rare qu'on l'emploie autrement qu'en lavement. Les doses varient de une à quatre onces.

MELLITE DE ROMARIN.

(MIEL ANTHOSAT).

Fleurs récentes de romarin. . . . . 8 onces.
Feuilles récentes de romarin . . . . . 4 »
Mellite simple . . . . 24 »

Contusez fortement les feuilles et les fleurs; placez-les dans un vase convenable; versez sur elles le mellite bouillant; couvrez le vase; laissez digérer le tout pendant l'espace de vingt-quatre heures ; passez en exprimant fortement et conservez pour l'usage.

Ne serait-il pas mieux de piler les parties végétales avec quatre onces d'eau; de les exprimer à la presse ; de filtrer le suc pour l'ajouter au mellite simple, rapproché en conséquence, et de passer immédiatement? On éviterait ainsi une perte notable de mellite, on gagnerait du temps, et l'on aurait d'ailleurs pour résultat un médicament, et plus actif, et plus convenablement constitué.

Ce mellite est anti-hystérique, anticolique, céphalique, carminatif, fortifiant, etc. On l'emploie depuis une jusqu'à quatre onces, soit par la bouche, soit en lavements.

Il a pris son nom d'*anthosat*, d'Aνθος, qui signifie fleur.

MELLITE DE ROSES.

(MIEL ROSAT).

Pétales secs de roses rouges. . . . . . 1 livre.
Eau bouillante . . . . 12 »

Faites un infusé, que vous coulerez au bout de vingt-quatre heures, après avoir foulé à plusieurs reprises les roses, avec une spatule de buis. Passez avec expression ; laissez déposer l'infusé, pour le tirer au clair; ajoutez-y

Miel blanc de bonne qualité . . . . . 6 livres.

Portez ce mélange à l'ébullition; écumez-le avec ménagement ; réduisez-le à 31 degrés ; écumez-le encore, et jetez-le sur une étamine de laine, d'une texture peu serrée.

En portant à six livres la quantité du menstrue, les pharmacologistes modernes ont introduit une modification utile, indispensable même, dans la formule du miel rosat, celle de quatre livres admise par les anciens auteurs, et par le Codex de 1818 lui-même, étant complètement insuffisante. Néanmoins, quelque bonne que soit cette modification, elle laisse quelque chose à désirer, la proportion que j'ai adoptée moi-même étant, sans contredit, de beaucoup préférable, eu égard à la nature des roses. Il y a plus, pour être conséquent avec moi-même et d'accord avec les principes, je dois dire qu'il est tout-à-fait convenable d'exercer une dilution sur les roses en poudre, comme je le conseille pour la préparation du sirop de roses rouges, attendu que l'épuisement se fait d'une manière beaucoup plus complète que par infusion.

MELLITE DE ROSES SOLUTIF.

(MIEL ROSAT SOLUTIF).

Suc de roses pâles dépuré . . . . 3 livres.
Miel blanc. . . . . 2 »

Faites réduire ensemble ces deux substances, pour amener le mellite à consistance requise; enlevez l'écume formée et passez au travers d'une étoffe de laine.

Les constituants de ce saccharolé sont dans les proportions voulues par la pharmacopée de Stuttgard, édition de 1798. Ces proportions sont préférables à celles qui constituent le mellite de roses solutif de la pharmacopée sarde, de 1773; préférables en ce sens qu'elles fournissent un médicament doué de l'activité voulue.

On pourrait rendre à ce mellite l'arome que lui fait perdre l'action du feu, en l'additionnant de quelques gouttes d'huile essentielle de roses, lorsqu'il est froid.

Conseillé comme laxatif, à la dose d'une once et demie ou de deux onces. Il est rare qu'il soit employé autrement qu'en lavements. Il est plus actif que le sirop de roses pâles, que l'on prépare à parties égales de sucre et de suc, et d'ailleurs par cette autre cause, que les deux corps qui le constituent concourent ensemble à son action relâchante, à laquelle succède, du reste, une légère action tonique, dont il faut savoir tenir compte.

MELLITE DE SCILLE.

(MIEL SCILLITIQUE).

Squames de scille, sèches . . . . 4 onces.
Eau bouillante . . . . 4 livres.
Miel blanc . . . . 3 »

Faites infuser la scille dans l'eau pendant douze heures; passez l'infusé en exprimant les bulbes; laissez-le en repos durant quelque temps; décantez, ajoutez le miel et faites concentrer convenablement; enlevez l'écume surnageante et passez.

On peut substituer utilement à ce procédé celui que j'emploie pour la préparation du sirop de scille. Pour cela, il s'agit de diluer deux onces de scille en poudre dans douze onces d'eau; de recueillir, par déplacement, cette somme de liquide, plus une égale quantité, qui complète l'épuisement ; de faire concentrer ce dernier produit avec quatre livres de sirop de miel, et de ramener, par l'addition des douze onces d'hydrolé réservées, le mellite au terme voulu, soit à 31 degrés.

Comme je l'ai fait observer, la réduction du poids, pour ce qui concerne la scille, est rationnelle, en ce double sens, que la proportion de cette base me paraît trop forte, et que le procédé que je propose procure un mellite dans lequel figure toute la matière active de la scille, notamment le principe volatil qui a pu échapper à la dessiccation, ce qu'on ne peut pas dire du mellite du Codex.

C'est pour un trente-deuxième que la scille figure dans ce dernier produit. Certes, lorsqu'on pense que ce corps végétal possède des propriétés éminemment actives, qu'il jouit d'une âcreté extrêmement forte, qui en rend quelquefois l'usage très pénible, pour ne pas dire plus, on peut bien en réduire là la proportion, surtout en usant de la dilution et du déplacement. On peut opposer à ces raisons de très bonnes raisons sans doute, en invoquant le témoignage tout puissant de l'expérience; mais je puis répondre à mon tour qu'en s'étayant ici d'un tel argument, et le considérant dans toutes ses conséquences rigoureuses, on fermerait pour ainsi dire la porte à toutes les améliorations pratiques, puisqu'il est vrai que l'expérience a prononcé dès long temps pour une infinité de procédés qui pourtant ont reçu ultérieurement de notables modifications. D'ailleurs, que l'on prépare du mellite et du sirop de scille à ma manière, et avant de porter un jugement sur le procédé : on ne tardera pas à trouver valables les raisons que je fournis à l'appui de mon opinion.

C'est comme incisif, comme diurétique que ce saccharolé est employé. On ne peut, du reste, dire de ses propriétés que ce qu'on a dit du sirop du même nom ; aussi, pour éviter les répétions, dois-je renvoyer le lecteur à ce qui concerne les usages médicaux de ce dernier, d'autant plus que la scille y entre également pour un trente-deuxième.

MELLITE DE SCILLE COMPOSÉ.

(MIEL DE SCILLE COMPOSÉ).

Scille sèche et contuse	4	onces.
Racine de polygala de Virginie, contuse	4	»
Eau de fontaine, bouillante	4	livres.
Miel despumé.	4	»

On traite la scille et le polygala par l'eau bouillante ; on réunit l'infusé filtré et le mellite simple, pour les faire concentrer, sur un feu doux, jusqu'à 31 degrés, et l'on passe le produit, auquel on ajoute, tandis qu'il est bouillant,

Tartre stibié, en poudre impalpable . 16 grains,

que l'on incorpore avec le plus grand soin, après en

avoir opéré la solution dans une petite quantité d'eau distillée.

Ici la scille et le polygala se trouvent réduits à la moitié de ce qu'ils sont dans la formule des Etats-Unis d'Amérique, de la pharmacopée batave et autres, attendu qu'ils y figurent dans une proportion vraiment trop forte.

Quant au mode que je propose, je le trouve plus rationnel, en ce sens que l'infusion est préférable à la décoction, et que les principes actifs sont exposés moins longtemps à l'action de la chaleur, toujours très nuisible dans une opération de cette nature, mais pourtant inévitable, par rapport à la masse assez considérable de véhicule qu'il faut nécessairement employer pour l'épuisement des végétaux.

Ce médicament est vanté dans l'asthme pituiteux, le catarrhe pulmonaire chronique. C'est un excitant, un diurétique, un résolutif puissant, que l'on emploie à doses fractionnées, et par courts intervalles, soit depuis un demi-gros jusqu'à un gros et demi ou deux gros au plus, suivant l'âge du malade et l'indication.

DES OXYMELLITES

EN GÉNÉRAL.

DES OXYMELLITES

EN GÉNÉRAL.

DES OXYMELLITES,

OU

OXYMELS EN GÉNÉRAL,

(ACÉTOMELLÉS DE M. BÉRAL).

On applique ces dénominations aux préparations officinales qui se composent de miel et de vinaigre, ce dernier corps étant à l'état de nature, ou à l'état d'oxéolé, qui le constitue médicament. Ici, comme pour les sirops de sucre et les mellites, le miel et le liquide dissolvant sont dans des proportions fixes et invariables qui donnent aux produits les caractères physiques propres à tous les sirops.

De même que pour les mellites, il faut faire entrer dans ces médicaments des miels de bonne qualité, pris parmi ceux qui ne sont nullement grenus, les miels de Narbonne et du Gatinais, quoique très estimés, convenant moins à ces médicaments que ceux de Provence et autres miels blancs semblables, par rapport à leur nature cristallisable.

Quant à leur degré de concentration, il doit être le trentième de l'aréomètre, la présence des excipients acides dans les sirops, quels qu'ils soient, étant tout-à-fait favorable à la conservation de ces produits. Ainsi, s'il est convenable de fixer le 31e degré pour les mellites, il serait abusif de l'accorder aux oximellites, bien que ceux-ci ne candissent pas plus à ce terme de densité que ceux-là, toutes choses égales d'ailleurs.

Lorsqu'il s'agit de préparer un oxéolé qui doit figurer dans un oximillite, à titre d'excipient médicamenteux, on accorde la préférence, tantôt au vinaigre rouge, tantôt au vinaigre blanc, selon l'indication voulue par l'usage, sans qu'aucun motif valable justifie cette préférence. C'est un tort, selon moi, de ne pas adopter exclusivement l'un ou l'autre de ces liquides, d'autant plus qu'il est des cas, peu nombreux à la vérité, où le choix est laissé au libre arbitre des pharmaciens. Ces produits devant présenter le même aspect dans toutes les officines, il serait bien, en effet, que les oxéolés fussent tous préparés, soit avec les vinaigres rouges, soit avec les blancs. Ces derniers me sembleraient préférables par ce trible motif qu'ils se conservent mieux, qu'ils exercent une action dissolvante plus forte, et qu'ils permettent aux oxéolés de conserver une fixité plus durable, ce qui s'explique par l'absence de toute matière colorante : car il est évident que les vinaigres rouges, comme les vins de même couleur, sont déjà dans un état de saturation qui ne leur permet non seulement pas de se charger de toute la matière soluble des corps avec lesquels on les associe, mais qui leur donne une tendance à des réactions d'où résulte souvent la précipitation d'une partie de cette matière.

Un bon vinaigre de vin doit présenter une densité de trois degrés aréométriques, et se trouver tout-à-fait exempt de falsification. Il ne saurait être remplacé par le vinaigre de bois affaibli, du moins dans la préparation des oxéolés et des oximellites, la présence d'un peu d'alcool dans les vinaigres de vin les rendant plus aptes à dissoudre les parties résineuses des végétaux, en même temps qu'elle leur donne la faculté de se conserver plus longtemps. Il est donc du devoir du pharmacien de respecter la préférence accordée à ces produits.

Je ne terminerai pas, du reste, ces généralités sur les vinaigres médicinaux sans faire observer que la méthode de déplacement, ayant pour auxiliaire la dilution, s'applique, avec tout le succès possible, à la préparation de ces médicaments oxéoliques, dont la substance médicamenteuse peut être réduite en poudre, tels que les oxéolés de scille, de colchique, etc. Il résulte de ce mode des produits doués d'une très forte activité, attendu que la matière se trouve complètement épuisée par le menstrue, et cela dans un espace de temps très court.

OXYMELLITE SIMPLE.

(OXYMEL SIMPLE).

Miel blanc . . . . 1 partie.
Vinaigre blanc. . . . . 2 »

Faites cuire jusqu'à consistance requise, écumez et passez.

Il est bien d'employer ici du vinaigre blanc, et du rouge pour l'oximel scillitique, afin que les pharmaciens infidèles ne puissent pas substituer un de ces produits à l'autre, sans s'exposer au blâme qu'ils doivent encourir en pareil cas. C'est une observation d'autant plus fondée, que j'ai été témoin d'une telle substitution, dans un cas qui réclamait impérieusement l'usage de la scille ou de ses composés.

L'oximel simple est un excellent incisif, dans les catarrhes pulmonaires chroniques, l'asthme humide, etc. On l'emploie à peu près aux mêmes doses que l'oxymellite de scille, c'est-à-dire, depuis deux gros jusqu'à une once. On peut même en élever les doses audelà; sans s'exposer aux inconvénients qui peuvent résulter de l'usage immodéré de l'oximel de scille.

OXYMELLITE D'AIL.

(OXIMEL D'AIL).

Gousses d'ail, dépouillées. . . . 4 onces.
Vinaigre fort . . . . 3 livres 2 on.
Miel blanc. . . . . 6 »

Pilez l'ail dans un mortier de marbre, pour en former une masse pulpeuse, à laquelle vous ajouterez huit onces de vinaigre. Recueillez, par filtration, six onces d'oxéolé, qui seront ajoutés à l'oximel simple, préalablement préparé avec le miel et l'acide restant, et de plus concentré suffisamment pour recevoir cette addition et fournir un produit à 31 degrés. Coulez aussitôt l'oxymellite.

L'oximel d'ail est diurétique, hydragogue, anti-glaireux, vermifuge, anti-scorbutique, anti-putride, anti-pestilentiel, etc. On n'en porte guère la dose au dessus d'une once.

OXYMELLITE DE BELLADONE.

(OXYMEL DE BELLADONE).

Vinaigre de belladone. . . . . 1 partie.
Miel blanc . . . . 2 »

Faites réduire, sur un feu doux, à 30 degrés, écumez et passez.

L'oxéolé se fait avec :

Feuilles fraîches de belladone	1 partie.
Hydralcool à 21° cartier.	2 »
Bon vinaigre	8 »

On contuse les feuilles ; on les fait digérer pendant huit jours dans le vinaigre alcoolisé ; on exprime et on filtre.

Ces deux formules sont extraites de la pharmacopée usuelle de Van Mons.

On emploie l'oximel contre la coqueluche, la toux convulsive, l'asthme de même nature, etc. La prudence veut que les doses en soient sagement administrées : ainsi, on ne dépasse guères celle d'une once dans les vingt-quatre heures, après avoir toutefois commencé par celle de deux gros ou d'une demi-once, que l'on fractionne par intervalles raisonnés.

OXYMELLITE DE COLCHIQUE.

(OXYMEL COLCHIQUE).

Vinaigre colchique	1 livre.
Miel blanc	2 »

On met le vinaigre colchique et le miel dans une bassine d'argent, ou à défaut, dans un vase de porcelaine ou de grès, pour réduire l'oximel à la densité requise ; on écume et on coule.

L'oxéolé colchique devrait être préparé avec les bulbes récents, dans la proportion de une partie sur seize, comme le confectionnait Storck, et non avec ces parties végétales sèches, à raison de une partie sur douze d'acide acétique, comme le veulent les pharmacologistes modernes. Cependant il faut convenir qu'en raison de la grande difficulté qu'éprouvent les pharmaciens à se procurer ces ognons frais, on doit être souvent forcé de donner la préférence à ceux qui ont subi la dessiccation, en ayant soin toutefois de n'employer que ceux dont la récolte a été faite dans le mois d'août, ou tout au plus au commencement de septembre, seule époque de l'année voulue pour la parfaite élaboration de leurs principes actifs, et de la vératrine en particulier. Cette condition est d'une trop haute importance, pour que tout pharmacien consciencieux et jaloux de la bonne confection de ses médicaments, puisse la négliger ; car il n'ignore pas que les insuccès que compte le colchique, et l'espèce d'oubli ou d'abandon qui en est la déplorable conséquence, tiennent plutôt à la négligence des gens de l'art qu'à l'impuissance médicatrice de cet agent.

A défaut de bulbes frais, il serait encore préférable d'user du moyen que je propose pour la préparation de l'oxymellite de scille et du sirop du même nom, soit l'épuisement des bulbes par dilution et déplacement, et le mélange de l'oxéolé avec le mellite préalablement concentré.

Ce médicament, administré par des mains habiles, peut être un moyen héroïque contre l'hydropisie, le rhumatisme aigu, la goutte. Il peut être également très utile dans le catarrhe muqueux chronique, comme expectorant, à la manière de l'oximel scillitique, et dans d'autres cas pathologiques. On doit commencer son usage par de petites doses, que l'on élève graduellement. Ainsi, il convient de commencer par celle d'un gros, que l'on répète dans les vingt-quatre heures, pour aller jusqu'à celle de demi-once, d'une once et plus, dans le même espace de temps, mais toujours avec discernement, l'usage intempestif de ce composé pouvant déterminer des accidents graves.

Storck, qui craignit d'être victime du colchique, par suite de l'ingestion d'un seul grain de bulbe récent, éprouva un soulagement marqué de l'usage d'une boisson composée de suc de limons, de sirop diacode, d'esprit de nitre dulcifié et d'eau. A une époque antérieure, il remarqua que le bulbe, infusé dans du vinaigre, et employé en frictions, sur la langue et le palais, ne produisait qu'une légère impression de chaleur et d'astriction, tandis que dans son état de nature et écrasé, il avait suffi d'en appliquer un morceau sur la langue pour éprouver une pesanteur et une espèce de paralysie de cet organe. Ces faits justifieraient pleinement l'association qu'il fit du colchique avec le vinaigre, et l'opinion de cet auteur sur la modification utile qui résulterait de cette même association, opinion que vient appuyer celle de Pythagore sur l'oximel scillitique.

OXYMELLITE D'ELLÉBORE NOIR.

(OXYMEL D'ELLÉBORE NOIR).

Vinaigre d'ellébore noir. . . . . 1 partie.
Miel blanc . . . . 2 »

Soumettez ces deux corps à l'action du feu ; amenez le produit à la densité voulue, écumez et coulez.

L'oxéolé d'ellébore doit se préparer, d'après la pharmacopée de Wursbourg, par macération de quinze jours. Les constituants sont : racine fraîche d'ellébore noir, coupée, une once et demie, bon vinaigre une livre, alcool une once. Il serait sans doute mieux de faire agir sur la racine pilée une partie du menstrue, de passer avec forte expression, de filtrer et de combiner l'oxéolé à l'oximellite, préparé avec la majeure partie du vinaigre et réduit à une densité convenable, bien entendu que l'alcool servirait aussi au traitement de la racine, et que le mélange des deux produits se ferait à une température peu élevée.

Ce médicament est un moyen assez énergique contre les hydropisies avec atonie : c'est un diurétique peut-être aussi puissant que l'oxymel scillitique. Il peut être bon dans l'apoplexie, la paralysie, l'épylepsie, l'hystérie, et dans divers autres cas, tels que les affections mentales, la perversion des fonctions des sens, etc., etc.; mais il faut bien considérer qu'il ne doit jamais être confié à l'empyrisme, en raison des accidents graves qui pourraient être la conséquence de son usage inconsidéré ou mal entendu.

OXYMELLITE MARTIAL, OU CHALYBÉ.

(OXYMEL MARTIAL).

Vinaigre martial. . . . . 1 partie.
Miel blanc . . . . 2 parties.

Faites évaporer jusqu'à ce que le produit soit arrivé au degré de concentration requis; écumez et passez à l'étamine.

On se procure le vinaigre martial par macération d'une partie de limaille pure dans douze de bon vinaigre. Après huit jours de contact, on filtre.

La formule de cet oxymel a été extraite de la pharmacopée générale de Jacques Spielmann. Elle fournit un produit que Fuller paraît avoir utilisé avantageusement à titre de fondant et de résolutif.

OXYMELLITE DE NARCISSE DES PRÈS.

(OXYMEL DE NARCISSE DES PRÈS).

Oxéolé de narcisse des prés . . . . . 1 partie.
Miel blanc . . . . 4 parties.

Opérez la solution à froid.

Tel est le procédé consigné dans la pharmacopée usuelle, théorique et pratique, de Van Mons. Il pourrait être modifié avantageusement, en traitant une partie de narcisse des prés (fleurs récentes), réduit en pâte sous le pilon, par quatre parties de vinaigre fort;

filtrant le macéré, après quelques jours de contact, et le combinant avec un oxymellite simple, fait avec quatre autres parties de vinaigre, suffisante quantité d'eau et trente-deux parties de miel. Il est entendu que cette addition ne devrait être faite que dans l'oxymel convenablement concentré et encore un peu chaud.

On sait, du reste, que l'oxéolé de narcisse des prés se fait dans les proportions d'une partie de fleurs fraîches et de huit parties de bon vinaigre de vin blanc, sous l'influence d'une douce température.

L'oxymellite est un expectorant, un sédatif, que l'on oppose à l'asthme convulsif, à la coqueluche. C'est de plus un sub-émétique. On en donne depuis une cuillerée à café jusqu'à quatre par jour.

OXYMELLITE PECTORAL.

(OXYMEL PECTORAL).

Racine d'aunée, en poudre.	1	once.
» d'iris de Florence, en poudre .	1/2	»
Gomme ammoniaque, en poudre. . .	1	»
Vinaigre blanc.	10	»
Miel blanc.	16	»
Eau de fontaine	Q. S.	

Réunissez les poudres dans un mortier de marbre; exercez une dilution sur elles, à l'aide du vinaigre; filtrez, déplacez avec de l'eau, pour recueillir huit onces d'oxéolé, que vous mettrez de côté. Continuez les affusions avec de l'eau bouillante, assez pour réaliser une livre d'hydrolé; formez avec ce dernier produit et le miel un mellite simple, dont vous reconnaîtrez le poids lorsqu'il marquera 30 degrés; puis continuez l'action du feu, jusqu'au moment où l'addition de l'oxéolé pourra rendre au saccharolé la densité accoutumée, et coulez immédiatement.

Ces manipulations vous donneront pour résultat un médicament dont les caractères physiques dénoteront évidemment la bonne constitution, aussi bien que l'énergie médicale qu'il doit avoir. C'est assez dire qu'il sera de beaucoup préférable à celui qui résulterait du procédé que nous a transmis la pharmacopée universelle de M. Jourdan, procédé qui consacre l'ébullition prolongée de trente-six onces d'eau sur les racines, le traitement de la gomme-résine par le vinaigre, et enfin la concentration de ces deux liquides avec le miel.

Ce composé, qui a pris sa source dans l'étranger, et dont la formule figure dans la pharmacopée de Spielmann, dans le dispensaire pharmaceutique de Brunswich, etc., est un excellent incisif, un expectorant très efficace dans l'asthme humide, le catarrhe pulmonaire chronique, etc. On le prend par cuillerées, de temps à autre.

OXYMELLITE DE SCILLE.

(OXYMEL SCILLITIQUE).

Vinaigre scillitique. . . . . 1 partie.
Miel blanc. . . . . 2 parties.

Portez ces deux constituants à l'ébullition, que vous entretiendrez jusqu'à ce que vous ayez un produit marquant 30 degrés à l'aréomètre; écumez et passez.

Pensant avec M. Etoc-Demazi qu'il importe de soustraire les principes de la scille à l'action du calorique, je considère comme préférable le mode suivant :

Squames sèches de scille, en poudre. . 4 onces.
Vinaigre très fort . . . . 3 livres.
Eau commune . . . . 8 onces.
Miel blanc . . . . 6 livres.

On épuise, par dilution et déplacement, quatre onces de scille avec une livre et demie de vinaigre, pour obtenir un poids égal d'oxéolé, que l'on met en réserve. On fait, d'autre part, un mellite simple, par despumation et concentration, avec le vinaigre restant et l'eau; on en reconnaît le poids lorsqu'il marque 30 degrés; on continue l'évaporation, et on ramène à ce même poids le produit, en l'additionnant de l'oxéolé, hors du feu et à un degré de chaleur moyen, pour constituer encore un oximellite à 30 degrés, que l'on coule aussitôt.

Il résulte de ce mode aussi simple que rationnel un oxymel scillitique très énergique, et beaucoup plus énergique que le précédent. En effet, ce médicament possède non seulement le principe volatil qui peut encore résider dans la scille, mais aussi une plus grande quantité des autres principes de ce bulbe. Le fait est tellement vrai, qu'en réduisant à la moitié la proportion de scille, on pourrait réaliser un produit encore très énergique ; aussi me semblerait-il prudent d'user de cet oxymel avec beaucoup de réserve.

On sait que, dans l'intention d'arriver au même but, M. Etoc-Demazy a proposé un simple mélange, à froid, d'une partie de vinaigre scillitique (fait à double dose de scille), et de quatre parties de miel ; mais on sait aussi que ce mode n'est guère admissible, non seulement parce qu'il fournit un composé trouble, mais encore parce que ce composé est susceptible d'une prompte altération. C'est sans doute ce qui motive l'abandon qu'on en a fait.

C'est Pythagore qui a introduit l'usage de l'oxymel scillitique. Ce philosophe pensait que c'était un moyen efficace de modérer l'action trop active de la scille. Que son opinion soit bien ou mal fondée, il reste prouvé que ce médicament est un agent très utile dans l'asthme humide, les catarrhes pulmonaires anciens. Il agit comme incisif puissant, et détache les mucosites bronchiques, celles de l'estomac; il agit de plus comme diurétique. On en prend de deux à huit gros.

OXYMELLITE DE SUREAU.

(OXYMEL DE SUREAU).

Oxéolé de sureau. . . . . 1 partie.
Miel blanc. . . . . 2 parties.

Obtenez un oxymellite par concentration et despumation.

C'est dans les proportions ordinaires que se prépare l'oxéolé, c'est-à-dire à une partie sur douze. On a recours à une macération de huit jours. Il serait mieux de faire un appel au déplacement, que l'on pourrait aider de la dilution.

Cet oxymellite, employé en gargarisme, est bon contre l'angine. Il provoque la transpiration, pris dans une quantité convenable d'eau chaude, à la dose de une ou de deux onces, que l'on répète plus ou moins souvent.

OXYMELLITE DE TABAC.

(OXYMEL DE TABAC).

Oxéolé de nicotiane . . . . 1 partie.
Miel blanc. . . . . 2 parties.

Opérez la coction de ces deux corps à un feu doux; écumez et passez l'oxymellite, lorsqu'il marquera 30 degrés.

Pour obtenir l'oxéolé, on fait digérer ensemble, à une douce chaleur et pendant quatre jours,

Feuilles sèches de nicotiane	1 once.
Clous de girofle	n° 6.
Vinaigre fort.	16 onces.

On passe avec expression et on filtre au papier sans colle.

On prescrit cet oxymel dans certains cas qui réclament le secours des excitants énergiques. C'est un diurétique qui peut être très utile dans les hydropisies. On l'emploie à partir de deux gros, demi-once, jusqu'à une once et plus, que l'on peut répéter dans les vingt-quatre heures, mais toujours avec cette sage circonspection qui doit présider à l'administration des puissants moyens.

FIN.

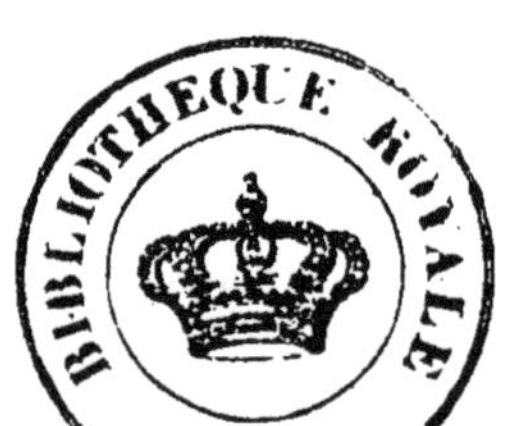

TABLE DES MATIÈRES.

MELLITES OU MIELS MÉDICINAUX

(HYDROMELLÉS DE M. BÉRAL.)

OXYMELLITES OU OXYMELS.

(ACÉTOMELLÉS DE M. BÉRAL).

FIN DE LA TABLE.

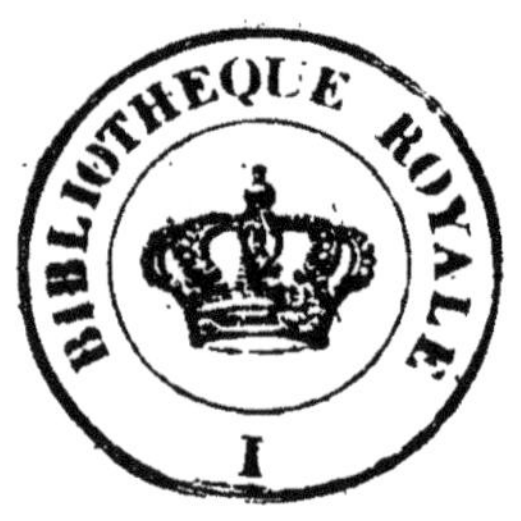
BIBLIOTHEQUE ROYALE
I

www.ingramcontent.com/pod-product-compliance
Ingram Content Group UK Ltd.
Pitfield, Milton Keynes, MK11 3LW, UK
UKHW031044260726
13965UKWH00006B/189

9 782012 931633